KB274353

병원 필수 교육

한 권으로 끝내는
병원 필수 교육

공혜연, 한명선, 문숙자 공저

메디캠퍼스

최근의 의료환경은 의료 시장이 점점 글로벌화되고 있으며 의료 수요와 이용에도 많은 변화를 보이고 있다. 뿐만 아니라 의료기관의 양적 팽창과 경쟁이 날로 격화되고 있고, 의료영역 평가 사업 또한 확대 및 강화되고 있다. 이러한 보건 의료환경의 변화는 우리가 몸담고 있는 의료기관에 하나의 기회이자 위기로 다가올 수 있는 상황이다.

질이란 '제품이나 서비스가 설정된 표준이나 기준 또는 규격에 얼마나 잘 맞는지에 대한 측정'이다. 그리고 질 관리는 '보건 의료를 개선하기 위해 행하는 모든 활동'을 포함한다. 하지만, 현대사회는 의료환경이 매우 복잡하기 때문에 의료의 질 또한 복잡하고 다면적인 개념을 내포하고 있다. 즉, 어느 한 가지 개념 안에 의료의 질을 모두 담을 수 없는 것이다.

또한 치료를 받으려고 왔던 환자가 의료기관 내에서 불의의 사고를 당해 오히려 해를 입는 '의료 과오(Medical Error)'의 문제가 발생했을 때 사고의 원인을 의사, 간호사, 약사 등 개인만의 과오나 실수로 치부하고 넘어가기엔 현대 의료 시스템은 너무나 복잡하고 다양하다. 예를 들어, 의료기관에 한 명의 환자가 입원하여 퇴원하기까지 그들을 돌보기 위해 관여하는 직종은 수십 종이 넘는다. 환자가 약을 먹고, 주사를 맞고, 수술을 받는 과정에 관여하는 사람이 한두 명이 아니며 관련 절차도 한두 단계로 끝나지 않는다. 그러므로 어떤 의료 사건이 발생했을 때 한두 명의 의료인이나 해당 의료기관만 비난하고 원인은 밝히지도 않은 채 금세 잊어버리고 마는 실수는 일어나지 말아야 한다. 지속적인 환자안전 관리 학습을 통해 모든 병원 관계자들은 문제에 대해 분석적으로 접근하고, 그 결과에 따라 과학적이고도 객관적이며 체계적인 해결 방안을 모색해야만 한다.

이 책은 모든 의료기관이 직원의 직무 능력과 지식을 발전시키기 위해 지속적인 훈련을 제공하는 데 필수적으로 요구되는, 가장 기본적이면서도 꼭 필요한 내용으로 구성하였다. 구체적으로 살펴보면, 우선 최근 의료환경의 변화에 대해 이해하고 이를 바탕으로 의료의 질 향상 활동의 필요성을 알 수 있도록 하였다. 또한 환자안전 관리, 병원 감염 관리 및 심폐소생술에 대한 내용을 이해하기 쉽게 정리했고 병원 현장에 적용이 가능하도록 실무 위주로 다루고 있다. 환자의 권리와 의무 및 의료 윤리, 시설 환경 안전 및 소방 안전 관리, 정보 보호 및 보안에 관한 내용도 두루 포함하고 있다. 즉, 병원인이라면 누구에게나 필요한 내용을 모아 쉽게 이해하고 받아들여 현장에 적용할 수 있도록 만들었다.

아무쪼록 이 책이 의료기관에서 근무하는 모든 병원인들을 위한 기본 직무 필수 교육 과정에 유용한 교재가 되길 바란다. 또한 의료기관에 종사하는 많은 병원인들의 관심 어린 조언을 부탁드리는 바이다.

끝으로 함께 원고를 집필하면서 애써주신 한명선 선생님과 문숙자 선생님, 이 책의 출판을 맡아 주신 한언 출판사의 김철종 대표님을 비롯하여 임직원 여러분에게 진심으로 감사드린다. 편집에 수고해 주신 이수희 선생님과 이찬미 선생님께도 진심으로 고마운 마음을 전하고 싶다.

대표저자　공혜연

목차

1장. 최근 의료환경의 변화

현재 의료 시장은 의료에 대한 수요와 이용에 많은 변화를 보이고 있으며 글로벌화되어 가고 있다. 의료기관의 양적 팽창과 경쟁은 날이 갈수록 심해지고 있으며, 의료 평가영역 사업도 확대 및 강화되고 있다.

그러므로 우리는 최근 국내외의 의료환경에 대한 정보와 질의 동향을 알 필요가 있다. 실제 의료기관은 의료의 질 향상 활동이 필요한 이유와 필요성에 대해 스스로 깨닫고 실천해야 한다.

가. 최근 의료환경의 변화

1. 의료 시장의 글로벌화

① 한미 FTA : 자본, 기술, 정보, 교육

② 의료 시장이 개방되었다.

③ 의료 소비의 글로벌화로 인해 의료 비용이 줄어들었다.

④ 다국적 제약사의 약품비 비중이 커졌다.

⑤ 중국, 베트남, 미국, 러시아, 중동 지역 등에 다양한 의료 분야 사업이 진출했다.

2. 의료 영역의 각종 규제 완화

1) 영리 의료법인 허용 및 의료채권 발행 허용 예상

① 외부 자본을 유치하는 것이 가능해졌다(일정 수준의 의사 지분).

② 의료기관 간의 상대적·절대적인 격차가 벌어질 가능성이 있다.

2) 보충형 민간 의료보험의 활성화

① 본인 부담금 전액 보장을 금지시키고, 상품을 표준화시켰다.

② 건강보험의 집단 질병 정보를 활용할 수 있다.

3) 해외 환자 유치 활성화를 위한 제도 개선

① 해외 환자에 대한 유인, 알선 행위가 허용됐다(「의료법」 개정).

② 의료 코디네이터 양성, 국제의료 아카데미 운영 등의 활동이 이루어 지고 있다.

③ 목표 국가별로 마케팅을 추진하고 있다.

- 공통적으로는, '안전(Safety)＋높은 품질(High Quality)＋합리적인 가격(Reasonable Price)'을 고려해 포지셔닝한다.

예) • 중동 : 정부 간 MOU 체결, 의료 관련 IT 기술 수출

  • 중국·러시아 : 고소득층을 대상으로 한 상품 개발

  • 미국·캐나다 : 한국의료 이용보험 상품 출시

  • 중앙아시아 : 한국의료에 대한 선호도가 높은 카자흐스탄을 우선적으로 공략

  • 일본 : 경증(피부, 한방 등) 치료 상품에 주력

④ 요양기관 당연 지정제는 현행을 유지하고 있다. 의료 시장의 경쟁적 환경이 보다 심화될 것으로 전망되면서 환자안전, 소비자 보호 관련 규제는 더욱 강화될 것이다.

예) • 2010년 7월, 「의료법」 개정으로 국내 의료기관 인증제 도입 실시 → 의료의 질 향상 및 환자안전을 목적으로 한다.

  • 2014년 12월 29일 「환자안전법」이 국회 본회의를 통과함 → 2015년 1월 28일 「환자안전법」이 제정되었다. 이 법은 환자안전을 위하여 필요한 사항을 규정함으로써 환자의 보호 및 의료 질(質) 향상에 이바지함을 목적으로 한다.

3. 저출산, 고령화로 인한 질병 구조의 변화

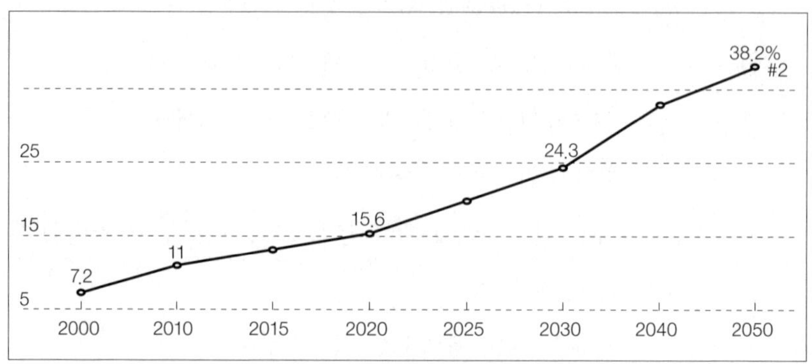

급증하는 65세 이상 한국 고령 인구의 비율 2015년부터는 전망치　　　단위:%

자료:한국금융연구원

4. 의료 수요와 이용의 다양화

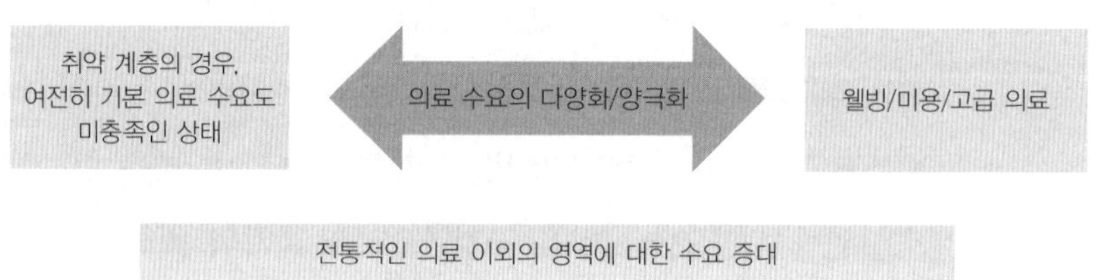

→ 보완대체의학, 요양 서비스, 방문 간호, 호스피스 등

5. 의료기관의 양적 팽창과 경쟁 격화

1) 병원의 대형화

① 2004~2005년 사이에 전국적으로 1만 2,000 병상이 증가했다.

② 2005~2010년 사이에 수도권 지역에서만 1만 병상이 증가했다.

③ 2,000 병상급 병원:국내 빅5 기관을 중심으로 병원의 대형화가

지속되고 있다.

2) 병원의 전문화

① 대형병원이 전문센터화되고 있다.

② 전국에 전문병원 수가 증가하고 있다.

3) 지역 간 계층화

– 수도권 지역으로 환자가 집중되고 있다.

4) 기관 간 계층화

– 대형병원으로 환자가 집중되고 있으며, 동일 규모 간에도 양극화 현상이 나타나고 있다.

5) 종합병원 이상급 의료기관의 외래 수입 비중이 지속적으로 증가하고 있음

– 외래환자가 진료를 받기 위해 동네 병·의원에서 대형병원으로 이동하고 있다.

– 단순 감기환자 또는 만성질환자도 대형병원을 이용하는 비율이 증가하고 있다.

6) 기관당 내원 일수와 수입의 격차 확대

6. 국민 의료비 증가 및 적정화 요구 증대

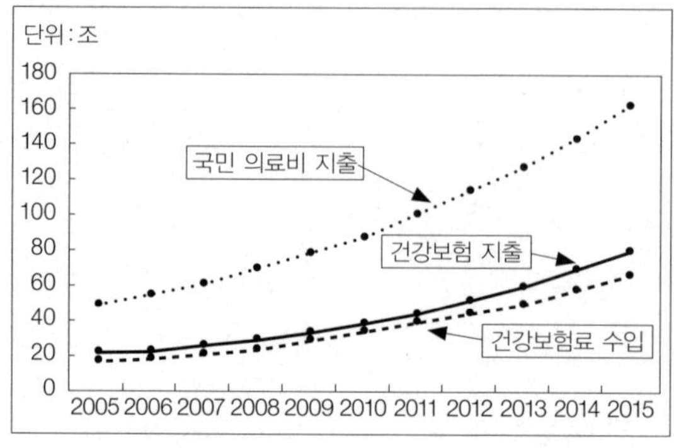

의료 재원 충당 구조와 지출 구조 전반의 개편 불가피

건강보험료 인상을 통한 공적 재원 vs 민간 재원 활용(민영 의료보험)
보수 지불 제도 개편, 건강보험 지출 총량 관리
약제비 지출 증가 억제 방안

(자료 : 정형선, 2007)

7. 의료 산업의 효율 및 선진화

의료 산업의 효율 및 선진화의 대표적인 예로 유 헬스(U-Health)를 들 수 있다. 유 헬스는 원격 의료 서비스와 건강 관리 서비스로 나뉜다. 원격 의료 서비스는 의사와 환자 간의 진찰, 처방 등의 의료 서비스가 원격으로 진행되는 것을 의미하고, 건강 관리 서비스는 건강 평가, 상담, 식이, 운동 처방, 유 헬스 기기를 활용한 건강 모니터링 등의 서비스를 말한다.

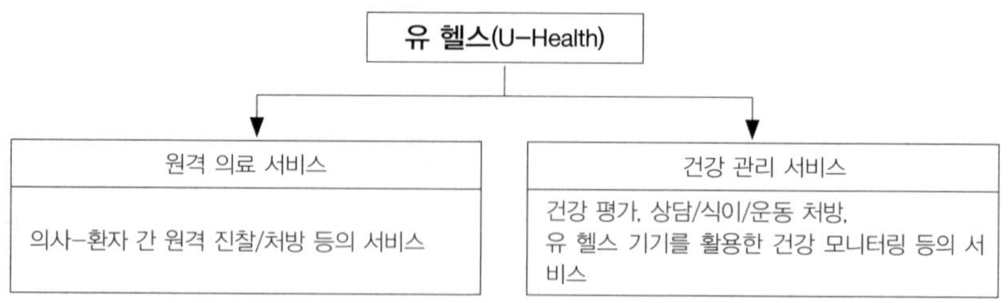

8. 의료영역 평가 사업의 확대 및 강화

의료영역 평가 사업에는 보건복지부 의료기관 평가와 의료기관 평가 인증제, 요양급여 적정성 평가 등이 있다. 보건복지부 의료기관 평가는 2007년 2주기 사업부터 임상 질 지표 평가를 추가하여 실시하고 있다. 의료기관 평가 인증제는 2010년 3주기 사업부터 평가 운영 체계의 전반적인 변화를 모색하고, 「의료법」 개정을 통해 환자안전과 의료의 질 향상을 목적으로 하는 의료기관 평가 인증제를 도입하여 시행하고 있다. 2015년부터는 제2주기 인증 기준을 적용하고 있다. 요양급여 적정성 평가는 평가 대상 영역의 지속적인 확대와 함께 가감지급 사업을 시행하고 있다.

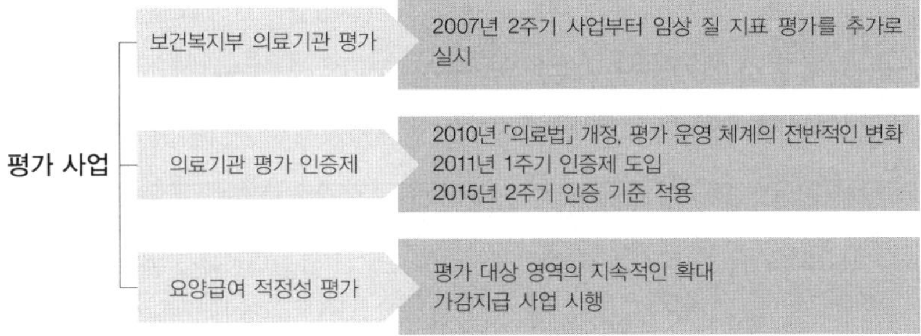

의료 서비스 산업의 동향
– 국내 병원의 해외 환자 유치 동향

A. 국내병원의 해외 환자 유치

A) 의료관광 우수 유치 기관

연번	업체명	연번	업체명	연번	업체명	연번	업체명
1	강남삼성성형외과	6	스마트병원	11	주식회사 고려의료관광개발	16	청심국제병원
2	강동병원	7	엠디이일	12	(주)에어맨	17	한림대학교부속 춘천성심병원
3	리브어게인	8	우리들병원	13	(주)엠제이루스코	18	혜원의료재단 세종병원
4	명지의료재단	9	원진성형외과	14	(주) 우요아이메이	19	BK 성형외과
5	서울밝은세상안과	10	이부커스 코리아	15	(주)유니컴퍼스	20	EMS

의료관광 우수 유치 기관(2014. 09. 29 지정)

(주) 법무부 지정 의료 관광 우수 유치 기관(가나다 순)

출처 : 법무부

연번	업체명	연번	업체명	연번	업체명	연번	업체명
1	(의료) 길의료재단	9	고려대학교의료원 안암병원	17	연세대학교 의과대학 강남세브란스병원	25	중앙대학교병원
2	(학) 가톨릭대학교 서울성모병원	10	고신대학교 복음병원	18	연세대학교 의과대학 세브란스병원	26	충남대학교병원
3	가톨릭대학교 여의도성모병원	11	서울대학교병원	19	원광대학교 의과대학병원	27	충북대학교병원
4	건국대학교병원	12	서울아산병원	20	이화의대부속 목동병원	28	한양대학교병원
5	경북대학교병원	13	순천향대학교부속 부천병원	21	인하대학교 의과대학 부속병원	29	화순 전남대학교병원
6	경희의료원 경희의대 부속병원	14	순천향대학교부속 서울병원	22	전남대학교병원		
7	계명대학교 동산의료원	15	아주대학교의료원	23	전북대학교병원		
8	고려대학교 의과대학부속 안산병원	16	연세대학교 원주세브란스기독병원	24	조선대학교병원		

의료관광 우수 유치 기관(2014. 11. 03 추가 지정)

(주) 법무부 지정 의료관광 우수 유치 기관(가나다 순)

출처 : 법무부

B) 국내 병원의 해외 환자 유치 사례 1 : 서울대학교병원[1]

  (A) 해외 공공의료 사업 활성화를 위하여 역량 강화 지원 사업, 의료인 연수 프로그램, 해외 환자 초청 수술, 해외 원스톱 수술, 해외 의료캠프를 실시하고 있다.

  (B) 국제 진료센터에서 다양한 서비스가 지원되고 있다.

  ⓐ 영어, 스페인어, 러시아어, 몽골어, 중국어, 일본어, 아랍어 등 다양한 통역 지원 서비스를 제공한다.

---

1) 정은희(2013.6), 외국인 환자 유치 사업 인프라 구축 및 글로벌 마케팅 전략 : 종합병원 우수 사례 발표 자료-서울대학교병원, 외국인 환자 유치 사업 활성화 및 안전성 제고를 위한 설명회, 보건산업진흥원

ⓑ 해외 환자 진료 코디네이션이 구축되어 있다.

- 의료 서비스: 진료 예약 및 상담, 예상 진료비, 입·퇴원 절차 지원 등
- 의료 외 서비스: 픽업(Pick-up) 서비스(리무진 또는 응급차 제공), 숙소 제공, 핸드폰 이용 서비스
- 해외 문의 서비스(Overseas Referral Service): 의뢰 문의에 대한 답변 제공

(C) 한국 의료의 세계화를 선도하고 있다.

ⓐ 최고 수준의 국제의료 서비스와 외국인 의사 연수 교육을 실시하고 있다.

ⓑ 병원 운영에 대한 자문 및 시스템을 수출하고 있다.

ⓒ 미국, 카자흐스탄, 아랍 에미리트, 중국, 사우디아라비아 등 다양한 나라들과 글로벌 의료 네트워크를 구축하고 있다.

- 미국: 오피스 형태로 운영되고 있다. 2008년부터 LA 오피스가 운영되고 있으며 2012년부터는 NY 오피스가 운영되고 있다. 교포를 대상으로 한 건강 관련 세미나와 의학 교류가 이루어지고 있으며 건강검진 관련 예약 편의 서비스가 제공된다.
- 카자흐스탄: 2011년, 대통령 병원 등 주요 의료기관과 의료협력이 체결되었다. 카자흐스탄 의료진의 임상 연수(1~3차)가 이루어졌고, 현지 병원에서 간이식 수술 기술에 관한 교육 사업(1~3차)도 진행되고 있다. 카자흐스탄 현지 병원의 건립과 운영에 대한 자문도 시행되고 있다.
- 아랍 에미리트: 2011년, 아부다비보건청과 의뢰 환자에 대한 병

원 서비스 협약이 체결되었다. 현지 병원의 수탁 운영과 진출 사업을 보다 적극적으로 진행하기 위해 2012년에는 아부다비 오피스를 개설하였다.

2013년에는 아랍 에미리트 군의 의뢰로 환자 병원 서비스 및 의학 교류에 대한 협약이 이루어졌다. 현재는 서울대학교병원과 아부다비보건청, 그리고 아부다비병원청과의 협력 프로그램을 진행하기 위해 추진하고 있다.

- 중국: 연길시 중의병원에 건강검진센터를 설립 및 기획하고, 그에 대한 운영 자문을 진행하고 있다. 2011년 7월, 연길시 중의병원과 자문 계약을 체결하였으며, 2011년 10월부터 연길시 중의병원 연수생 교육이 시행되고 있다.

- 사우디아라비아: 2013년 1월, 킹피트병원 심징과학센터와 기초 연구 및 임상 시험 연구와 관련한 기술 이전 협약이 합의됐다. 2013년 4월에는 서울대학교병원 심장 연구 현장을 방문하였다.

C) 국내 병원의 해외 환자 유치 사례 2 : 건국대학교병원[2]

  (A) 환자 중심의 진료 환경을 제공하고 있다.

  ⓐ 국제 진료센터를 운영하고 있으며, 해외 환자에게 원스톱 서비스 (One-stop Service)를 제공하고 있다.

    - 진료 순서: 환자 상담 → 진료 의뢰 및 예상 의료비 파악 → 진료 예약 → 진료 및 검사 진행 → 진료비 수납 → 수수료 지급

    - 국제 진료소가 컨트롤 타워(Control Tower)로서의 기능을 하고 있다.

---

2) 두호철(2013.12), 건국대병원의 외국인 환자 진료 현황, 제25회 글로벌 헬스 케어 정책 포럼

⇒ 진료 의뢰 및 예상 의료비를 파악해야 할 때는 진단명이 있을 경우 진료소에서 처리한다. 만약 진단이 필요할 경우에는 교수에게 의뢰하는 방식으로 이루어진다.

⇒ 진료를 예약할 때는 진료, 검사, 수술 등의 모든 일정을 국제진료소에서 관리한다. 필요시 해당 진료 과와 협의하여 일정을 조정할 수 있다.

⇒ 수수료는 익월 초에 환자별 진료비 내역을 발송하고 익월 말까지 지급을 완료하도록 하고 있다.

- 의료진(센터장, 부센터장), 국제교류팀(팀장, 일반 행정, 중국 마케팅), 국제진료소(영어 담당 간호사, 일본어 담당 코디네이터)로 구성되어 있다.

⇒ 해외 환자 실적 집계 및 진료비 정산, 보험 환자 정산 업무, 에이전트 환자 및 해외 환자들을 대상으로 한 진료 예약, 통역 서비스를 지원하며, 수납 업무도 진행한다. 또한 에이전트에게 치료비 견적이나 비자 관련 서류를 작성 및 발급해 주는 서비스를 제공한다.

⇒ 에이전트 업체와의 긴밀한 협조를 위해 노력하고 있다(주요 에이전트 업체에게는 추가로 혜택을 제공할지 고려한다).

(B) 환자 중심의 명품 프로세스를 제공하고 있다.

ⓐ 700평 규모의 고급 검진센터를 증축하였다.

ⓑ 당일 및 연계 치료가 가능하다.

- 종합 검진센터이며, 질병이 발견될 경우 당일 진료 및 연계 치료가 가능하다. 국내 유명 의료진과의 당일 진료도 가능하다.

ⓒ 최첨단 의료 장비를 보유하고 있다. 내시경의 경우, 환자는 수면 위 내시경이 아닌, 고통이 적은 경비의 내시경을 선택할 수 있다. 대장 내시경의 경우 용종의 크기가 작으면(1cm 이하) 무료로 제거해 주고 있다.

ⓓ 환자별 전용 공간을 운영하고 있다.

  – 여성 전용 공간이 있으며 VIP 환자에게는 사생활이 보호되는 전용 공간을 마련해 주고 있다.

ⓔ 무선 인식 전자 태그(RFID) 시스템을 운영하여 개인정보를 보호하고, 환자 대기 시간을 줄이고 있다.

B. 국내 병원의 해외 진출

A) 국내 병원의 해외 진출 사례 : 분당 서울대학교병원

(A) 분당 서울대학교병원 – SK텔레콤 컨소시엄을 통해 사우디아라비아에 의료 IT 기술을 수출하였다.

(B) 분당 서울대학교병원 – SK텔레콤 컨소시엄으로, 2014년 6월 29일 사우디아라비아 국가방위부와 병원 정보 시스템 수출 계약 및 합작 회사 설립에 대한 기본 협약을 맺었다.

ⓐ 양사는 앞으로 2년간, 사우디아라비아 국가방위부 소속 군병원 6곳, 총 3,000여 병상에 정보 시스템을 구축할 예정이다. 이번 계약으로 인해, 병원 정보 시스템은 700억 원대 규모로 해외에 처음 수출된다. 정보 시스템은 병원 내 원무, 보험, 의료기록, 설비, 인사 등 모든 행정 업무를 관리하는 역할을 하게 될 예정이다.

ⓑ 한국의 의료 정보 시스템의 우수성이 입증돼 더 넓은 해외 시장을 개척할 수 있을 것이라고 전망하고 있다.

ⓒ 시스템 개발은 분당 서울대학교병원과 의료 전문 IT 업체인 이지케어텍이 진행했으며 소유권은 서울대학교병원에 있다. SK텔레콤은 현지 시장 조사 및 해외 영업을 담당할 예정이다.

ⓓ 분당 서울대학교병원-SK텔레콤 컨소시엄을 통해, 사우디아라비아 국가방위부와 합작 회사를 설립했다. 앞으로 사우디아라비아 및 중동 지역의 병원 정보 시스템 수출 사업을 함께 추진할 예정이다. 향후 5년간 최소 3,000억 원 이상의 매출을 올릴 수 있을 것으로 기대된다.

(C) 분당 서울대병원 IT 시스템[3]

ⓐ 무선 인식 전자 태그(RFID)와 바코드를 이용한 투약 관리, 진료 과정을 표준화한 표준 진료 처방 지침(CP), 데이터 웨어 하우스를 이용한 임상 질 지표 관리(CDSS), 1·2차 의원과의 온라인 정보 교류가 이루어진다.

ⓑ 차세대 병원 정보 시스템이다.

- 의료진 업무를 포함해, 원무와 진료 지원까지 모든 의료 정보 시스템을 통합한 최신 기술의 집약체이다. 복잡한 환자 정보를 시스템이 스스로 판단하고, 필요한 정보를 조합해 줌으로써 의료진의 빠른 의사결정을 돕는다. 환자가 과거에 어떤 의사에게 어

---

3) 강인희(2013), "Global Smart Hospital로의 도약"-분당 서울대학교병원, 〈글로벌 헬스케어 뉴스〉 창간호(2013)

떤 처방과 검사를 받았는지 한눈에 파악하기가 쉬워질 것이며,
다학제 진료가 가능해질 것이다.

- 표준화 진료 지침(CP) : 한 번의 클릭을 통해 진료 전 과정에
  대한 처치가 이뤄질 수 있게 만든 시스템이다. 진료의 전반적
  인 과정이 누락되거나 중복되는 것을 막을 수 있다. 146개 표
  준화 진료 지침을 개발하여 13개 진료 과에 적용하고 있다.
- 베스트 가이드 : 외래 환자를 배려한 서비스 시스템이다. 진료
  실과 검사실 길 안내, 진료에 필요한 업무를 안내하는 앱이다.
- 스마트 베드 : 입원 환자를 위한 서비스 시스템이다. 침상에
  설치된 터치 베드를 이용할 경우, 시트 교체와 청소, 병실 이
  동 등을 요청할 수 있다. 외래 및 입원 기록 등에 대한 제증명
  신청두 가능하다.

(D) 차세대 의료 정보 시스템을 통한 병원 수출 기반이 잡혔다.

ⓐ 통합형 솔루션의 틀을 유지하고, 병원 및 시장 상황에 따라 조립
  이 가능하다. 또한 선진국형 병원부터 개발도상국에까지 맞춤 서
  비스가 가능하다.

[참고문헌]

법무부 홈페이지

정은희(2013.6), 외국인 환자 유치 사업 인프라 구축 및 글로벌 마케팅 전략 : 종합병원
우수 사례 발표 자료 – 서울대학교병원, 외국인 환자 유치 사업 활성화 및 안전성 제고를
위한 설명회, 보건산업진흥원

두호철(2013.12), 건국대학교병원의 외국인 환자 진료 현황, 제25회 글로벌 헬스 케어

정책포럼 발표 자료

강인희(2013), "Global Smart Hospital로 도약"-분당서울대학교병원, 〈글로벌 헬스케어 뉴스〉, 창간호(2013)

남도영, '분당서울대병원·SKT, 병원정보시스템 중동 첫 수출', 디지털타임스, 2014. 06. 30. http://www.dt.co.kr/contents.html?article_no=2014070102010151788002

강연욱, '전남대병원·화순전남대병원, 의료관광 우수 유치기관 선정', 메디컬투데이, 2014. 11. 04. http://www.mdtoday.co.kr/mdtoday/index.html?no=246293&cate=2&sub=&key=&word=&page=59

양영구, '전남대병원·화순전남대병원 '의료관광우수유치기관' 선정', 청년의사, 2014. 11. 05. http://www.docdocdoc.co.kr/news/newsview.php?newscd=2014110500005

나. 의료의 질 향상 활동이 가지는 의미와 최근 경향

1. 의료의 질 향상 활동의 의미

1) 의료의 질 향상 활동이 가지는 의미는 다음과 같다. 경쟁적 의료환경에서 비교우위를 확보하기 위한 핵심수단이며, 평가 결과를 공개하고 이를 활용하여 소비자가 선택을 하게 만든다. 그래서 앞으로 의료의 질 평가 및 결과 공개는 지속적으로 확대될 전망이다. 의학 기술의 발전 성과를 체계적으로 수용하기 위한 방법론으로는 병원의 지식 경영을 지원하고 있다. 병원 자원의 효율적 활용을 위한 보수 지불 제도를 개편할 경우, QI 활동의 성과가 병원의 성과를 좌우할 것으로 보인다. 또한 성과에 기초한 경제적 보상으로 '의료의 질'과 '경제적 보상'을 연계하는 경향이 확산되고 있다.

<table>
<tr><td>경쟁적 의료환경에서 비교우위를 확보하기 위한 핵심 수단
평가 결과 공개와 이를 활용한 소비자 선택
의료 질 평가 및 결과 공개는 지속적으로 확대될 전망</td></tr>
<tr><td>의학 기술의 발전 성과를 체계적으로 수용하기 힘든 방법론
병원의 지식 경영을 지원함</td></tr>
<tr><td>병원 자원의 효율적인 활용
보수 지불 제도 개편 시, QI 활동 성과가 병원 성과를 좌우함</td></tr>
<tr><td>성과에 기초한 경제적 보상(가감지급)
'의료의 질'과 '경제적 보상'을 연계하는 경향이 확산될 전망</td></tr>
</table>

2) 진료 결과를 측정하여 환자, 보험자, 정부 등에게 알리면, 소비자의 선택에 의해 질이 향상된다. 또한 진료 결과를 측정하여 진료 과정 및 결과에 대한 지식을 해당 의료기관에 돌리면 이는 진료 팀에게도 전달되면서 기관, 진료 팀의 변화로 질이 향상된다. 이때 진료 결과에 대한 지식을 전달 받은 환자, 보험자, 정부 등은 해당 의료기관과 진료 팀에게 동기를 부여할 수 있다.

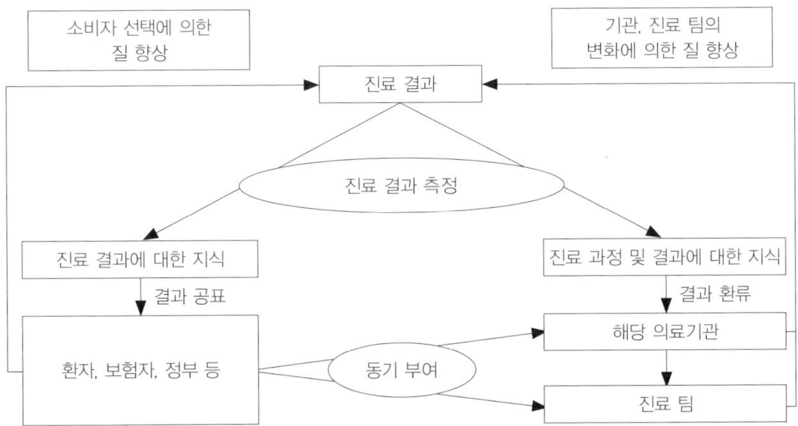

2. 최근 의료의 질 향상 경향

1) 돈에 합당한 가치(Value for Money) : '돈에 합당한 가치'를 구현하기 위한 핵심 수단으로서의 '성과별 지급'을 말한다.

$$\text{가치(Value)} \ = \ \frac{\text{품질(Quality)} + \text{서비스(Service)}}{\text{가격(Cost)}}$$

2) 성과별 지급(Pay for Performance)

(1) 의료의 질 향상 활동의 변화를 이끄는 가장 주된 동력

① 미국에서 이미 다수의 프로그램이 적용되고 있다.

② '효과성'에 초점을 맞추다가 최근에는 '효율성'까지 대상 영역으로 포함하고 있다.

(2) 적용 효과

① 의료의 질을 향상시킨다.

② 의료 자원의 소비를 줄인다.

③ 인센티브의 규모와 유형에 따라 적용 효과의 차이가 상이하다.

출처 : Int. J Qual Health Care. 2000 : 12 : 133~42

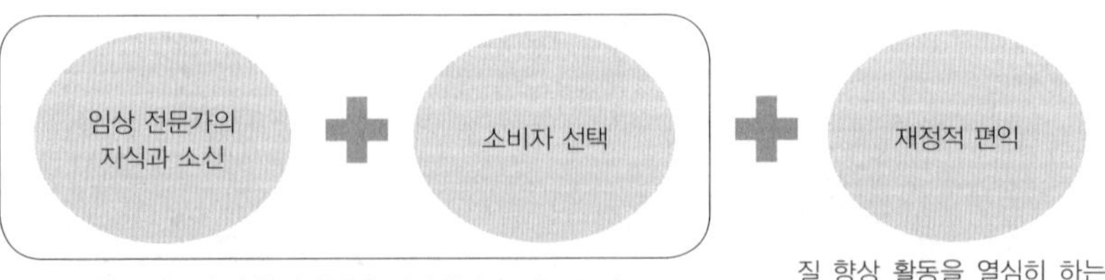

우리나라에서의 성과별 지급 체계(Pay for Performance)

3) 효율성(Efficiency)

의료의 질과 효율성 도표를 보면 아래와 같다. 높은 효율성과 낮은 질(High Dfficiency and Low Quality) 영역은 좌측 상단의 6개 영역으로 볼 수 있고, 선택적 실행(Select Practice) 영역은 우측 상단 4개 영역으로 볼 수 있다. 그리고 낮은 실적(Poor Performance) 영역은 좌측 하단 4개 영역이며, 가장 높은 수준의 질과 낮은 효율성(High-High Quality and Low Efficiency) 영역은 우측 하단 6개 영역이라고 볼 수 있다. 가운데에 하얗게 표시된 십자 모양의 5개 영역은 평균 실적(Average Performance) 영역이다.

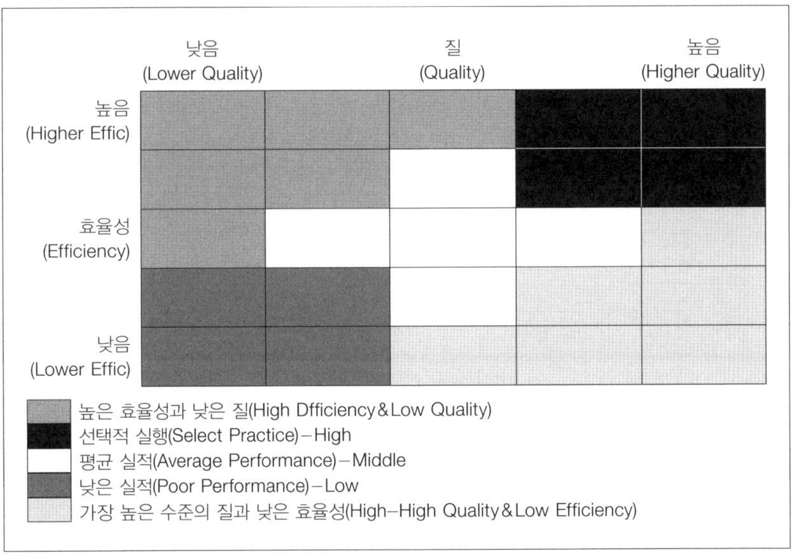

4) 환자 중심(Patient-centered)

① 적절한 진료를 제공한다.

② 정보를 제공한다.

③ 고객 맞춤 서비스 : 요구, 가치, 선호도

④ 환자가 의사결정에 참여한다.

⑤ 근거가 마련되어 있으며, 윤리적·문화적·사회·정신적 기준에 민감한 의사결정이 이루어진다.

⑥ 환자의 특정 상황에 맞는 서비스 환경을 제공한다.

⑦ 환자의 요구에 반응하는 의료 제공자 팀이 구성된다.

⑧ 진료에 대해 환자들이 긍정적으로 생각하고 행동할 수 있도록 변화를 주기 위한 교육을 실시한다.

⑨ 질 높은 진료와 그에 따른 결과를 얻을 수 있다.

⑩ 환자 및 의료 제공자의 정책 개발에 참여한다.

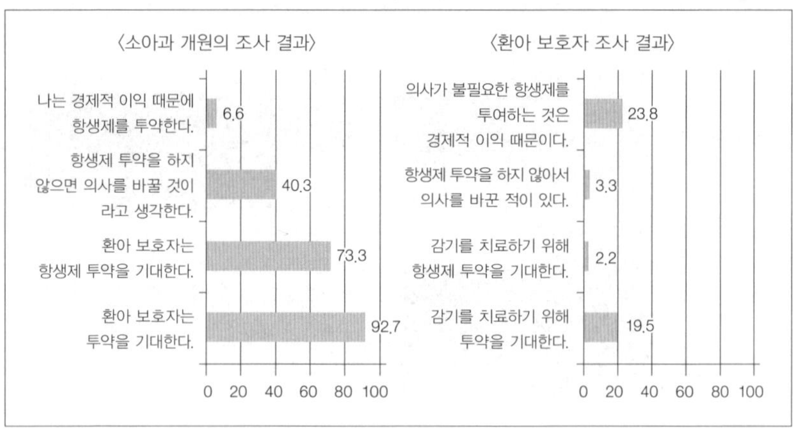

감기에 걸린 환아 치료에 대한 소아과 개원의와 환아 보호자의 인식 차이
– 건강보험심사평가원 조사 결과

5) 지식과 정보(Information, Knowledge)

(1) 산업 사회 → 정보 사회 → 지식 사회로 진화하고 있다.

– 지식은 조직의 대외적인 경쟁력의 핵심 원천이다.

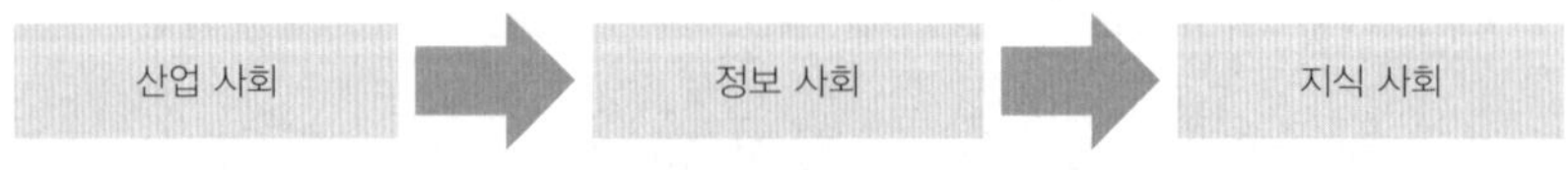

(2) 지식 경영의 개념

– 조직 구성원 개개인에게 잠재해 있는 지식을 전체 조직 차원에서
관리하고 활용하여 조직의 경쟁력을 향상시키는 활동이다.

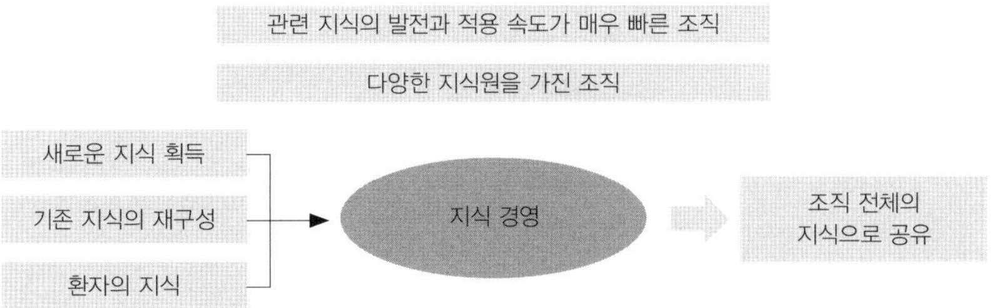

6) 안전(Safety)

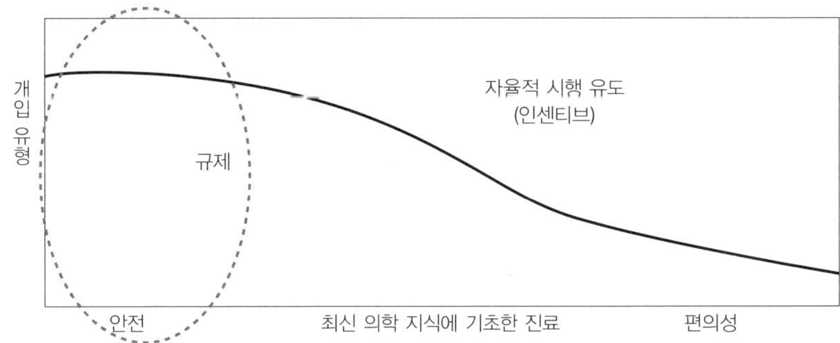

'의료의 질'의 범주

(1) 환자안전과 커뮤니케이션

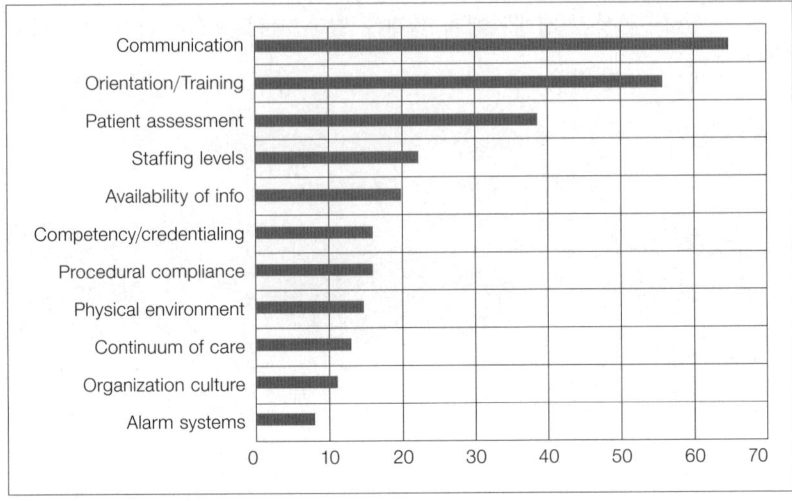

적신호 사건의 근본 원인(Root Causes of Sentinel Events)

(All categories : 1995–2003)

(2) 환자안전 – 적신호 사건 분류

2008	2009	2010
Wrong–patient, Wrong–site, Wrong–procedure	Wrong–patient, Wrong–site, Wrong–procedure	Unintended retention of a Foreign Body
Delay in Treatment	Delay in Treatment	Delay in Treatment
Suicide	Unintended retention of a Foreign Body	Wrong–patient, Wrong–site, Wrong–procedure
Op/Post–Op Complication	Op/Post–Op Complication	Op/Post–Op Complication
Unintended retention of a Foreign Body	Suicide	Suicide
Fail	Fail	Fail
Medication Error	Other Unanticipated Event	Medication Error
Criminal Event	Medication Error	Other Unanticipated Event
Other Unanticipated Event	Criminal Event	Perinatal Death/Injury
Perinatal Death/Injury	Perinatal Death/Injury	Criminal Event

가장 많이 발생한 적신호 사건(Most Frequently Reviewed Sentinel Event)

Caregories by Year

(3) 환자안전 – 적신호 사건의 근본 원인 분석

2008(N=927)		2009(N=936)		2010(N=802)	
Assessment	528	Assessment	580	Communication	197
Care Planning	93	Care Planning	131	Leadership	186
Communication	584	Communication	590	Assessment	179
Continuum of Care	111	Continuum of Care	94	Human Factors	128
Human Factors	519	Human Factors	599	Physical Environment	824
Information Management	241	Information Management	243	Information Management	606
Leadership	584	Leadership	636	Operative Care	514
Medication Use	93	Medication Use	84	Care Planning	477
Operative Care	130	Operative Care	131	Medication Use	268
Physical Environment	213	Physical Environment	234	Continuum of Care	228

JCI에 의한 연간 적신호 사건 발생 원인률(Most Frequently Identifies Root Causes of Sentinel Event reviewed The Joint Commission by Year)

The majority of events have multiple root causes
(Please refer to subcategories listed on slides 5–7)

7) 리더십과 문화(Leadership&Culture)

(1) 리더십과 의료의 질

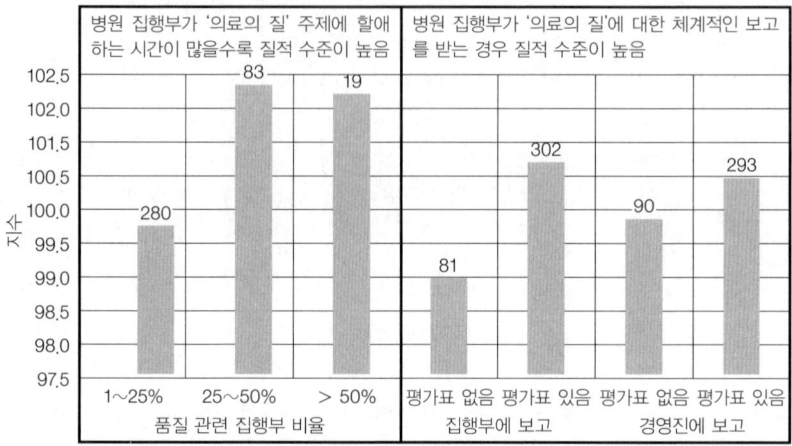

미국 전역의 413개 병원을 대상으로 병원 집행부의 리더십과 해당 병원의 질적 수준 관계를 분석한 결과

출처 : Vaughn T. et al. Engagement of Leadership in Quality Improvement Initiatives : Executive Quality Improvement Surney Results. J Patient Saf 2006; 22~9
오병희. Leadership for quality improvement in hospital. 2008년 한국의료QA학회 봄 학술대회 기조 강연 자료 인용

(2) 병원 조직의 성과 결정 요인

필수 선결 요인	가능 요인	실행 및 촉진 요인
목표 설정과 환류(Goal Setting and Feedback) 인적 자원 관리(Human Re-source Management) 리더십(Leadership)	조직 문화와 분위기 (Climate and Culture) 조직 구조(Structure)	학습 및 지식 전파(Organization Learning and Knowledge Transfer) 질 관리(Quality Management) 교육 및 개발 (Training and Development)

출처 : (Leggat S. Dwyer J. Factors Supporting High Performance in Health Care Organization A Review of the Literature. Melbourne : National Institute of Clinical Studies Literature Review Series Number 18. 2003)
오병희. Leadership for quality improvement in hospital. 2008년 한국의료QA학회 봄 학술대회 기조 강연 자료 인용

(3) 변화하는 의료환경과 리더십

과거	• 대량 생산-대량 소비 사회 – 정해진 시간 내에 가능한 많은 양을 생산하기 위해 경영 자원의 효율성을 극대화하는 것이 최대 과제였다. • 공급자 위주의 일률적인 의료 서비스를 제공하는 것만으로 충분했다. • '관리'라는 경영 도구가 효과적으로 작용했다.

현재	• 소비 수요의 다변화, 다품종-소량 생산 사회, 정보의 홍수
	  – 정해진 규칙에 순종하는 방식으로는 대응할 수 없는 환경으로 변했다.
	• 의료 이용자가 적극적으로 요구를 하고, 의료 수요가 변화하였다. 개별화된 맞춤형 서비스에 대한 요구도 증가하였다.
	• 변화하는 환경을 파악하고, 능동적으로 대응하는 역량과 체계의 구축이 중요하다.
	  → 리더의 역할

(4) 의료의 질 향상을 위한 리더십 체계

의료의 질 향상이 조직 구성원의 일상적인 활동이 되도록 촉진하는 체계

– 질 향상을 위한 리더십의 네트워킹

의료의 질 향상을 위한 리더십이 확산되는 환경 조성

– 모든 조직 구성원들이 자신이 속한 부서에서 다양한 형태의 질 향상 활동 리더가 될 수 있도록 장려하는 체계
– 이들의 활동이 공식적이고 정당하다는 것을 보장하는 체계
– 이들의 활동이 자신이 속한 부서 외부로 확산되도록 지원하는 체계

(5) QI 활동 성공을 위한 조건

① 경영진의 의지

② 진료의 질 향상이 최우선

③ 고객(Customer) 위주

④ 전 직원(Team)의 총체적 참여

⑤ 개인의 관리보다 과정(Process)이나 체제(System)에 초점

⑥ 체계적인 문제 해결 방법과 통계적 도구 사용

Q1. 병원 조직의 성과 결정 요인에 대해 필수 선결 요인, 가능 요인, 실행 및 촉진
요인을 어떻게 구분할 수 있을까요? * 위 질문에 대한 의견을 적어보세요.

*Summary

1. 최근 의료환경의 변화
  ① 의료 시장의 글로벌화
  ② 의료 영역의 각종 규제 완화 현상
  ③ 저출산, 고령화의 질병 구조 변화
  ④ 의료 수요와 이용의 다양화
  ⑤ 의료기관의 양적 팽창과 경쟁 격화
  ⑥ 국민 의료비 증가 및 적정화 요구 증대
  ⑦ 의료 산업의 효율 및 선진화
  ⑧ 의료영역 평가 사업의 확대 및 강화

2. 최근 의료의 질 향상 경향을 나타내는 키워드
  ① 돈에 합당하는 가치(Value for Money)
  ② 성과별 지급(Pay for Performance)
  ③ 효율성(Efficiency)
  ④ 환자 중심(Patient-centered)

⑤ 정보와 지식(Information, Knowledge)

⑥ 안전(Safety)

⑦ 리더십과 문화(Leadership&Culture)

3. 환자 중심 의료의 기본 원칙

① 적절한 진료

② 정보 제공

③ 고객 맞춤 서비스 : 요구, 가치, 선호도

④ 환자가 의사결정에 참여함

⑤ 근거 기반, 윤리적·문화적·사회·정신적 기준에 민감한 의사결정

⑥ 환자의 특정 상황에 맞는 서비스 환경

⑦ 환자의 요구에 반응하는 의료 제공자의 팀 기능

⑧ 진료에 대해 환자들이 긍정적으로 생각하고 행동할 수 있도록 변화를 주기 위한 교육

⑨ 질 높은 진료와 결과

⑩ 환자 및 의료 제공자의 정책 개발 참여

2장. 의료의 질 향상

질이란 '제품이나 서비스가 설정된 표준이나 기준, 규격에 얼마나 잘 맞는지에 대한 측정'이다.

현대사회는 의료환경이 매우 복잡하기 때문에 의료의 질 개념 또한 복잡하고 다면적인 개념을 가지고 있다. 그래서 어느 한 가지 개념으로 '의료의 질'이 무엇인지 정의할 수 없다.

학습 목표

1. 미션과 비전의 의미를 이해하고 병원의 미션과 비전에 대해 설명할 수 있다.
2. QI 사업 목적과 활동 영역에 대해 이해할 수 있다.
3. 의료의 질에 대한 정의와 용어 변화를 이해할 수 있다.
4. 의료의 질을 구성하는 요소와 질 관리 접근법을 이해할 수 있다.

가. 미션과 비전

1. 미션과 비전의 의미

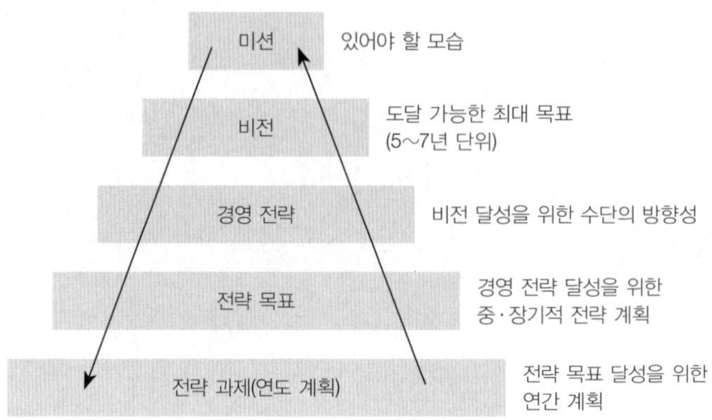

2. 미션-비전-경영 전략의 수립 과정

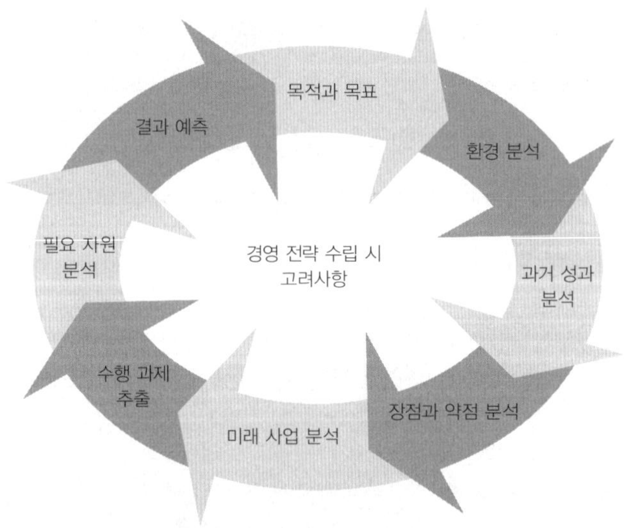

① 의료기관 외부 환경을 분석하여 기회, 위협 요인을 도출한다.
② 의료기관 내부의 역량 분석을 통하여 강점, 약점을 도출한다.
③ 강점-약점-기회-위협 요인을 통해 미래 사업의 방향성을 설정한다.
④ 미래 사업을 위해 수행할 과제와 이를 지원할 자원을 예측한다.
⑤ 수행 과제와 필요 자원을 바탕으로 결과를 예측하며, 향후 10년간의 경영 목표(비전)를 수립한다.

⑥ 수립된 비전을 바탕으로 이를 실현하기 위한 경영 전략(재무, 환자와 보호자 및 지역 사회, 프로세스, 학습과 성장별로 1개 권장), 전략 목표(경영 전략을 지원하는 3~5년간의 세부 목표), 전략 과제(전략 목표를 지원하는 1년간의 세부 과제)를 도출한다.

3. 미션-비전-경영 전략의 체계도

미션	"최상의 진료"-의료로 이웃 사랑을 실천하는 병원			
비전	환자 행복을 위한 Happy Hospital!			
핵심 가치	나눔	윤리	성과	미래
전략 목표 및 과제	의료 혁신 구현 전략 과제 1 전략 과제 2 전략 과제 3		고객 만족 최대화 전략 과제 4 전략 과제 5 전략 과제 6	
	만성질환 특성화 전략 과제 7 전략 과제 8 전략 과제 9		지역 의료 봉사 활성화 전략 과제 10 전략 과제 11 전략 과제 12	

Happy Hospital

4. 미션, 비전의 공유

수립 시 공유 과정	수립 후 공유 과정
• 직원들이 비전과 경영 전략 등을 수립하는 과정에 적극적으로 참여하도록 워크숍 등의 과정을 거친다. • 해당 과정에서 직원들 스스로 비전 문구와 전략 체계도를 만들고 토의하도록 한다. 그 다음 직원들의 비전 실천 의지를 조직 내부에 심는 과정이 필요하다.	• 수립된 비전은 시무식, 비전 전파 교육, 각종 행사에 지속적으로 노출시킨다. 또한 비전 문구를 액자 혹은 컴퓨터 바탕화면으로 제작하여 공유 및 전파에 힘써야 한다. • 비전 및 전략 체계를 완성한 후에도 환경 변화에 맞춰 위원회 등을 통한 주기적인 검토, 개선 활동이 필요하다. • 전략 과제별로 담당 부서와 담당자를 지정하여 성과 측정 및 모니터링 체계를 갖추어야 한다.

5. 의료기관 평가 인증 기준(미션과 관련된 부분)

조사 개요					
■ 조사 기준 : 의료기관의 최고 책임자는 미션을 승인하고 공표함으로써 기관의 운영 방향을 공유한다.					
■ 조사 목적 : 최고 책임자는 의료기관의 중·장기적인 발전을 위한 조직의 미션을 결정하고 직원들에게 공유하며 미션을 달성하기 위해 노력한다.					

조사 항목					
	조사 항목	구분	조사 결과		
1	미션(사명)이 있다.	S	□ 상	□ 중	□ 하
2	미션을 이행하기 위한 활동을 수행한다.	P	□ 상	□ 중	□ 하
3	미션을 공지한다.	P	□ 상	□ 중	□ 하
4	직원은 미션을 알고, 그 내용을 이해한다.	P	□ 상	□ 중	□ 하

6. QI 팀의 미션과 사업 목적에 대한 사례

1) QI 팀의 미션(Mission) : 국제적 수준의 병원 안전 문화 형성과 진료의 질 향상

2) QI 팀의 핵심 가치(Core Value)

① 환자 중심 : 안전 관리 시스템을 구축하여 안전한 진료 환경을 만듦으로써 환자들이 안심하고 찾는 병원 이미지를 제공한다.

② 진료 중심 : 진료 프로세스를 개선하여 질 높은 의료 서비스를 제공한다.

③ 교육 중심 : QI 팀의 실무 능력 강화를 통한 핵심 인재를 양성한다.

④ 직장 문화 화합 : QI 활동을 지원하고, 연합 팀을 구성하여 직장 문화 화합을 유도한다.

⑤ 변화와 미래 : 지속적인 발전을 추구한다.

3) QI 사업의 목적 : 국제적 수준의 안전 문화를 형성하고, 진료의 질을
  향상시켜 인류 공동체가 건강한 삶을 사는 데 기여한다.

4) 우선순위

  ① 병원의 미션과 사업 계획

  ② 환자와 직원의 안전

  ③ 진료의 질 향상

  ④ 외부 평가(의료기관 평가 인증, 병원 신임 평가, 적정성 평가 등)

5) 활동 영역

  ① 병원 QI : 위원회 활동 지원, 안전 관리, 병원 차원의 QI 활동 및 지
    표 관리 지원, 표준화

  ② 부서 QI : 데이터 관리, 의사소통, 교육과 훈련 등

  ③ 교육과 훈련

  ④ 홍보(정보 공유)

  ⑤ 외부 평가 대비(의료기관 평가 인증, 병원 신임 평가, 적정성 평가 등)

나. 의료 질 관리의 개념

1. 질의 개념

1) 의료 서비스 제공 모델의 변화

전문가적 모델(1960년대)
• 의사의 완전성(책임, 통제, 의사소통) • 의사 대 환자의 관계
관료적 모델(1970년대)
• 병원과 HMO 계약(행정직/전문직의 이원화) • 의료 제공자 대 수혜자 관계
산업적 모델(1980년대)
• 수익성과 시장 점유 • 의사(고용자, 동반자) 대 고객, 소비자 관계

2) 산업 분야가 미친 영향

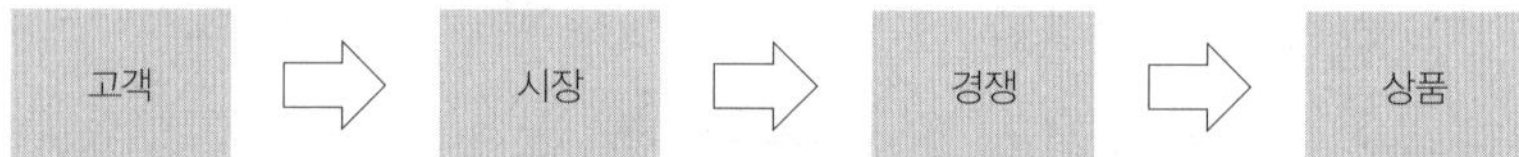

산업 분야의 영향
• 에드워즈 데밍(W. Edwards Deming) : 그의 이론은 일본 경제에 지대한 영향력을 발휘했으며, 질은 프로세스를 개선해 달성할 수 있다고 주장했다. • 필립 크로스비(Philip B. Crosby) : 품질은 만질 수 없는 것도, 측정할 수 없는 것도 아니라고 강조했다. 품질은 전략적으로 반드시 갖춰야 하는 요소로서, 정량화할 수 있을 뿐만 아니라 최저 생산량을 높이는 데 실질적인 효과가 있다고 보았다. • TQM, 6 시그마(6 Sigma), 품질 관리 • 세계시장 점유율의 급성장
미국
• 성과 향상(Performance Improvement) • 리엔지니어링(Reengineering) : 근본적인 기업의 구조와 경영 방식을 재설계하는 경영 기법 • 말콤발드리지 품질상

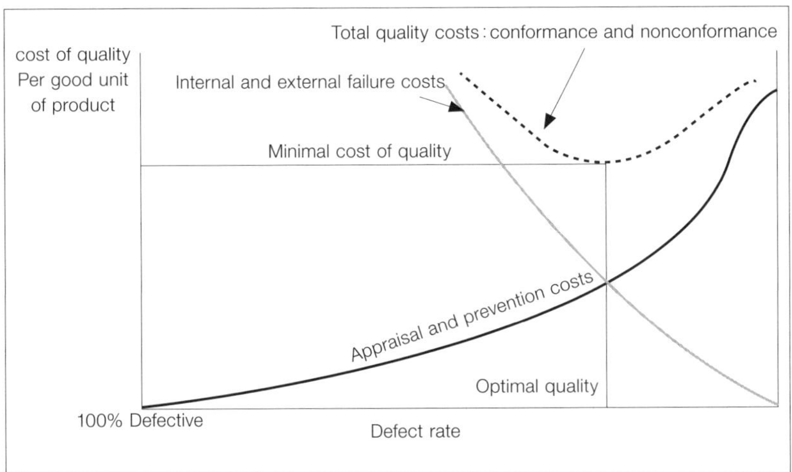

적합/부적합(Conformance and Nonconformance)

- 예방 비용과 평가 비용은 프로젝트의 품질을 높일수록 커지며, 내/외부 실패 비용은 품질이 높을수록 낮아지게 된다. 네 가지 품질 비용을 합하면 총 품질 비용(Total Quality Costs)은 U자형 곡선을 그리게 된다.
- 경제적인 품질 비용(Minimal Cost of Quality)을 찾는 것이 중요하다.

출처 : 추경호, 〈품질관리〉, http://www.gsion.com/webzine/charge_enrapport_07/2007_0727/yh/yhr/SE763i.pdf

3) 병원에서의 QI 활동

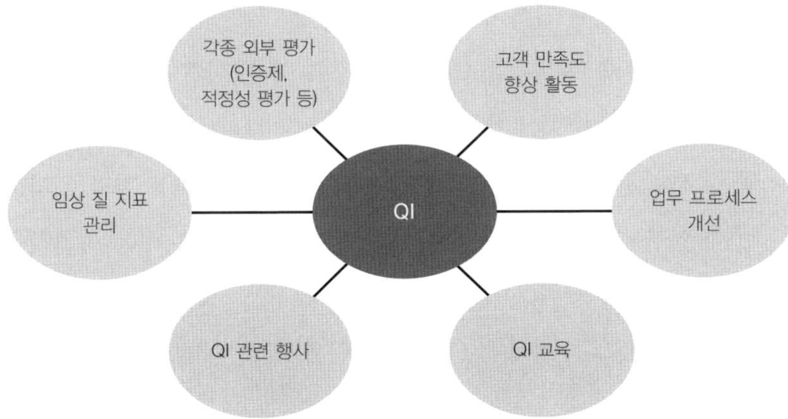

(1) QI라는 말을 들으면 떠오르는 단어들

- 평가	- 귀찮다
- 성과 향상	- 피곤하다
- 시그마	- 문제가 있을 때
- 만족도 향상	- 비용이 든다
- 임상 지표 측정	- 별도의 노력이 필요하다
- 비용 감소	- 안 하면 찍힌다
- 효과, 효율	- 통계를 좀 알아야 편하다
- 적정 시간	

(2) QI는 발상의 전환에서 출발한다: "깨지지 않았더라도 고칠 것이 있다."

　　- 지금 당장은 문제가 없어 보여도 문제가 발생하지 않도록 예방하거나 보다 좋은 방향으로 개선할 필요가 있다.

① 겐리히 알츠슐러(Genrich Altshuller)에 의해 연구되기 시작한 이론이다.

② 스탈린에 의해 감옥에 투옥되었지만, 20만 건의 특허를 분석하여 창조적 문제 해결 이론(TRIZ)를 만들어 냈다. 이후 그는 다양한 분야의 전문가가 되어 강사로 활동했다.

③ 주어진 문제에 대한 가장 이상적인 결과를 정의하고 결과를 얻는 데 관건이 되는 모순을 찾아, 그 모순을 극복할 수 있는 해결안을 얻는 방법을 말한다.

④ 결국, TRIZ는 '일반적이고 체계적인 문제 해결법'이라고 말할 수 있다.

4) 질과 질 관리의 개념

(1) 질(Quality)의 개념 : 제품이나 서비스가 설정된 표준이나 기준 또는 규격에 얼마나 잘 맞는지에 대한 측정을 뜻한다.

(2) 품질 보증(Quality Assurance)의 개념 : 보건 의료를 개선하기 위한 모든 활동을 포함한다.

(3) 질 향상 활동
① QA위원회(QA Committee)
② 성과 향상 팀(Performance Improvement Team)
③ 스토리보드(Story Board)
④ 부서 전문가(Dept Specialist) : 환자(고개) 만족을 위한 의료 서비스 질 향상 전문가 등
⑤ 환자 만족 장비(Patient Satisfaction Unit)
⑥ 자료 관리 부서(Data Management Dept.)
⑦ 감염 관리 장비(Infection Control Unit)
⑧ 사례 관리자(Case Manager)

(4) 질에서 주목하는 것들
① 비용 : 낮은 질로 인해 발생하는 비용(Cost of Poor Quality, COPQ)
② 평가 : 표준과 지표
③ 선호도 : 가치 판단
④ 의료 기술과 비용에서의 변이
⑤ 위험 관리

(5) 의료 질 문제의 중심 : 과다 이용, 과소 이용, 오용

	효과			안정성	환자 중심
	과다 이용	과소 이용	기술적 질		
의료 기관 수준	항생제/주사제 처방률(감기 환자) 제왕절개 분만율	아스피린/베타 차단제 처방률(급성 심근경색 환자)	중증도 보정 사망률(예:급성 심근경색, CABG, 암 등) 급성 심근경색의 재관류 적절성	병원 감염 발생률 약물/수혈 부작용 욕창 발생률	의사 • 환자 말에 주의 기울이기 • 상세한 설명 • 충분한 진찰 시간
의료 체계 수준	지역별로 흔한 질환의 수술률(예:충수돌기 절제술, 척추 수술, 관절 치환술 등)	적절한 외래 진료가 가능하면 입원이 불필요한 질병에 걸린 환자의 입원(예:고혈압, 당뇨병, 천식 등) 암 검진율(예:유방암, 자궁경부암, 대장암 등) 혈압 조절률 혈당 조절률 예방 접종률(폐렴구균) 산전 진찰률	중증도 보정 사망률(예:암 등) 영아 사망률	복용 약물의 개수가 지나치게 많은 노인 환자	

(6) 시대적 변천에 따른 의료의 질에 대한 정의

① 마이어스(Myers, 1969)

- 질이란 보건 의료의 의학적 적정성(Optimal Care in Medicine)과 보건 의료의 사회적 적정성(Optimal Care in Society)이 동시에 달성될 수 있도록 적절하게 제공하는 것이다.

② 도나베디안(Donabedian, 1989)

- 양질의 의료란 진료의 모든 과정에서 예상되는 이익과 손해의 균형을 맞춘 상태에서, 환자의 복지를 가장 높은 수준으로 끌어올릴 수 있을 것이라 예상되는 의료이다.

③ 로어(Lohr, 1990)

- 의료의 질이란 개인과 국민을 위해 최신 전문 지식을 유지하여
바람직한 의료 결과의 가능성을 높이는 보건 의료 서비스의 수
준이다.

④ 미국의학협회(1994)

- 보건 의료의 질이란 개인이나 국민들을 위해 바람직한 보건 의
료의 결과에 대한 실현 가능성을 높이는 것이다. 또한 현재의 전
문 지식과 일치하는 서비스의 수준을 말한다.

⑤ 국제의료기관평가위원회(Joint Commission International, 1990)

- 의료의 질이란 위험을 피하고 피해를 최소화하며, 최상의 치료
적 이득을 성취하는 것이다.

2. 의료의 질 관련 용어

1) 의료의 질 용어 변화 : 질의 강조를 어느 측면에 두느냐에 따른 구분

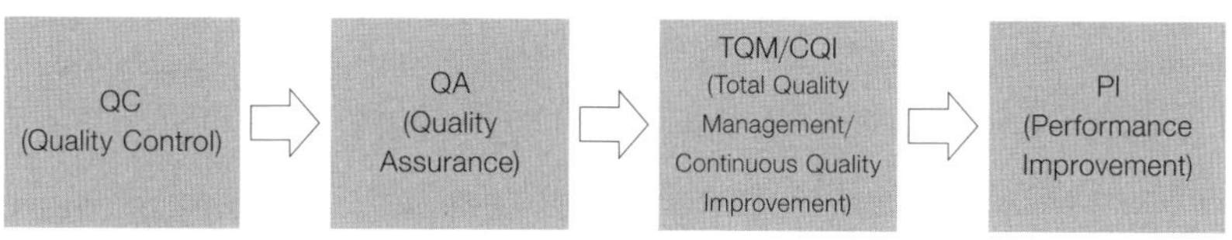

- QA(품질 보증, Quality Assurance)
- QI(질 향상, Quality Improvement)
- CQI(지속적인 질 향상, Continuous Quality Improvement) : 무한함(Endless)
- TQM(종합적인 질 관리, Total Quality Management)
- PI(성과 향상, Performance Improvement)
- 6 시그마(6 Sigma)
- 린 시그마(Lean Sigma)

(1) QC(품질 관리, Quality Control)

① 일본 고유의 품질 관리법(Quality Control, QC)이다.

② 1950년, 데밍(Deming)이 일본에 품질 관리의 체계적 접근 방법으로 소개하면서, 이를 응용한 관리법을 만들었다.

③ 전사적 품질 관리(Total Quality Control)라고도 부른다.

(2) QA(품질 보증, Quality Assurance)

① 1992년, 국제의료기관평가위원회(Joint Commission International, JCI)는 QA를 질 평가와 질 향상으로 새롭게 정의하였다.

② 의료의 질 관리 활동은 품질 보증(Quality Assurance)과, 평가를 기반으로 교정이 필요한 부분을 개선시키는 질 향상(Quality Improvement) 활동을 내포한 개념이다.

(3) TQM/CQI

① 종합적인 질 관리(Total Quality Management, TQM)/지속적인 질 향상(Continuous Quality Improvement, CQI)

② 1980년, 미국에서 데밍(Deming)에 의해 개발된 개념이다.

③ '고객의 기대와 요구를 만족시키기 위한 조직 전 구성원의 지속적인 노력'으로, 일종의 경영 전략이다.

(4) PI(성과 향상, Performance Improvement)

① QA나 TQM의 궁극적 목적

  - 조직의 목표 달성을 위한 향상을 의미한다.

  - 조직 구성원의 성과 향상(PI)을 유도하기 위한 과정이다.

② PI는 특별한 프로세스나 절차의 산출물(Out Put)을 측정한 뒤 절차나 과정을 수정하여, 산출물을 증가시키고 효율과 효과를 높이는 개념이다.

③ 1962년 국제성과향상학회(International Society for Performance Improvement, ISPI)가 설립되었다.

- 산업 현장에서의 생산성과 성과를 향상시키기 위함이 목적이다.

④ 최근의 PI 개념

- 보건 의료 조직의 생산성을 강화하기 위해 도입되고 있다.

⑤ PI는 서비스 제공자와 다른 조직 구성원들의 욕구를 만족시키는 데 초점을 둔다.

- 서비스 제공자와 조직 구성원들이 가장 좋은 상태일 때 의료 서비스의 질이 향상된다고 보았다.

2) QA에서 TQM으로의 변화 과정

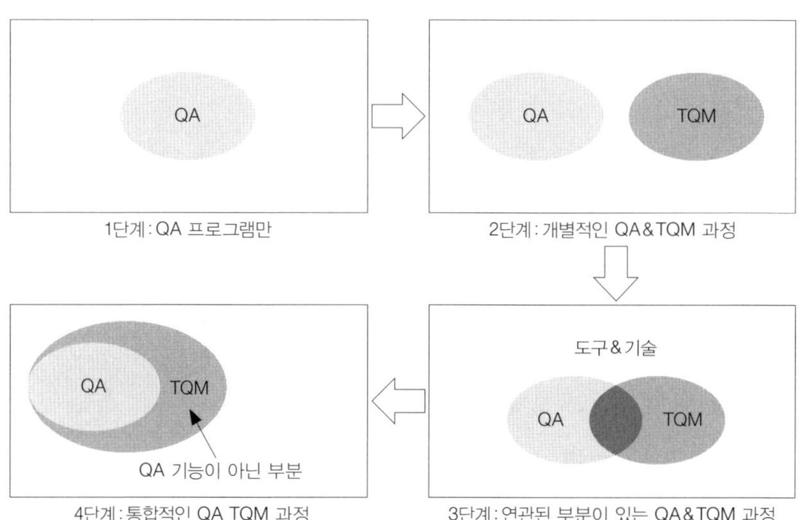

(1) 1단계

① TQM 도구나 기술을 이용하지 않는 질 관리 과정 자체를 말한다.

② 결과 지향성 모니터링과 평가 활동들이 주를 이룬다.

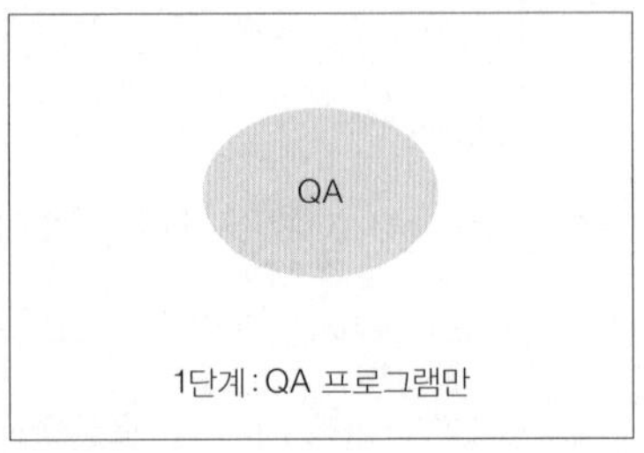

1단계 : QA 프로그램만

(2) 2단계

① QA 과정과 새롭게 태어난 TQM 과정이 독립적으로 공존하는 단계이다.

② 일정 기간 동안은 QA와 TQM 활동을 독립적으로 수행하는 것이 좋다.

③ TQM 과정을 독립적으로 수행하면서 QA 과정을 계속해서 유지할 수 있다.

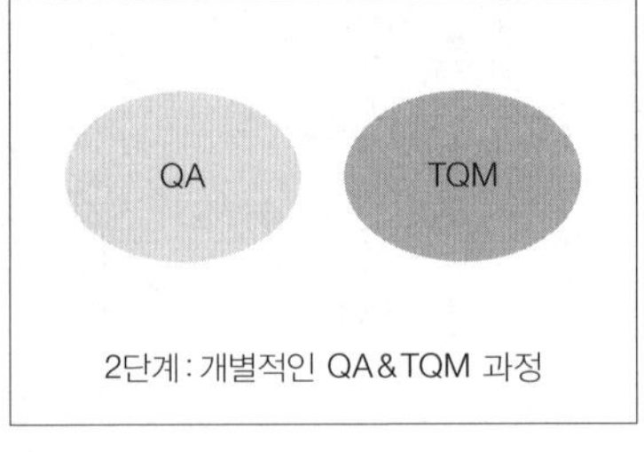

2단계 : 개별적인 QA&TQM 과정

(3) 3단계

① QA와 TQM 과정의 중첩 부분이 커지면서 통합된 발전이 이루어진다.

② QA와 TQM 과정에 동일인이 참여하게끔 하고, QA위원회는 TQM 도구와 기술을 이용한다.

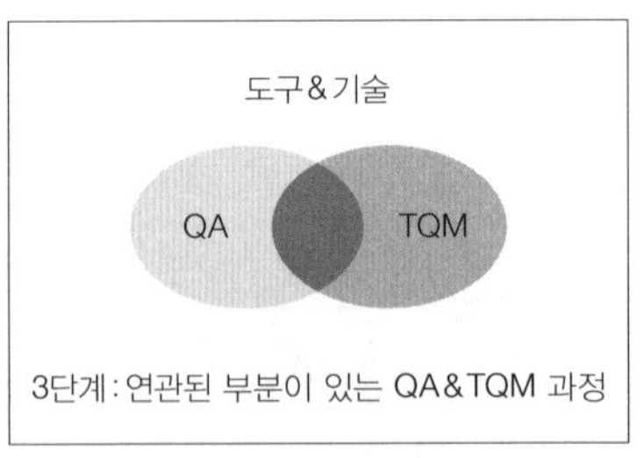

3단계 : 연관된 부분이 있는 QA&TQM 과정

③ QA위원회에 의해 개선이 필요한 과정을 수정하고 결과를 향상시키기 위해 임상의 질 향상 팀들이 구성된다.

④ 구성된 질 향상 팀에 의해 QA 과정에서 사용할 질 척도가 개발된다.

(4) 4단계

① QA와 TQM의 완전한 통합 단계이다.

② TQM 과 QA의 다른 점 : TQM은 모든 서비스와 생산품, 정보의 내외 고객을 포함하며 검사 이외에도 계획, 구성, 예방 활동들을 포함한다.

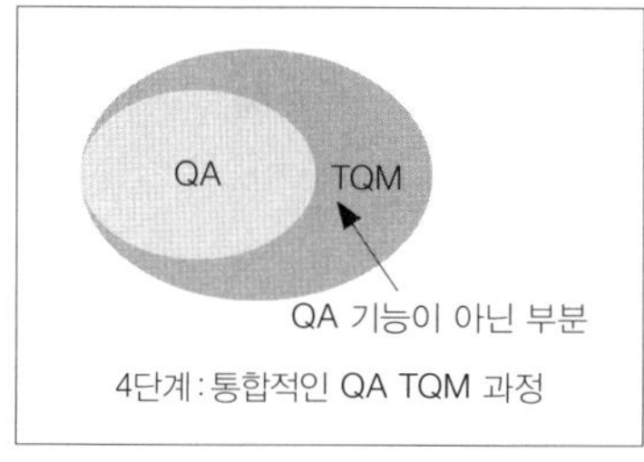

③ 따라서 TQM은 QA를 통합한 거대한 원이 된다.

3) QA 접근법과 TQM 접근법의 비교

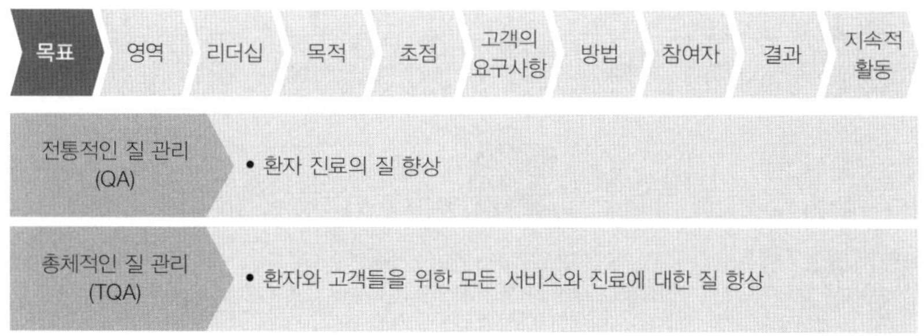

목표	영역	리더십	목적	초점	고객의 요구사항	방법	참여자	결과	지속적 활동
전통적인 질 관리 (QA)	• 환자 진료의 질 향상								
총체적인 질 관리 (TQA)	• 환자와 고객들을 위한 모든 서비스와 진료에 대한 질 향상								

목표 | 영역 | 리더십 | 목적 | 초점 | 고객의 요구사항 | 방법 | 참여자 | 결과 | 지속적 활동

영역

전통적인 질 관리 (QA)	• 임상 의료의 과정과 결과 • 환자에게 적용된 활동
총체적인 질 관리 (TQA)	• 모든 체계와 과정 : 임상, 비임상을 포함한 조직 전반 • 진행 과정 향상을 위해 적용된 모든 활동

목표 | 영역 | 리더십 | 목적 | 초점 | 고객의 요구사항 | 방법 | 참여자 | 결과 | 지속적 활동

리더십

전통적인 질 관리 (QA)	• 의사 및 임상 부서의 리더 : 임상 의사, QA위원회
총체적인 질 관리 (TQA)	• 모든 임상과 비임상 부서의 리더

목표 | 영역 | 리더십 | 목적 | 초점 | 고객의 요구사항 | 방법 | 참여자 | 결과 | 지속적 활동

목적

전통적인 질 관리 (QA)	• 문제 해결 • 특정 범위를 벗어난 결과를 초래한 개인과 특별한 원인을 규명
총체적인 질 관리 (TQA)	• 지속적인 질 향상 • 특별한 원인과 일반적인 원인 모두를 강조하지만, 대부분 일상적인 원인에 더 주의를 기울임

목표 | 영역 | 리더십 | 목적 | 초점 | 고객의 요구사항 | 방법 | 참여자 | 결과 | 지속적 활동

초점

전통적인 질 관리 (QA)	• 임상 진료과별 수직적 검토 • 표준에 도달하지 못한 사람들을 교육함 • 감사 • 결과 중심
총체적인 질 관리 (TQA)	• 결과에 영향을 주는 모든 진행 과정과 사람의 수준을 향상시킬 수 있도록 수평적인 면에 초점을 두고 검토 • 사람의 업무 수행 개선 • 수준을 향상시키기 위한 예방과 계획 • 모든 결과를 중시

목표	영역	리더십	목적	초점	**고객의 요구사항**	방법	참여자	결과	지속적 활동

전통적인 질 관리 (QA)	• 고객은 전문 의료인과 감시 기구라고 볼 수 있음 • 환자가 대상임 • 전문 의료인에 의해 설정된 기준과 표준
총체적인 질 관리 (TQA)	• 환자, 전문 의료인, 감시 기구 • 사람이 고객임 • 표준은 없으며, 고객과 전문 의료인에 의해 지속적으로 향상되는 기준 설정

목표	영역	리더십	목적	초점	고객의 요구사항	**방법**	참여자	결과	지속적 활동

전통적인 질 관리 (QA)	• 의무기록 감사 • 명목 집단 기법 • 지표 모니터링
총체적인 질 관리 (TQA)	• 모니터링과 자료 이용 • 브레인스토밍 • 체크리스트, 히스토그램, 파레토 차트, 런 차트, 관리도

목표	영역	리더십	목적	초점	고객의 요구사항	방법	**참여자**	결과	지속적 활동

전통적인 질 관리 (QA)	• QA위원회 위원 및 담당자 • 제한적인 참여
총체적인 질 관리 (TQA)	• 관련된 모든 사람 • 조직 구성원이 참여함

목표	영역	리더십	목적	초점	고객의 요구사항	방법	참여자	**결과**	지속적 활동

전통적인 질 관리 (QA)	• 측정, 모니터링 포함 • 지적된 소수 개인의 업무 수행 개선 • 방어적 자세
총체적인 질 관리 (TQA)	• 감시 • 참여한 모든 개인의 성과 향상 • 과정 개선에 초점 • 팀 정신을 강조

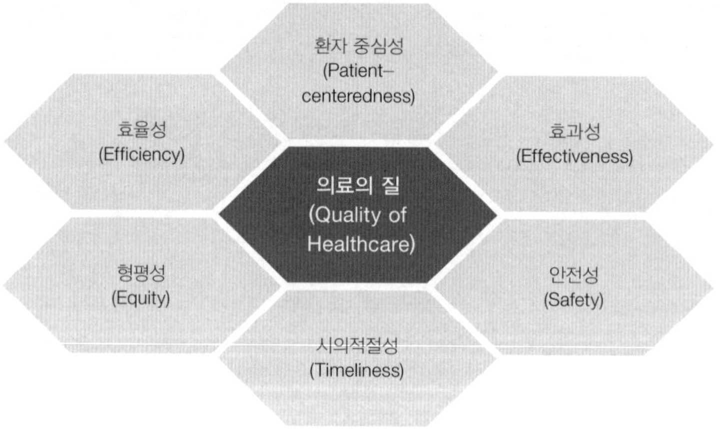

3. 질의 구성 요소

1) 미국의학회의 의료의 질 기준

2) IOM의 질 향상과 환자안전을 위한 6개 영역

① 안전성(Safe)

- 환자를 돕기 위한 치료 과정에서 환자가 해를 입는 것을 방지한다.

② 효과성(Effective)

- 서비스가 도움이 되는 환자에게는 과학적 지식에 기반한 서비스를 제공하고, 그렇지 못한 환자에게는 서비스가 제공되는 것을 방지한다.

③ 환자 중심성(Person-centered)

- 환자를 존중하고 환자 개인의 선호, 필요도, 가치와 맞먹는 치료를 제공한다. 또한, 모든 임상적 결정에 환자의 가치를 보장한다.

④ 적시성(Timely)

- 기다리는 시간과 시기에 따라 치료를 받거나 제공하는 사람 모두에게 피해를 줄 수 있는 지체 시간을 줄인다.

⑤ 효율성(Efficient)

- 장비와 용품, 아이디어, 에너지 낭비를 방지한다.

⑥ 형평성(Equitable)

- 성별과 민족, 지리적 위치, 사회·경제적 지위 등에 상관없이 같은 질의 치료를 제공한다.

※ IOM(Institute of Medicine, 미국의학원) : 건강 정책에 대한 정보와 조언을 제공하는 미국의 의료 기구

3) 의료의 질 향상을 위한 6가지 목표[도날드 버윅(Donald Berwick, 2002)]

- **안전성(Safe)** : 제공되는 의료 서비스는 환자에게 안전해야 한다.
- **효과성(Effective)** : 의료에 대한 과학과 경험은 의료 전달의 기준에 맞춰 적용 및 제공되어야 한다.
- **효율성(Efficient)** : 의료 서비스 비용은 효과적이어야 하고, 낭비 요소는 시스템에서 제거되어야 한다.
- **적시성(Timely)** : 환자에게 제공되어야 할 서비스는 시의적절하여, 환자가 대기하거나 시간이 지연되는 일이 없어야 한다.
- **환자 중심성(Person-centered)** : 의료 서비스 제공 체계는 환자의 선호를 중시하여 환자 중심으로 운영되어야 한다.
- **형평성(Equitable)** : 모든 의료 서비스는 모든 환자에게 동등하게 제공되어야 한다.

4) 질 관리의 접근 방법

구조	자원(시설, 장비, 재정) 인적 자원 (인력의 질, 양) 조직 구조(의료인 수, 동료 심사 방법, 지불 방법)
과정	제공 받은 의료 서비스가 제대로 잘 이루어졌는가의 여부 의사결정과 권고, 치료, 그 외 다른 환자와의 상호작용 등 제공자의 일련의 활동
결과	환자의 건강 상태에 미친 치료의 효과 환자의 만족도, 환자의 지식 향상도 : 죽음(Death), 질병(Disease), 불편함(Discomfort), 장애(Disability), 불만족(Dissatisfaction)

의료의 질 영역

(1) 구조 중심의 질 평가

① 구조 평가의 의미

- 의료 제공자의 인력과 시설, 장비 자원, 작업 여건, 환경에 대한 평가이다.

② 신임 제도

- 미국의 JCAHO(Joint Commission on Accreditation of Healthcare Organization)

- 호주의 ACHS(Australian Council on Healthcare Standards)

- 우리나라의 의료기관 서비스 평가, 병원 표준화 심사

(2) 과정 중심의 질 평가

① 과정 평가의 의미

- 의료 제공자와 환자 간, 혹은 기관 내부에서 일어나는 행위에 관한 평가이다.

② 과정 평가의 예

- 의무기록 조사

- 진료 방법, 검사, 약품 사용 등

(3) 결과 중심의 질 평가

① 결과(Outcome) 평가의 의미

- 제공 받은 의료 서비스의 결과로 나타나는 바람직하거나 그렇지 못한 상태의 변화에 대한 평가이다.

② 결과 평가의 예

- 중간(Intermediate) 평가 : 만족도, 합병증, 치료 반응 등

- 장기(최종) 평가 : 건강 수준, 사망 등

의료의 질 관리와 관련된 개념

A. 의료의 질 관리와 관련된 개념

　(A) 낮은 질로 인해 발생하는 비용(Cost of Poor Quality, COPQ)

　업무가 첫 번째 단계에서 정확하게 수행되지 못했을 때 발생하는 비용을 말한다. 예를 들어, 환자의 위치가 올바르지 않아서 방사선 촬영을 다시 해야 하는 경우, 처방전 글씨를 알아보지 못해 의사에게 재문의를 해야 하는 경우, 환자의 준비 부족으로 처치나 검사가 취소되는 경우, 의무기록이 사라져 환자와 의사가 대기해야 하는 경우, 인턴의 기술 부족으로 인한 의료 소모품의 과다 사용 등이 있다.

　(B) 비용 절감(Cost-containment)

　의료 비용을 줄이기 위한 시도로, 의료 이용도 조사, 계획 수립 단계 개선, 책임 강화 등을 포함한다. QA는 비용 절감이 아니라, 의료의 질을 향상시키는 것이 목적이다. 그렇기 때문에 일반적으로 관리 초기에는 오히려 QA 활동에 추가 지원이 필요한 경우가 대부분이다.

(C) 기술 평가(Technology Assessment)

약제, 진단 기기, 수술 기기 등과 같은 의료 기술의 효과, 안전성, 수용성, 비용 등을 체계적으로 평가하는 것이다. 어떤 기술에 대해 일종의 '사용 허가'를 내주는 것이므로, 기술 사용을 점검하는 QA보다 먼저 이루어져야 한다.

(D) 세부 기준(Criteria)

현존하는 지식과 경험을 토대로 지표를 평가할 수 있는, 객관적이며 이미 설정되어 있는 기준이다.

(E) 표준(Standard)

의료의 질과 적정성을 포함하여 설정된 세부 기준(Criteria)을 기초로 한다. 달성 가능한 성과의 기대 수준을 말한다.

(F) 평가 지표(Indicator)

진료 서비스가 표준(Standard)에 맞게 이루어졌는지 여부를 평가하고, 관찰할 수 있는 측정 가능한 지표이다. 진료 활동과 결과, 진료 양상(Care Aspect) 등과 연계된 객관적인 변수이다.

(G) 위험 관리(Risk Management)

환자와 직원의 위험을 최소화하는 실무 차원의 통합적인 관리 프로그램을 말한다. 즉, 환자에게 피해를 주거나 병원에 부담을 줄 수 있는 사건의 발생을 줄일 목적으로 사용되는 방법이다.

(H) 의료 이용 감사(Utilization Review)

재정, 사람, 건물, 공간, 시간, 기기 등 자원의 적절성과 활용도를 평가하는 활동이다.

Q&A 해답은 509쪽

Q1. 질 관리의 접근 방법 중 구조적 접근 방법의 대표적인 제도는 무엇일까요?

* 위 질문에 대한 의견을 적어보세요.

✱ Summary

1. QI 활동 영역
   ① 병원 QI : 위원회 활동 지원, 안전 관리, 병원 차원에서의 QI 활동 및 지표 관리 지원, 표준화
   ② 부서 QI : 데이터 관리, 의사소통, 교육과 훈련 등
   ③ 교육과 훈련
   ④ 홍보(정보 공유)
   ⑤ 의료기관 평가 인증 및 기타 외부 평가에 대비

2. 질의 개념

  1) 질(Quality)

    − 제품이나 서비스가 설정된 표준이나 기준 또는 규격에 얼마나 잘 맞는지에 대한 측
정이다.

  2) 질 관리(Quality Assurance)

    − 보건 의료를 개선하기 위한 모든 활동을 포함한다.

3. 의료 질 관련 용어 : 질의 강조를 어느 측면에 두느냐에 따른 구분

  ① 품질 보증(Quality Assurance, QA)

  ② 질 향상(Quality Improvement, QI)

  ③ 지속적인 질 향상(Continuous Quality Improvement, CQI) : 무한함(Endless)

  ④ 종합적인 질 관리(Total Quality Management, TQM)

  ⑤ 성과 향상(Performance Improvement, PI)

  ⑥ 6 시그마(6 Sigma)

4. 질의 구성 요소('의료의 질'에 관한 미국의학회의 기준)

  ① 효과성

  ② 안전성

  ③ 시의적절성

  ④ 형평성

  ⑤ 효율성

  ⑥ 환자 중심성

5. 질 관리의 접근 방법 : 의료의 질 영역 − 구조, 과정, 결과

  1) 구조

  ① 자원(시설, 장비, 재정)

  ② 인적 자원(인력의 질, 양)

  ③ 조직 구조(의료인 수, 동료 심사 방법, 지불 방법)

  2) 과정

  ① 제공 받은 의료 서비스가 제대로 잘 이루어졌는가의 여부

② 의사결정, 권고, 치료, 그 외 다른 환자와의 상호작용 등 제공자의 일련의 활동

3) 결과
① 환자의 건강 상태에 미친 치료의 효과
② 환자의 만족도, 환자의 지식 향상도 : 죽음(Death), 질병(Disease), 불편함(Discomfort), 장애(Disability), 불만족(Dissatisfaction)

다. QI 활동의 단계적 접근 방법

질 관리는 크게 질의 문제를 평가하고, 파악된 문제를 개선하는 두 부분으로 이루어진다.

'파악된 문제'란 현재 사용 가능한 자원을 가지고 가장 적절하게 얻을 수 있는 결과와 실제로 얻게 되는 결과 간의 차이를 말한다. 질 관리의 목표는 이러한 차이를 줄이는 것에 있다.

학습 목표

1. QA 활동 영역에 대해 이해하고 이를 설명할 수 있다.

2. QI 활동의 단계적 접근 과정을 이해하고 이를 설명할 수 있다.

1. QA 활동 영역

1) QA의 개념

QA, 즉 품질 보증(Quality Assurance)이란 품질 평가(Quality Assessment) 와 품질 향상(Quality Improvement)을 합한 개념이라고 볼 수 있다. 여기서 QA(Quality Assurance, 품질 보증)는 진료의 질을 체계적으로 평가하는 것

을 의미하고, 품질 향상(Quality Improvement)은 평가를 한 뒤 나타난 문제점을 수정하는 것을 의미한다.

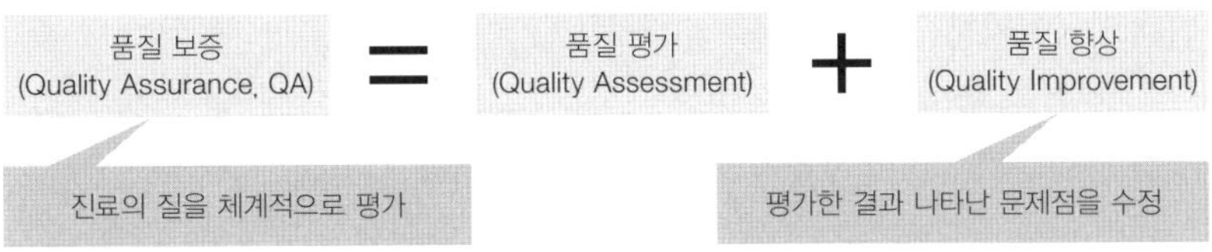

2) QI 활동의 필요성

QI 활동이 필요한 이유는 현재 상태에서 바람직한 상태의 차이를 파악하기 위함이다. 즉, 문제를 인식하고 개선의 기회를 갖는 것이다.

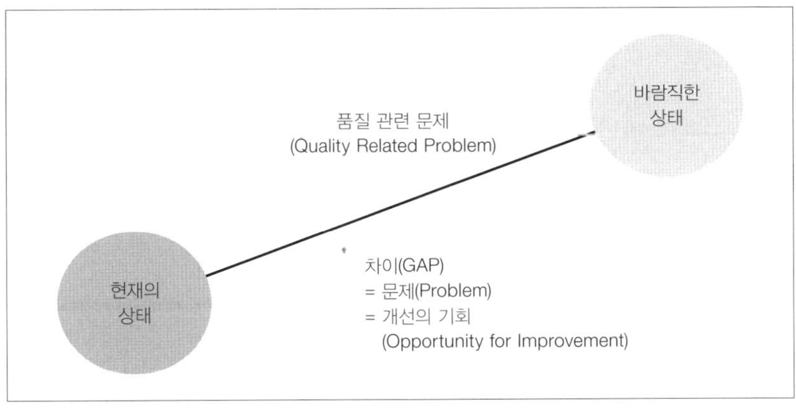

3) 낮은 질로 인해 발생하는 비용(Cost of Poor Quality, COPQ)

① 수준 이하의 의료 비용

② 재작업과 낭비(Rework and Waste)

③ 전체 비용의 20~30% : 방사선 재촬영, 읽을 수 없는 처방전, 검사/ 수술 취소, 잘못된 병동 설계

④ 품질 비용(COPQ)의 확대

4) QA 활동 영역

QA 활동 영역은 크게 임상 질 지표, 진료 길라잡이, 환자안전, 고객 만족의 4가지를 들 수 있다.

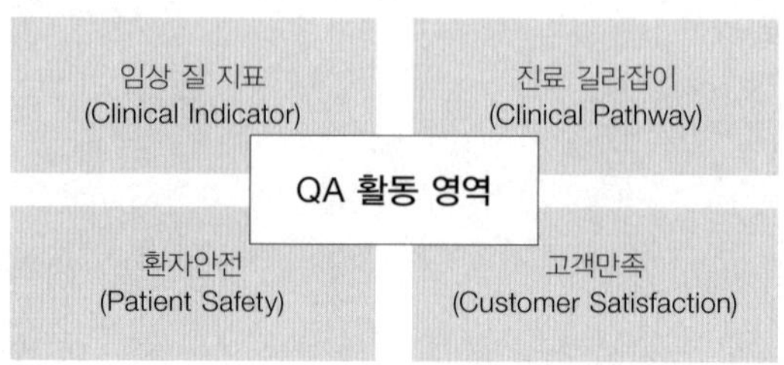

5) CQI의 개념

① 모든 사람의 모든 일

② 선택이 아닌 필수

③ 부족하고 모자란 가운데 실행하는 것

④ 지속적으로 노력하고 개선하는 일 → 작은 생각을 실천으로

6) 병원에서의 QI 활동

병원에서의 QI 활동에는 질 평가 사업, 질 지표 관리, QI 관련 행사, QI 교육, 업무 프로세스 개선, 고객 만족도 향상 활동 등이 있다.

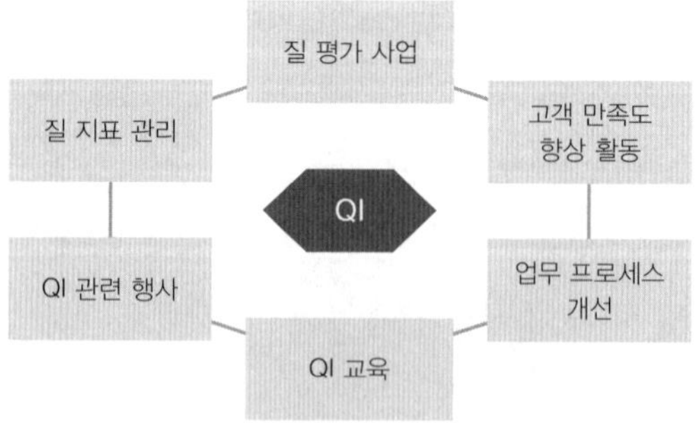

7) 지금 당장 병원에서 시행해볼 만한 질 향상 활동

　① 관심 갖기 : 의료 서비스의 질적 수준에 문제가 없는지의 여부

　② 지표 조사 : 예약 대기, 진료 대기 시간, 예약 부도율, 재이용률, 재검사율, 민원 통계

　③ 서비스 만족도 : 수진자(진찰을 받은 사람), 의료진, 직원

　④ 서비스 환경의 편의성 : 청결/쾌적성

　⑤ 안전 관리 : 사건, 사고

〈함께하면 좋은 활동들〉
- 해볼 만한 활동에 대한 선택과 집중
- 함께 잘하기 위한 지속적인 교육과 훈련 : QI 기술, 최신 동향 배우기
- 학습한 내용 공유 : 사례 발표회 참석

8) 임상에서의 개선 활동 단계

임상에서의 개선 활동 단계는 다음과 같다. 우선, 주제를 선정하고 팀을 구성한 후 주제를 선정하고 목표를 설정한다. 문제를 분석한 뒤에는 조사를 하고 현황을 파악한다. 그다음, 조사 결과를 분석하여 표준을 설정한 후 질 향상 계획을 수립하여 실천한다. 마지막으로 결과에 대해 평가하고 지속적으로 관리를 하는 순으로 진행한다.

주제 선정

팀 구성(팀장, 간사, 팀원)

주제 선정 및 목표 설정

문제 분석

조사와 현황 파악

조사 결과 분석

표준 설정

질 향상 계획 수립

실천

결과 평가 및 지속 관리

임상에서의 개선 활동 단계

9) 질 향상 단계와 관련 기법

도구	문제 발견	문제 정의	팀 구성	문제 분석	해결 방법 선택	해결 방법 수행
브레인스토밍						
흐름도						
원인 결과도						
산점도						
히스토그램						
런 차트						
파레토 차트						
벤치마킹						
바 앤드 파이 차트 (Bar and Pie)						

2. QI 활동의 단계적 접근

1) 단계적 질 향상 방법

2) 질 관리 과정

질 관리 과정에서는 질의 문제를 평가하고, 파악된 문제를 개선한다. 이때, 현재 사용 가능한 자원을 가장 적절하게 얻을 수 있는 결과와 실제로 얻게 된 결과 간의 차이, 즉 이러한 차이를 줄이는 것이 질 관리의 목표라 할 수 있다.

3) QA 사이클(QA Cycle)

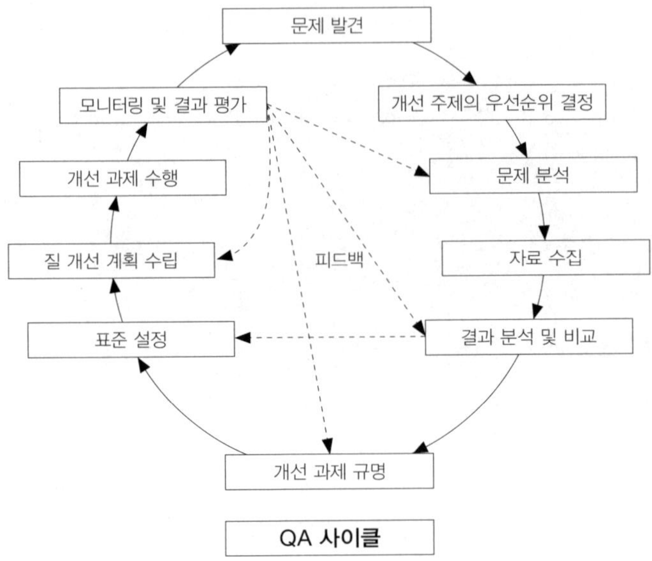

출처 : 질 향상 활동 지침서, 한국QI간호사회

4) FOCUS PDCA(미국병원협회)

FIND	개선이 필요한 과정 발견
ORGANIZE	과정을 파악하는 팀 구성
CLARIFY	과정에 대한 현재의 지식을 명확히 하는 것
UNDERSTAND	과정 변화가 필요한 이유 이해
SELECT	과정의 개선사항을 선택하는 것
PLANNING	과정 향상을 위한 자료 수집
DO	개선, 자료 수집, 자료 분석 실행
CHECK	실행을 통한 개선 과정의 자료 점검
ACT	변화를 채택해서 적용, 개선 유지

5) FOCUS PDCA의 단계적 접근

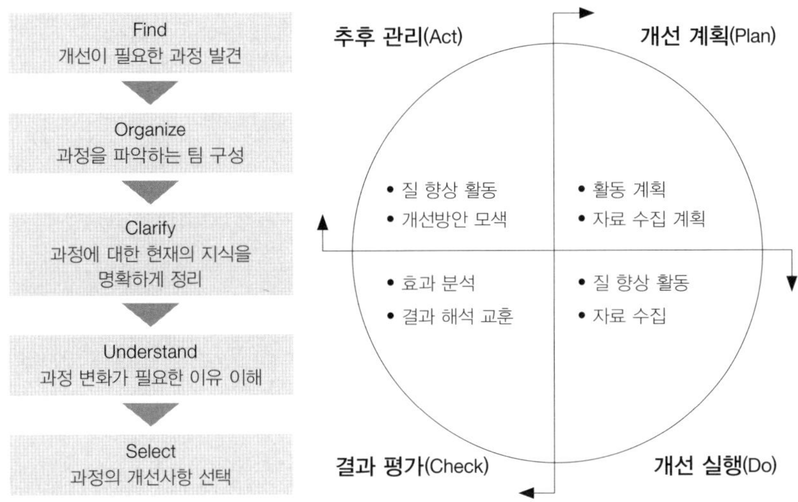

(1) 문제 발견(Find)

① 문제를 발견하는 것은 개선의 기회를 찾는 것이다. 조직에서의 우
선순위를 고려하여 문제를 파악하고, 필요한 개선사항이나 개요를
하나 또는 두 개의 문장으로 요약 정리한다.

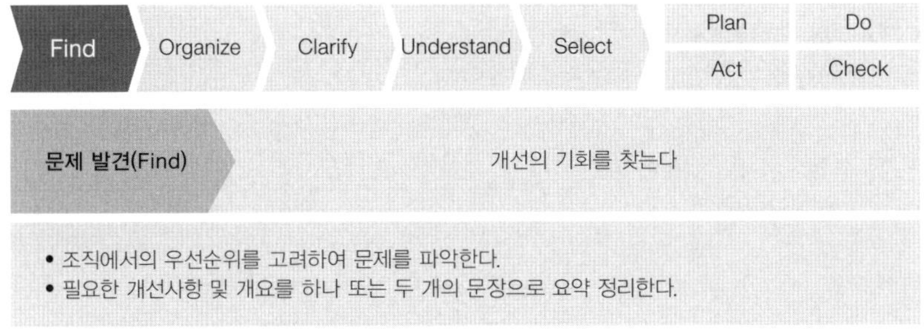

② 개선 주제를 선정할 때는 환자 결과와 재정에 영향을 미치는 요소,
고객 만족에 영향을 미치는 요소, 기타 다른 기준을 고려한다. 이
에 대해 각 항목별로 우선순위 정보를 선정하는데, 1~4점 척도로

합산한 값을 산출하여 선정한다.

환자 결과에 미치는 영향	재정에 미치는 영향
의료의 질 향상 의료의 신속성이 효율적으로 향상 환자 재원일 감소	수익의 증가 서비스 비용의 감소 자원 이용의 감소
고객 만족에 미치는 영향	기타 다른 기준
환자 가족의 만족 직원 만족 의사 만족	6개월 이내에 완성되는 주제 장기적 수익(편익) 병원 평가의 직접적인 일치

* 각 항목별 우선순위 정보에 대해 1~4점 척도로 합산한 값을 산출하여 선정

③ 문제의 발견, 즉 주제를 선정할 때는 다빈도, 고위험, 고비용, 문제 발생 가능성이 높은 것, 활동 효과가 큰 것, 활동 목표에 대한 논란이 적고 의견 일치를 보기 쉬운 것, 성공 가능성이 높은 것, 관련 데이터를 구하기 쉬운 것, 너무 오랜 기간이 소요되지 않는 것, 각종 평가 항목에 관련된 내용 등을 고려하도록 한다.

〈문제 발견(주제 선정)〉

- 다빈도, 고위험, 고비용, 문제 발생 가능성이 높은 것
- 활동 효과가 큰 것
- 활동 목표에 대한 논란이 적고 의견 일치를 보기 쉬운 것
- 성공 가능성이 높은 것
- 관련 데이터를 구하기 쉬운 것
- 너무 오랜 기간이 소요되지 않는 것
- 각종 평가 항목과 관련된 내용
  - 응급 환자의 입원 대기
  - 외래 환자의 대기 불만
  - 퇴원 예고제 등

---

④ 선정할 만한 주제에 대한 예시는 다음과 같다. 입원 재원의 적절성, 수술 전 재원 기간의 적절성, 응급실 진료에 대한 시의적절성, 의무기록 작성의 적절성, 병원 평가의 인지도와 참여, 외래 방문 환자의 만족도 등이 있다.

〈주제 예시〉

- 입원 재원의 적절성
- 수술 전 재원 기간의 적절성
- 응급실 진료에 대한 시의적절성
- 의무기록 작성의 적절성
- 병원 평가의 인지도와 참여
- 외래 방문 환자의 만족도

(2) 팀 구성(Organize)

① 팀 구성은 업무 과정을 파악하는 팀을 조직하는 것이다. 팀에게 권한을 부여하고 역할과 책임을 확인하며, 팀의 리더 및 책임자를 설정한다.

| Find | Organize | Clarify | Understand | Select | Plan | Do |
| | | | | | Act | Check |

| 팀 구성(Organize) | 업무 과정을 파악하는 팀 조직 |

- 팀에 권한을 부여하고, 역할과 책임을 확인한다.
- 팀의 리더 및 책임자를 설정한다.

② 팀을 구성할 때는 세 가지 영역의 전문가를 한 명 이상 포함해야 한다. 이때, 팀장은 팀의 리더이며, 컨설턴트는 전문 지식이 있거나 자료 분석을 전문으로 하는 실무 담당 팀원이 수행한다. 팀은 인원을 5~6명으로 하되, 권한 위임과 운영 시 자율성을 보장한다. 또한 객관적인 자료를 통한 다양한 의견 제시와 개발을 존중하도록 한다.

〈팀 구성〉

- 세 가지 영역의 전문가를 한 명 이상 포함한다.
  - 팀장 : 팀 리더
  - 컨설턴트 : 전문 지식을 가진 자료 분석 전문가
  - 팀원(실무 담당)
- 팀을 구성한다.
  - 5~6명
  - 권한 위임, 운영 시 자율성 보장
  - 객관적인 자료를 통한 다양한 의견 제시와 개발 존중
- 팀 회의를 통해 의사결정을 하고 갈등을 해소한다.

(3) 현황 파악(Clarify)

질 향상 대상을 파악하고 변이나 질적 문제를 확인·분석하는 단계이다. 문제를 명확히 하고 육하원칙에 따라 누가 관여되어 있는지, 어디에서 문제가 발생하고 있는지, 언제 발생되었는지, 왜 발생되었는지, 문제가 발생해 어떤 일이 생겼는지 등을 파악할 수 있게 한다. 또한 문제 발생 과정을 이해하는 차원에서 업무 과정에 대한 이해와 동의, 분석이 필요하다.

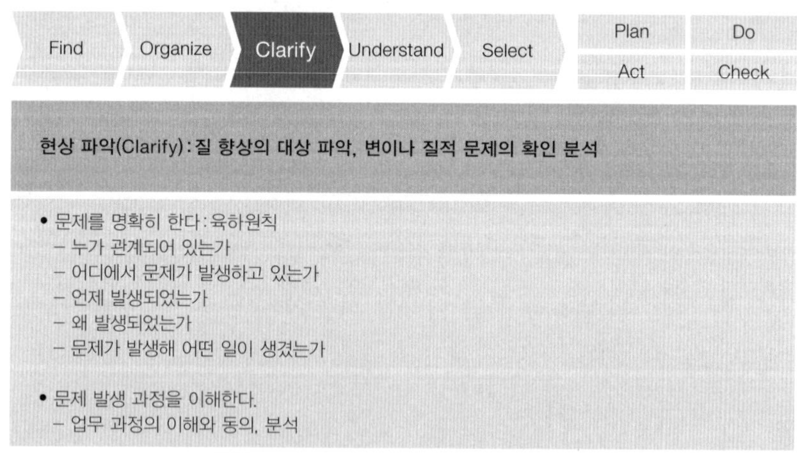

(4) 원인 분석(Understand)

조사 현황 파악과 수행 및 결과 분석이 이루어지는 단계이다. 조사 현황 파악은 조사 계획을 세우고 방법을 결정한 후, 조사 대상을 선정한다. 그다음 도구를 준비하여 조사를 수행한 후 결과를 분석하는 순으로 진행한다. 조사 수행 및 결과 분석은 자료를 수집하여 결과를 입력하고 통계를 낸 뒤 자료를 제시한다. 이때 QI 도구를 이용해 이해하기 쉬운 방법을 선택한다.

| Find | Organize | Clarify | **Understand** | Select | Plan | Do |
| | | | | | Act | Check |

원인 분석(Understand) : 과정 변화가 필요한 이유 이해	
조사 현황 파악	**조사 수행 및 결과 분석**
• 조사 계획 • 조사 방법 결정 : 기록 조사, 설문지 조사, 면접, 우편, 전화 조사 등 • 조사 대상 선정 : 표본 설계(단순 무작위, 층화, 집락 추출 등) • 조사 도구 준비 • 수행 • 결과 분석 : 코딩, 자료 정리, 요약 및 제시	• 자료 수집 • 결과 입력 : MS-Access • 통계 입력 : SPSS 이용 • 자료 제시 • QI 도구를 통해 이해하기 쉬운 방법 선택

(5) 개선사항 선택(Select)

파악된 문제점을 개선하기 위한 방안을 도출한다. 어떤 업무를 어떻게 할 것인지 생각하고, 방안을 선택할 때는 실행하기 쉽고 문제 개선에 효과적으로 기여할 수 있는 방안을 찾도록 한다. 승인이 필요하거나 많은 동의가 필요한 방법은 가급적 피하도록 한다.

Find	Organize	Clarify	Understand	**Select**	Plan	Do
					Act	Check

개선사항 선택(Select): 파악된 문제점 개선을 위한 방안 도출

방안 구상	방안 선택	피해야 할 방법
• 어떤 업무를 • 어떻게 할 것인가	• 실행이 용이한 것 • 문제 개선에 효과적으로 기여 할 수 있는 것	• 승인이 필요한 것 • 많은 동의가 필요한 것

(6) 개선 계획(Plan)

개선 계획은 질 향상 계획을 세우는 단계이다. 관리 항목과 측정 단위를 설정하고 표준 설정을 한다. 계획은 구체적으로 짜고 가능한 숫자로 표기하도록 한다. 예를 들어, 30일 이내 재입원율을 30% 이내로 줄인다거나 6개월 이내에 초진 환자 예약률을 90% 이상 끌어올린다는 등 정량적인 표현이 필요하다.

Find	Organize	Clarify	Understand	Select	**Plan**	Do
					Act	Check

Plan: 질 향상 개선 계획 세우기

- 관리 항목을 설정한다.
- 측정 단위를 설정한다.
- 표준을 설정한다.
- 구체적으로 짠다.
- 가능한 숫자로 표현한다(If not , 증가 또는 감소 등으로).
  - 30일 이내에 재입원율을 30% 이내로 줄인다.
  - 6개월 이내에 초진 환자 예약률을 80% 이상 올린다.

목표 설정 시 유의사항　　　'숫자로 말하자'

- 기관 수준의 목표에 부합해야 한다.
- 측정과 평가가 가능해야 한다.
- 시간 계획을 포함해야 한다.
- 현실성, 실현 가능성을 포함해야 한다.
- 구체적이어야 한다.

(7) 개선 실행(Do)

실행의 단계로, 질 향상 활동과 활동 효과를 분석하고, 시간에 따른 자료를 제시한다. 유용성을 고려하며, 효율적으로 자료를 수집한다. 측정을 매일 해야 하는 업무로 정하고, 계량적·질적 자료를 모두 고려한다.

Find	Organize	Clarify	Understand	Select	Plan	**Do**
					Act	Check

Do : 개선 실행하기

- 질 향상 활동과 활동 효과를 분석한다.
- 시간에 따른 자료를 제시한다(시계열적 고찰).
- 유용성을 고려한다(Not Perfection).
- 효율적으로 자료를 수집한다(표본 활용).
- 측정을 매일하는 업무로 정한다(조사표의 간단화).
- 계량적·질적 자료 모두를 고려한다.

변화 관리에 대한 일반적인 접근	변화 관리에 대한 구체적인 접근
• 강의, 워크숍, 소그룹 토의 • 가이드라인 형태의 근거 제시	• 현실적인 목표와 타임테이블 작성 • 예비 사업 수행 • 중간 점검을 통해 변화 진행을 위한 수정 실시 • 관리자/조정자의 역할 수립 • 가이드라인 평가와 수행 결과 평가 계획 수립

(8) 결과 평가(Check)

결과 평가 단계는 검토를 하는 단계로, 수집된 자료 분석과 결과 해석, 예상 결과와 실제 결과의 비교를 진행한다.

Find	Organize	Clarify	Understand	Select	Plan	Do
					Act	**Check**

Check : 실행을 통한 개선 과정 검토하기

- 수집된 자료를 분석하고 결과를 해석한다.
- 예상했던 결과와 실제 결과를 비교한다.

(9) 추후 관리(Act)

행동 단계로, CQI 활동을 조정하고 보완사항을 결정한다. 또한 보완
된 CQI에 대한 PDCA 계획 수립을 진행한다.

| Find | Organize | Clarify | Understand | Select | Plan | Do |
| | | | | | Act | Check |

Act : 변화를 선택해 행동하기

- CQI 활동을 조정하고 보완사항을 결정한다.
- 보완된 CQI에 대한 PDCA 계획을 수립한다.

전사적 품질 관리(Total Quality Management, TQM)의 기본 개념

A. 전사적 품질 관리(TQM)의 기본 개념

TQM은 지속적인 질 향상을 계획하고 수행할 때 전체 구성원의 참여를 유도하기 위한 구조화되고 체계적인 과정이다. 조직의 장기적인 성공을 목표로 하여, 이 목표를 이루기 위한 수단이라고 볼 수 있다.

TQM의 기본 개념은 과정 측면의 질에 의해 결과 측면의 질이 결정되기 때문에 과정을 개선해야 결과가 개선된다고 생각하는 것이다. 고정된 목표를 달성하는 것이 아니라 지속적인 향상에 초점을 둔다. 따라서 끝없는 노력이 요구된다.

TQM의 또 다른 임상 요소는 조직 구성원들에게 긍정적인 피드백을 제공하는 것이다. 피드백을 통해 질과 생산성을 지지하는 행동과 태도를 재강화한 조직 구성원에게 권한을 부여한다. 이때는 조직 구성원들이 자신의 업무를 더 깊게 이해하고 자신들이 가치 있다는 것을 믿는 상태여야 한다. 또한 창의성과 위험 부담을 통해 생산품과 서비스 질을 향상시키도록 격려 받고 있다고 느끼는 것을 전제로 한다.

TQM은 조직 구성원들에게 지식과 책임감을 갖게 하고, 임무를 수행할 수 있도록 자신감을 불어넣는다. 또한 조직 구성원을 위한 모든 수준의 훈련과 교육을 제공한다.

B. TQM의 원칙[데밍(Deming), 1986]

　ⓐ 서비스 개선을 위한 목표의 일관성을 유지한다.

　ⓑ 지속적인 질 향상을 위한 철학을 받아들인다.

　ⓒ 결과를 감독하는 데에만 의존하지 않고, 과정의 개선에 초점을 둔다.

　ⓓ 매출 극대화를 지향하는 보상 방식 대신 조직을 통합시켜 전체 비용을 최소화하는 방식을 선택한다.

　ⓔ 기획, 생산, 서비스의 모든 과정을 지속적으로 개선한다.

　ⓕ 직무 훈련과 재교육을 실시한다.

　ⓖ 조직 내 리더십을 개발한다.

　ⓗ 조직 구성원들이 과정에 능동적으로 참여하도록 격려하고 두려움을 없애 준다.

　ⓘ 부서 간 장벽을 없애고, 협력을 하도록 북돋아 준다.

　ⓙ 직원을 대상으로 하는 표어, 권고, 목표를 없앤다.

　ⓚ 양보다 질에 초점을 둔다. 업무 할당 제도가 있다면 없애도록 한다.

　ⓛ 개인의 성과보다 팀워크를 중시한다. 연간 달성 목표나 평가 시스템이 있다면 없앤다.

　ⓜ 개인적 발전을 최대화하기 위해 교육과 훈련을 실시한다.

ⓝ 모든 조직 구성원들이 TQM을 수행하도록 책임감을 심어 준다.

Q2. 낮은 질로 인해 발생하는 비용(Cost of Poor Quality, COPQ)은 무엇일까요?

* 위 질문에 대한 의견을 적어보세요.

＊ S u m m a r y

1. QA 활동 영역
① 임상 질 지표(Clinical Indicator)

② 진료 길라잡이(Clinical Pathway)

③ 환자안전(Patient Safety)

④ 고객 만족(Customer Satisfaction)

2. QI 활동의 단계적 접근
① 초점(Focus)

② 문제 발견(Find) : 개선이 필요한 과정 발견

③ 팀 구성(Organize) : 과정을 파악하는 팀 조직

④ 현황 파악(Clarify) : 과정에 대한 현재 지식을 명확히 하는 것

⑤ 원인 분석(Understand) : 과정의 변화가 필요한 이유 이해

⑥ 개선사항 선택(Select) : 과정 개선사항을 선택

3. PDCA 사이클(PDCA Cycle)

　① 개선 계획(Plan) : 과정 향상을 위한 자료 수집

　② 개선 실행(Do) : 개선, 자료 수집, 자료 분석 실행

　③ 결과 평가(Check) : 실행을 통해 개선 과정의 자료 점검

　④ 추후 관리(Act) : 변화를 채택해 적용, 개선 유지

라. QI 툴(QI Tools)

질 향상 활동을 성공적으로 수행하기 위해서는 진행 단계에 맞춰 적합한 분석 도구를 사용해야 한다. QI 활동은 단계별로 사용할 수 있는 과학적 QI 도구인 QI 툴(QI Tool)을 활용한다.

학습 목표

1. QI 툴(QI Tool)의 개요를 이해하고 이에 대해 설명할 수 있다.

2. QI 툴(QI Tool)의 종류 및 적용 방법에 대해 이해하고 설명할 수 있다.

3. 지표 제시 방법에 대해 이해하고 실무에 적용할 수 있다.

1. QI 툴(QI Tool)의 개요

1) QI의 기본 원리 : '문제란 곧 답이다!!!!'

　① 문제란 답을 감싸고 있는 껍질이다.

　② 문제 해결이란 답을 찾기 위해 껍질을 벗기는 과정이다.

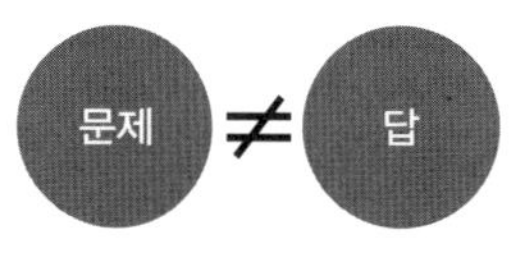

문제 해결의 나쁜 사고

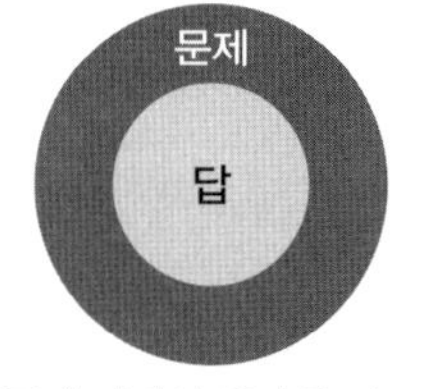

문제 해결의 올바른 사고

③ QI의 기본 원칙

- 강력한 고객 중심의 시각

- 모든 과정의 지속적인 향상

- 모든 구성원의 참여

- 과학적인 방법 사용, 자료와 팀 지식을 동원한 의사결정

2) CQI 개념

고객의 욕구를 충족시키기 위한 의료 서비스를 만들어 내기 위해 수행한다. 전 직원의 적극적인 참여 속에 과학적인 방법을 이용하여 지속적으로 업무 과정을 개선해 나가는 과정이다.

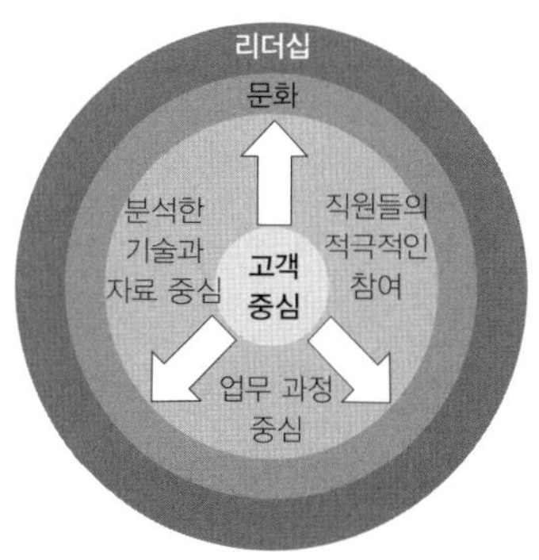

고객에게 초점
과정에 대한 지속적인 개선 추구
조직원의 참여와 창의성 추구
조직 구조, 문화와 환경 변화 추구
질 중심의 변화를 추구하는 리더십

3) CQI 효과

고객 만족의 극대화
질(Quality)의 향상
병원 조직의 혁신과 변화의 기초
비용 절감을 통한 효율의 극대화

4) QI 툴(QI Tool)이란?

질 향상 활동을 성공적으로 수행하기 위해 진행 단계에 맞춰 사용하는 과학적 문제 분석 도구이다.

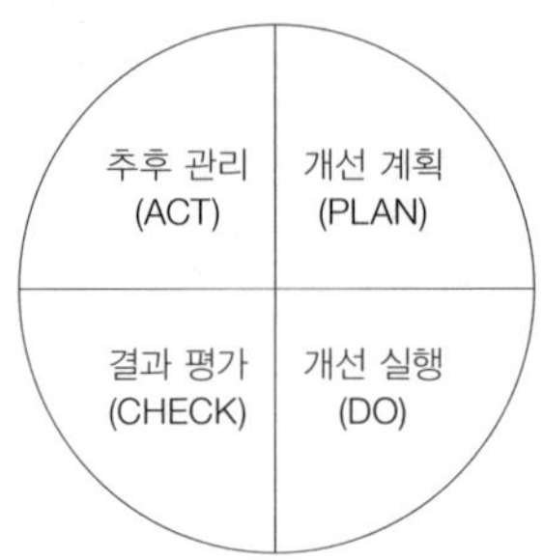

5) 단계적 질 향상 방법

(1) FOCUS−PDCA(Hospital Corporation of America, 1989)

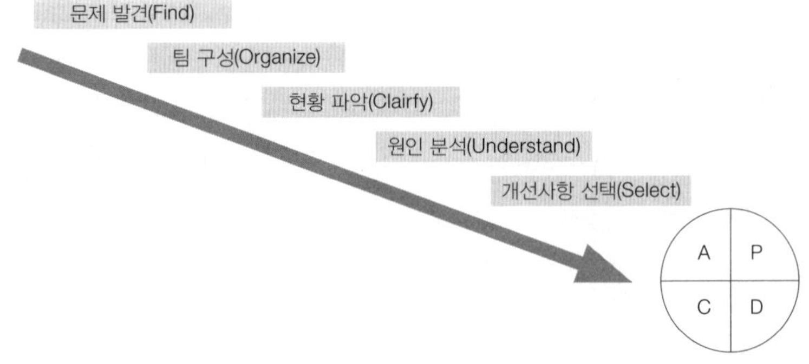

(2) P–D–C–A 사이클(슈하트, Shewhart)

① 개념:목표를 설정하고 계획을 수립해 실행하고, 이를 평가 관리하여 목표를 효과적으로 달성하는 단계적 접근법이다.

② 관련 그림

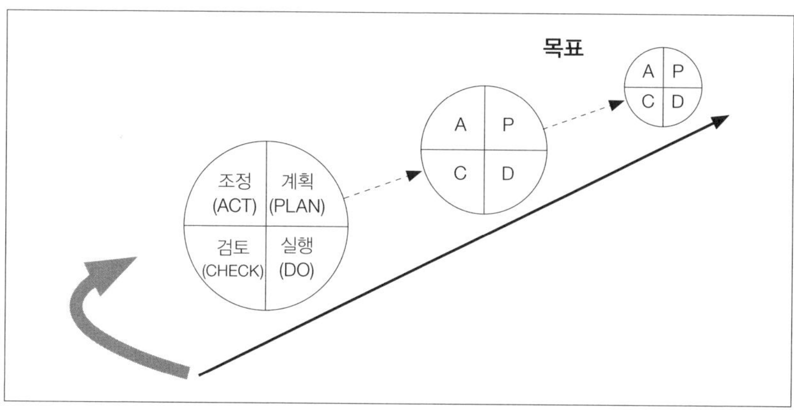

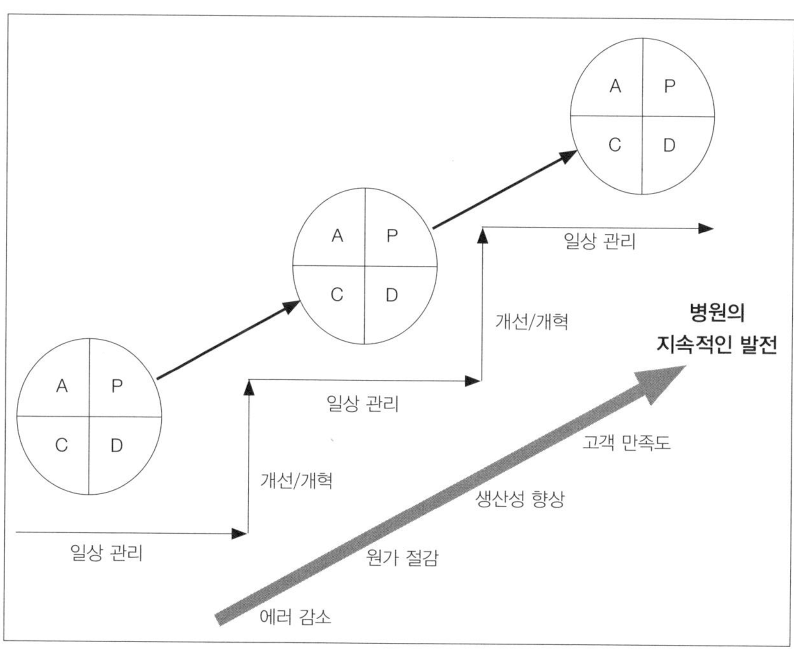

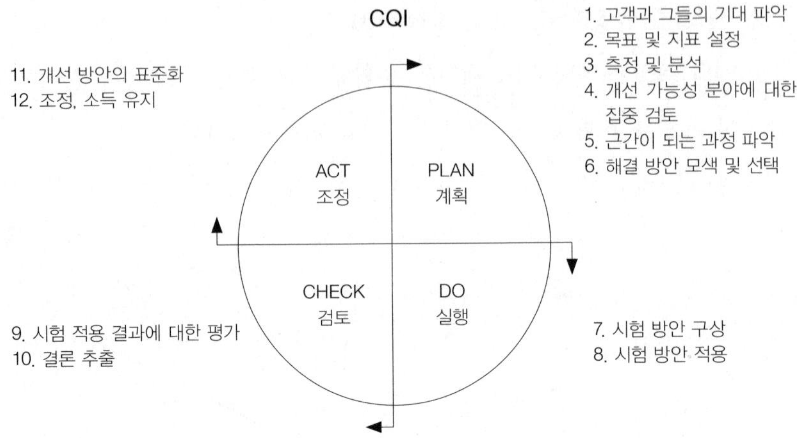

6) 활동 단계적 QI 툴(QI Tool)의 종류

QI 활동 단계	도구
목표 설정 주제 선정 문제 분석 개선방안 마련 실행	• 브레인스토밍(Brainstorming) • 친화도(Affinity Chart) • 명목 집단 기법(Nominal Group Technique) • 인과 관계도(Fish Bone Diagram/Cause&Effect Diagram) • 흐름도(Flow Chart) • 관리도(Control Chart) • 요인 역학 분석(Force Field Analysis) • 간트 차트(Gantt Chart) • 4블록 매트릭스(4-Block Matrix)
조사 및 현황 파악 결과 평가	• 프로세스 맵(Process Map) • 다양한 그래프와 차트 　– 관리도(Control Chart), 파레토 차트(Pareto Chart), 런 차트(Run chart), 히스토그램(Histogram), 파이 차트(Pie Chart)

2. QI 툴(QI Tool)의 종류 및 적용 방법

아이디어 창출과 문제 확인 도구	수행 및 문제 분석 도구
• 브레인스토밍(Brainstorming) • 흐름도(Flow Chart) • 인과 관계도(Cause and Effect Diagram) • 간트 차트(Gantt Chart) • 벤치마킹	• 체크 시트(Check Sheet) • 파레토 차트(Pareto Chart) • 히스토그램(Histogram) • 관리도(Control Chart) • 런 차트(Run Chart) • 산포도(Scatter Diagram) • 원 차트

질 향상 단계와 관련 기법

1) 브레인스토밍(Brainstorming)

(1) 개념

자유로운 토론을 통해 독창적인 아이디어를 이끌어 내는 집단 사고 개발법이다. 아이디어 생산 도구라고 볼 수 있다.

(2) 규칙

① 진행 중에는 토의, 칭찬, 비판을 하지 않는다.

② 모든 아이디어를 받아들인다.

③ 다른 사람의 의견을 확장, 강화하고 생산적인 생각을 격려한다.

④ 아이디어의 질보다 양이 중요하다.

⑤ 모든 사람이 동등한 입장이다.

(3) 방법

① 인원은 5~8명이 적당하며 리더와 서기를 뽑는다.

② 돌아가면서 자유롭게 자신의 아이디어를 말한다.

③ 아이디어를 하나하나 검토하면서 비슷한 아이디어는 합친다.

④ 최종적으로 정리된 아이디어에 대해 투표, 명목 집단 기법, 기타

자료 수집 등의 방법을 사용해 우선순위를 정한다.

2) 친화도(Affinity Chart)

(1) 개념

많은 양의 데이터나 아이디어를 유사성에 따라 묶는 방법이다. 브레인
스토밍 후 아이디어를 정리할 때 사용한다.

(2) 방법

① 각자의 아이디어를 카드나 포스트잇에 기록한다.

② 카드를 무작위로 펼쳐 한눈에 볼 수 있도록 한다.

③ 서로 관련이 있는 아이디어를 찾아 하나로 묶는다.

3) 명목 집단 기법(Nominal Group Technique)

(1) 개념

브레인스토밍 후 아이디어의 우선순위를 정할 때 사용한다.

(2) 방법

① 각자 가장 중요하다고 생각하는 아이디어를 5개씩 뽑는다.

② 뽑은 아이디어 중 가장 중요하다고 생각하는 아이디어부터 점수를
   매긴다. 점수는 5점부터 1점까지 부여한다.

③ 각 아이디어별로 점수를 합산하여 정리한다.

4) 다중 투표(Multivoting)

(1) 개념

다양한 의견을 몇 가지로 간추리기 위한 팀 단위의 구조화된 투표 방식이다.

(2) 방법

① 아이디어 목록을 정리한다.

② 비슷한 의견은 모든 사람이 동의하는 그룹으로 묶는다.

③ 각각의 항목에 번호를 매긴다.

④ 각자 항목의 1/3을 선정한다.

⑤ 투표를 시행한다.

⑥ 득표수가 적은 항목은 목록에서 제외한다.

⑦ 좀 더 정리가 필요하다면 남아 있는 항목에 대해 다중 투표를 반복한다.

5) 인과 관계도(Fish Bone Diagram)

(1) 개념

특정한 결과가 나올 수 있게 하는 원인들을 찾아내, 이를 체계적·계통적으로 정리한 그림이다. 다른 용어로 'Cause&Effect Diagram'이라고도 한다.

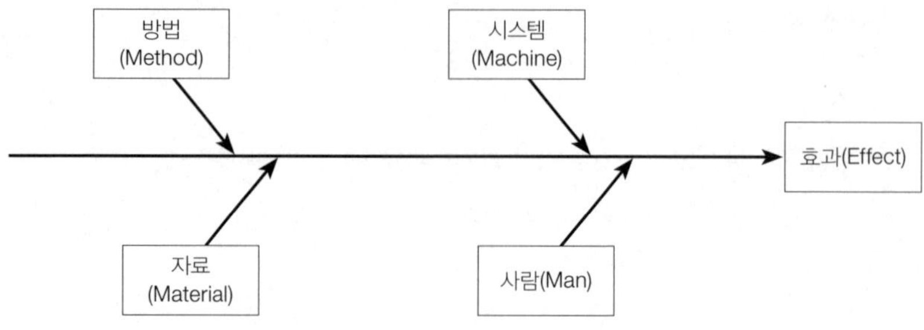

(2) 모형

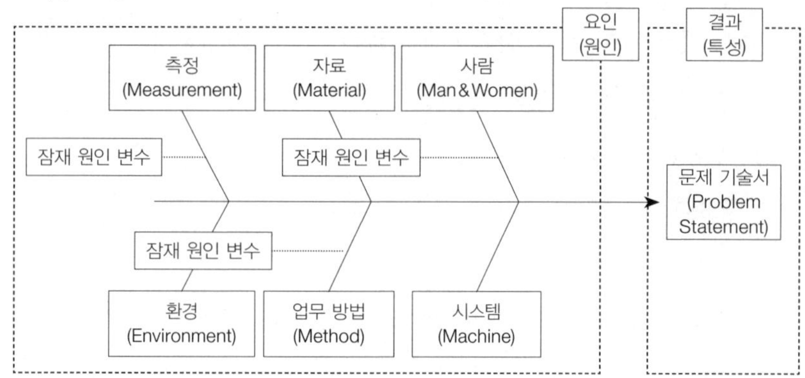

- 4M : 사람(Man), 시스템(Machine), 자료(Material), 업무 방법(Method)

- 4P : 정책(Policy), 절차(Procedure), 사람(People), 시설(Plant)

- 5M 1E : 사람(Man), 시스템(Machine), 자료(Material), 업무 방법
  (Method), 측정(Measurement), 환경(Environment)

(3) 가지치기 방법 : 문제 해결에서 가장 중요한 일은 근원적인 원인을
찾아 조치를 취하는 것이다.

• 작성법

① 문제를 적는다.

② 문제의 원인을 쪽지에 적는다.

③ 각자가 적은 원인을 몇 가지로 분류한 뒤, 나눈 항목에 제목을 적는다.

④ 인과 관계도의 초안을 작성한다.

⑤ 초안을 검토하고 원인을 추가한다.

⑥ 원인의 현상을 파악하고 분석하여 중요도를 부여한다.

(4) 사례

① 첫 번째 사례

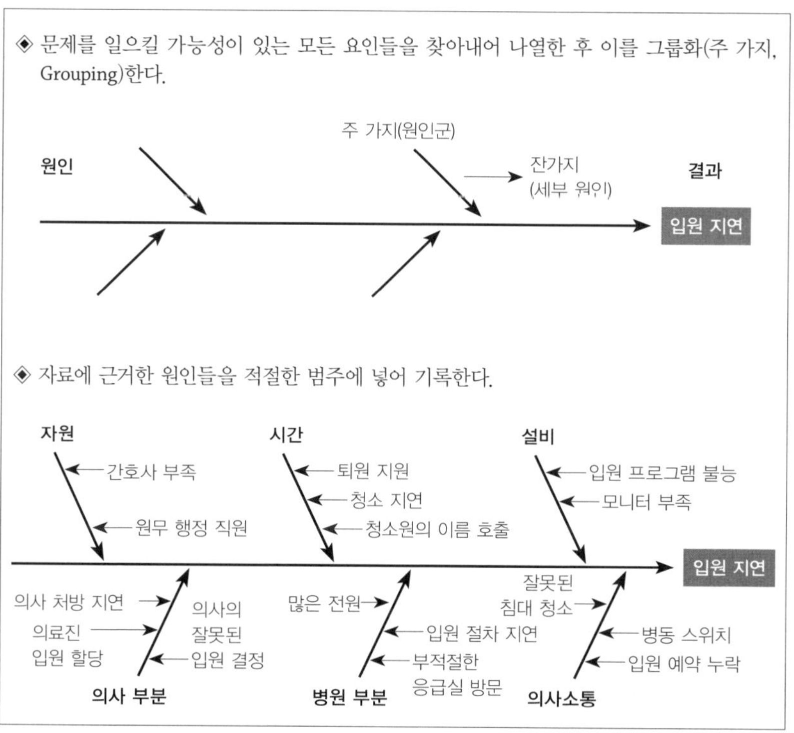

② 두 번째 사례

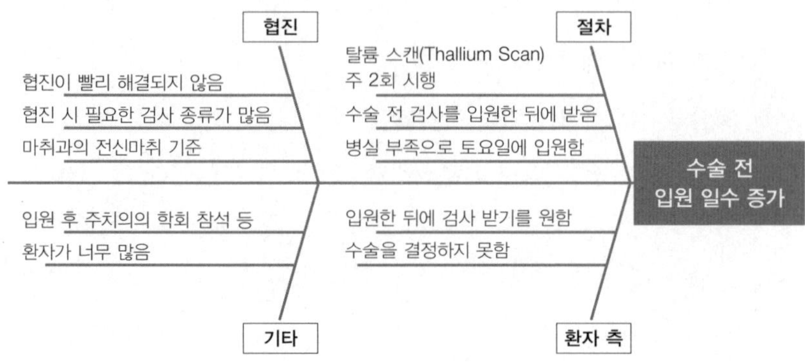

6) 흐름도(Flow Chart)

(1) 개념

프로세스를 구성하는 단계나 활동을 도식으로 나타낸 것이다. 조직 내의 기능에 따라 어떻게 구성되어 있는지, 시간 순서대로 어떻게 움직이는지를 보여 준다. 다른 용어로는 프로세스 맵(Process Map)이라고도 한다.

(2) 용도

① 조직 간의 원활한 의사소통을 가능하게 한다.

② 복잡한 프로세스를 단순하면서도 명확하게 파악할 수 있다.

③ 한 프로세스를 변경했을 때 전체 혹은 다른 프로세스에 미치는 영향을 파악한다.

④ 프로세스 개선이 필요한 곳을 정의한다.

(3) 흐름도를 작성한 후 프로세스 개선 시 고려해야 할 점

① 본 단계는 고객이 요구하는 것인가?

② 고객이 본 단계에 대해 돈을 지불할 의향이 있는가?

③ 이전 단계의 활동이 변경되면 본 단계는 없어질 가능성이 있는가?

④ 본 단계를 제거함으로써 감수해야 하는 위험은 없는가?

⑤ 본 단계를 제거하는 데 필요한 기술을 가지고 있는가?

⑥ 상품이나 서비스에 영향을 주지 않고 본 단계를 제거할 수 있나?

⑦ 본 단계는 외부 규제에 대한 요구사항을 충족시키는가?

⑧ 본 단계의 효율을 높일 수 있는가?

(4) 작성 요령

① 프로세스의 흐름, 의사결정 포인트, 수행해야 하는 활동을 나타내기 위해 기호를 사용한다.

② 준비하는 데 시간이 오래 걸리지만, 개선 활동을 시작하기 전에 프로세스를 이해하는 데 매우 유용하다.

③ 프로세스를 도표화(Mapping)할 때는 프로세스에 가장 익숙하고 업무를 직접 수행하는 사람을 참여시켜야 한다.

④ 단계를 정의할 때는 간단한 단어로 압축하여 표현한다.

(5) 약속된 기호의 사용

① 　　　　　　과정의 시작과 끝을 보여 줄 때

② 　　　　　　질문이나 결정이 요구되는 기점

③ 　　　　　　과정에서 수행해야 할 업무, 활동

④ 　　　　　　흐름도 안에서 무언가 중단됨을 의미

⑥ ⟶　　　과정의 흐름과 방향

(6) 흐름도 예시

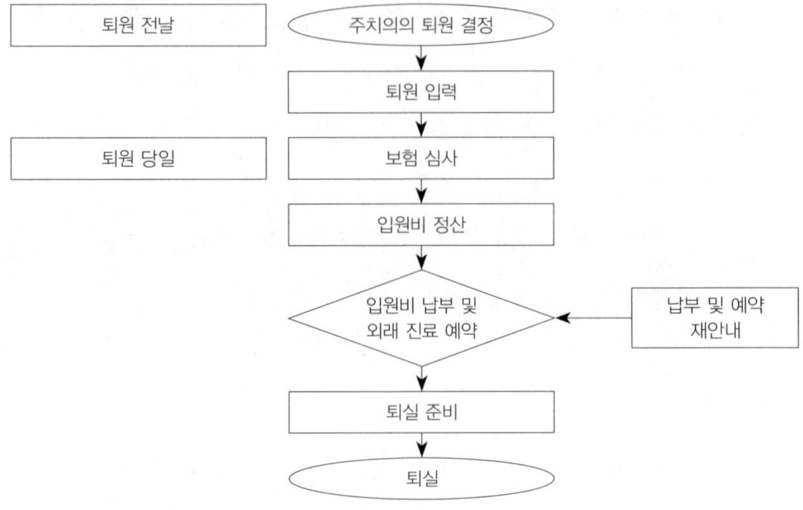

(7) 사례

① 첫 번째 사례

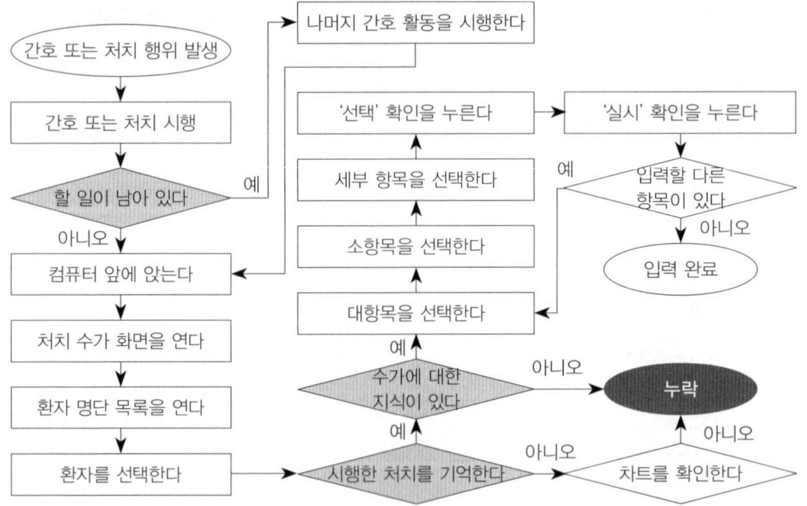

② 두 번째 사례

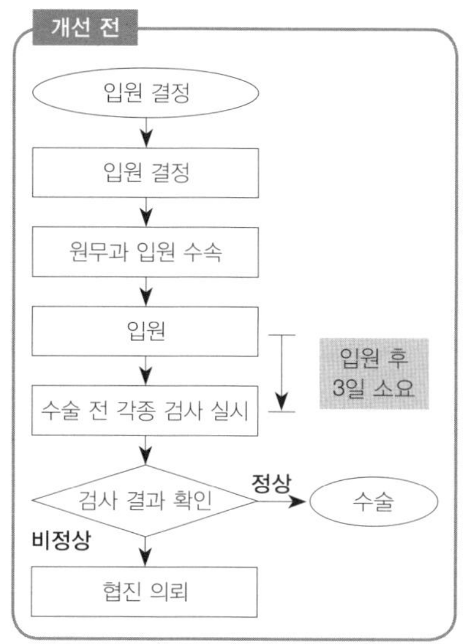

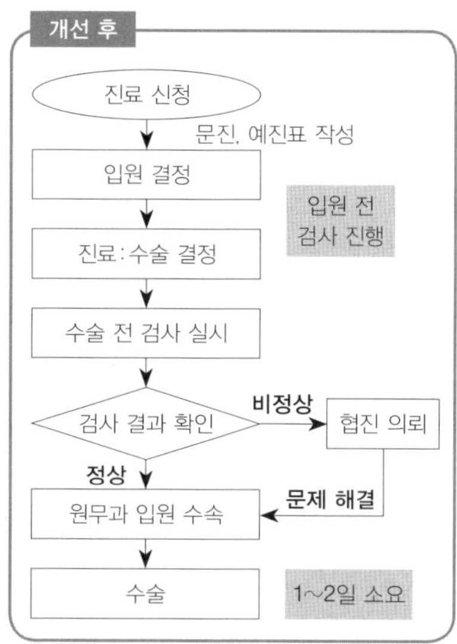

7) 요인 역학 분석(Force Field Analysis)

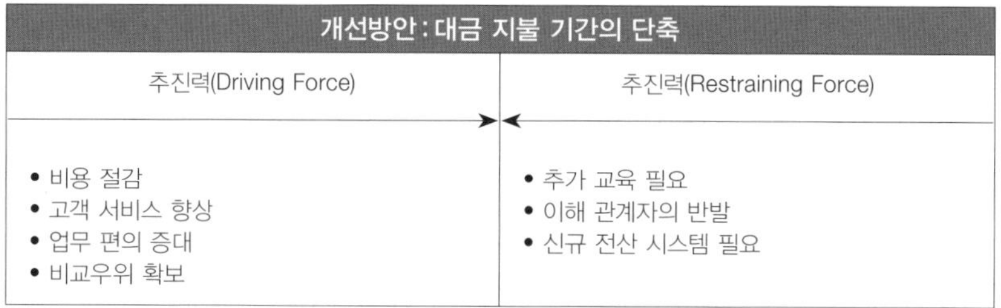

개선방안 : 대금 지불 기간의 단축	
추진력(Driving Force)	추진력(Restraining Force)
• 비용 절감 • 고객 서비스 향상 • 업무 편의 증대 • 비교우위 확보	• 추가 교육 필요 • 이해 관계자의 반발 • 신규 전산 시스템 필요

(1) 개념

프로젝트의 개선방안에 대해 전략적으로 의사결정을 하기 위한 분석 방법이다. 개선방안의 위험성 및 타당성을 평가한다.

8) 4블록 매트릭스(4-Block Matrix)

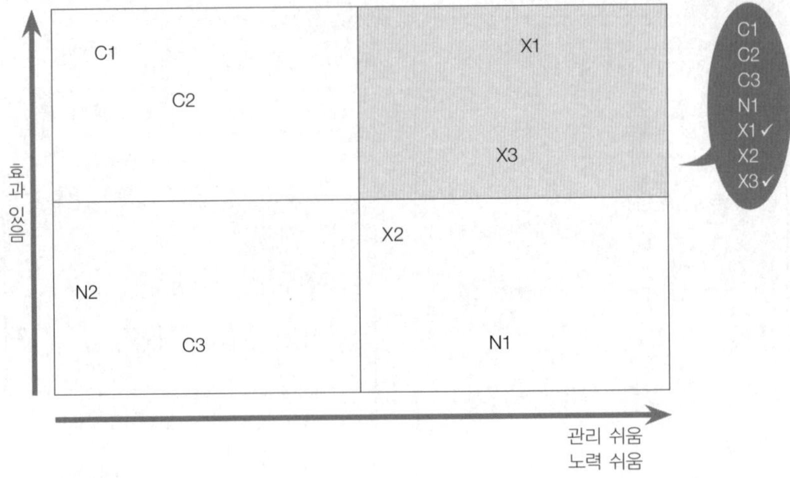

(1) 개념

① 개선방안을 수행하는 데 필요한 노력의 양과 예상되는 효과를 비교한다. 그 결과로 제안된 방안을 평가하여 최적의 개선방안을 도출하는 방법이다.

② 인과 관계도에서 발견된 원인들을 '관리'와 '효과' 측면으로 구분하여 배열한 후 관리가 쉽고 효과가 높은 부분부터 먼저 개선해 나간다.

(2) 사례

① 첫 번째 사례 : 진료 처치 수가의 누락률 감소

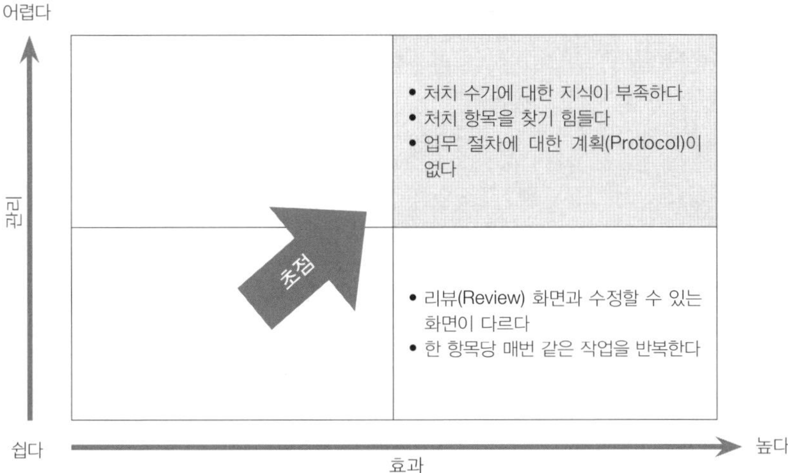

9) 간트 차트(Gantt Chart)

(1) 개념

작업 계획과 실제 작업량을 작업 일정이나 시간에 견주어 평행선으로 표시한 후, 계획과 통제를 동시에 수행할 수 있게 해주는 도표이다.

- 막대 도표(Bar Chart)를 사용한다.

- 활동과 시간에 따라 질 개선 활동을 기획할 때 적용한다.

- 진척도를 추적해 본 뒤 진행이 늦을 것 같아 계획을 재조정할 때 사용한다.

(2) 사례

▨ 활동 계획
▮ 활동 시행

활동 계획	추진 일정								
	2	3	4	5	6	7	8	9	10
목표 설정, 팀구성, 주제 선정	▨▮								
문제 분석, 조사 및 현황 파악		▨	▮						
1차 개선안 계획 수립 및 적용			▨	▮					
1차 평가 및 수정					▨	▮			
2차 개선안 적용							▨▮	▮	
최종 평가									▨▮

(3) 엑셀 간트 차트 만들기

① 작업(Activity), 시작일, 기간, 종료일이 포함된 일정표를 작성한다. 이때 종료일은 시작일과 기간으로부터 계산될 수 있도록 수식으로 기입한다.

② 차트를 '누적 가로 막대형'으로 선택하여 시트 내에 삽입한다.

③ 폰트 및 색깔 등을 조정해 마무리한다.

10) 벤치마킹

(1) 개념

다른 사람이나 조직의 성공 경험을 통해 개선하려고 하는 영역의 개선방안을 배우는 기법이다.

11) 산포도(Scatter Diagram)

(1) 개념

하나의 변수가 다른 변수에 대해 미치는 영향을 파악하기 위해 만든 그림이다. 두 변수에 대해 특성(결과)과 요인(원인)의 관계를 규명하고 이 관계를 시각적으로 표현하고자 할 때 사용한다. 주로 문제 해결을 위한 사전 원인 조사 단계에서 사용한다.

(2) 사례

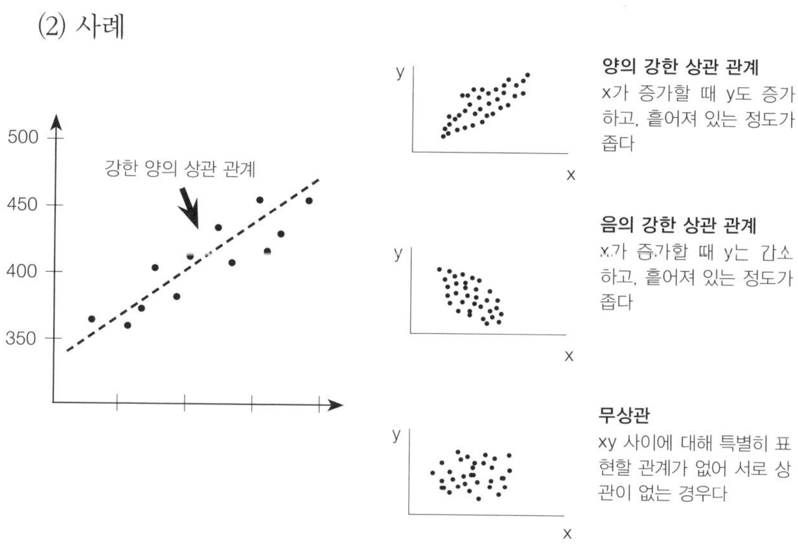

12) 체크 시트(Check Sheet)

(1) 개념

문제나 현장을 쉽게 파악할 수 있도록 자료를 정리한 것이다. 문제 이해의 첫 출발점이다.

체크 시트는 사건 관찰을 통해 데이터를 축적하고 체계적으로 기록함으로써 어떤 패턴이나 경향을 명확하게 판단할 수 있다. 현장의 문제점을 명확하게 파악하기 위해 측정해서 얻은 그대로의, 가공하지 않은 자료를 목적에 맞게 정리한다. 한 예로, 시설 및 환경에 관한 안전 상태를 파악하는 데 사용할 수 있다.

(2) 사례

문항		
보호자의 낙상에 대한 주의력	1	항상 사이드 레일(Side Rail)이 올려져 있는가?
	2	환아가 혼자 방치되어 있지 않은가?
휠체어/유모차	3	항상 안전띠를 착용하고 정차 시 브레이크를 하고 있는가?
주변 환경	4	고장 난 침대 난간은 없는가?
	5	바닥이나 복도에 물기가 없는가?
	6	주변에 위험한 물건이 없는가?
	7	커튼으로 환자가 가려져 있지 않은가?

마. 임상 질 지표

1. 임상 질 지표 개발 및 적용

1) 임상 질 지표의 개념

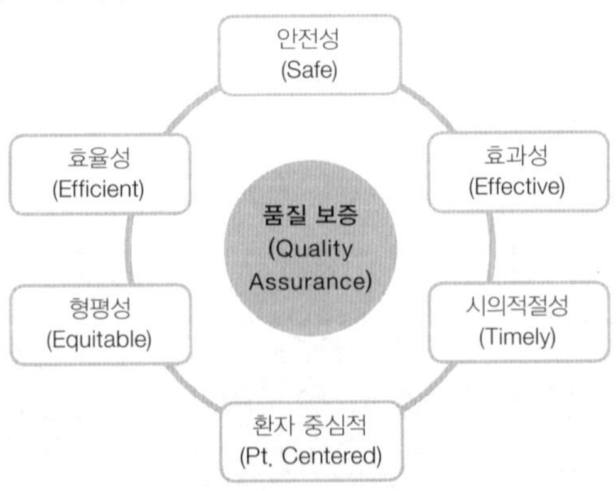

(1) 의료의 질

의료의 질이란 복잡, 다면적인 개념이다. 하나의 유일 지표로 측정하기 어려우며, 여러 조건을 만족시켜야 한다.

(2) 의료 서비스의 품질

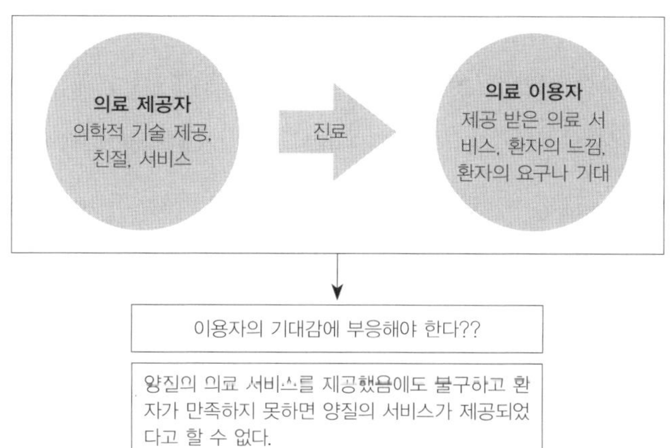

(3) 의료기관 인증 마크

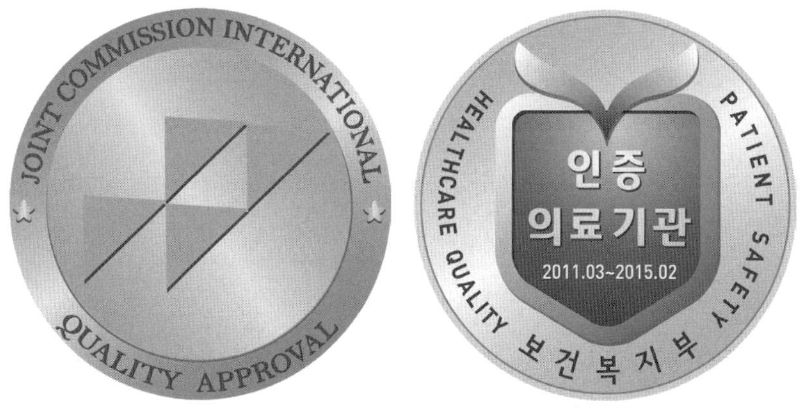

(4) 임상 질 지표의 개념

① 지표(Indicator)의 개념 : 기관이 달성하고자 하는 목표에 비추어 현재 수행되고 있는 기능 및 과정의 수준을 '정확하고' '신뢰성 있게', '정량적'으로 나타낸 것이다.

② 임상 질 지표(Clinical Indicator)란?

  - 특정 의료 서비스의 과정 또는 결과를 평가하는 방법이다.

  - 환자의 건강에 영향을 미칠 수 있는 관리, 진료 및 진료 지원 기능의 질을 모니터링하고 평가하는 계량적 측정 방법이다.

  - 환자 건강에 영향을 줄 수 있는 진료, 진료 지원, 조직 기능의 질을 모니터링하고 평가, 개선하기 위한 지침으로 사용되는 측정 도구이다. 선별 도구 또는 신호라고도 부른다.

출처 : Mainz J. ILQHC 2003; 15(6) : 523~30

(5) 임상 질 지표의 역사

① 1992년 스코틀랜드 : 임상 자원과 회계 그룹(Clinical Resource and Audit Group, CRAG)에서 임상 결과 수행 그룹(Clinical Outcomes working group)을 구성하여, 임상 질 지표 사업을 시작하였다.

② 2005년 「정보공개법(Freedom of Information Act) 2002」 완성 : 누구든 공공 부문의 정보를 원하면 특별한 경우를 제외하고는 정보 제공을 보장받을 수 있게 되었다.

※ 용어 사용) 임상 지표(Clinical Indicator), 질 지표(Quality Indicator), 임상 질 지표(Clinical Quality Indicator), 질 측정 지표(Quality Measure Indicator)

2) 임상 질 지표의 필요성

(1) 임상 질 지표의 필요성 : "만약 당신이 측정을 할 수 없다면, 관리할 수도 없다(If you can't measure it, You can't manage it)." - 피터 드러커

1. 질 평가 정책

• 질 평가 정책의 강화
   – 인증제 도입
   – 질환별 질 평가
     예) AMI, CABG, Stroke/예방적 항생제 사용/제왕절개 분만율 등
 • 요양 급여 가감지급 사업

평가 항목(2012년 21항목)		평가 부문			
		구조	과정	결과	비용
입원 진료	급성 심근경색증	○	○	○	○
	급성기 뇌졸중	○	○	△	△
	관상동맥 위회술	○	○	○	△
	수술 예방적 항생제(11개 수술)		○		
	제왕절개 분만			○	△
	진료량(주요 수술)	○		○	△
	진료 결과(3가지 암 수술)			○	○
	대장암, 유방암	○	○	○	○
외래 진료	약제 급여(항생제 처방률 등 6항목)		○		
	고혈압, 당뇨병		○		△
	유, 소아 중이염		○		
장기 진료	요양 병원	○	○	○	
	혈액 투석	○	○	○	
	의료 급여 정신과	○	○	○	

정책 평가 항목

2. 외부적 요구

• 치료 결과 비교
   – 평가 결과 언론 공개
   – 병원 진료비 정보 공개
 • 환자들의 인식 변화

3. 의료적 요구
• 근거 중심 의학(EBM)   – 기관별, 지표별, 전문가별 • 질 향상&환자안전에 대한 의식 • 병원 관리, 경영적 측면(장기 재원, 의료비 절감)

(2) 임상 질 지표 평가의 필요성 : 임상 질 지표 평가의 필요성 증가

보험공단/정부	환자/보호자	의사/병원
1. 질 평가 정책 • 질 평가 정책의 강화 　– 인증제 도입 　– 질환별 질 평가 　　예) AMI, CABG, Stroke 　　　예방적 항생제 사용 　　　제왕절개 분만율 • 요양 급여 가감지급 사업	**2. 외부적 요구** • 치료 결과의 비교 　– 평가 결과 언론 공개 　– 병원 진료비 정보 공개 • 환자들의 인식 변화	**3. 의료적 요구** • 근거 중심 의학(EBM) 　– 기관별, 지표별, 전문가별 • 질 향상&환자안전 의식 • 병원 관리, 경영적 측면(장기 　재원, 의료비 절감)

→ 질 평가 정책의 경향 변화로, 의료환경에 대한 대내외적인 요구가 꾸준히 높아지고 있다.

3) 임상 질 지표의 개발

(1) 바람직한 임상 질 지표란?

① 합의된 정의를 근거로 한다.

② 측정에 필요한 모든 요소를 담고 있어야 한다.

③ 가능하면 민감도, 특이도 수준이 높은 것이 좋다.

④ 타당도, 신뢰도가 높아야 한다.

⑤ 변별력이 높아야 한다.

⑥ 사용자와 관련된 명확한 지표여야 한다.

⑦ 비교가 가능해야 한다.

⑧ 근거 중심 지표여야 한다.

(2) 임상 질 지표 우선순위 선정

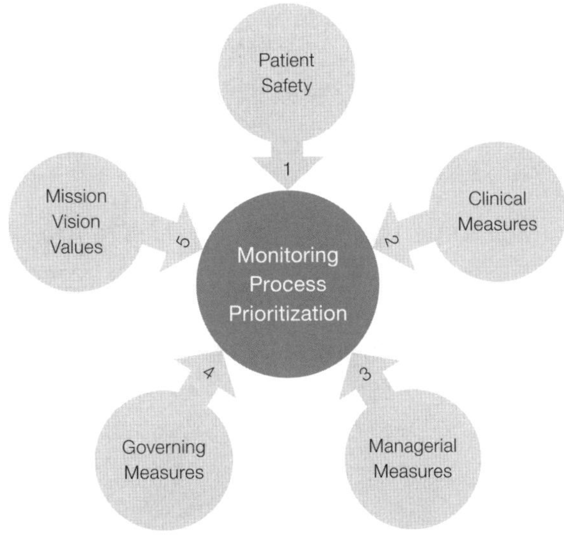

(3) 임상 질 지표 선정의 원칙

① 기관의 목표에 부합한다.

② 질 향상과 환자안전 목표에 부합한다.

③ 지표에 대한 정의가 명확하고 측정 가능해야 한다.

④ 고객 중심의 명품 병원이 되기 위한 서비스의 향상 지표이다.

⑤ 지속적인 지표 모니터링과 개선 활동이 유지될 수 있는 지표이다.

　　⇨ 다빈도, 문제 발생 가능성, 적용 용이, 해결 가능성

(4) 임상 질 지표의 종류

- 서비스 형태에 따른 지표 : 예방, 급성 관련, 만성 관련 등
- 기능 형태 관련 지표 : 스크리닝, 진단, 치료, 추적 관찰 지표
- 진료 방법에 따른 지표 : 병력, 신체 계측, 진단 검사, 영상 검사, 투약, 시술 등

(5) 임상 질 지표의 예시

① 비율 지표(Rate-based Indicators)

- 빈도를 담고 있는 자료를 사용해 지표를 생성한다.
- 표본 집단의 평균값, 비율(Proportion), 비(Ratio)로 표현한다.
- 위험에 노출된 집단의 분모와 실제 발생한 수로 표현되는 분자가 필요하다.

비율 지표(Rate-based Indicators)	적신호 지표(Sentinel Indicators)
창상 감염 분자 : 수술한 지 5일이 지난 후의 창상 감염 환자 수 분모 : 수술 후 5일 이상 병원에 입원한 수술 환자 수	수술 중 사망한 환자 수
병원성 감염 분자 : 감염자 수 분모 : 연구 기간 동안 병원에 입원한 환자 수	잘못된 수혈, 자살, 유괴 등의 건수

② 적신호 지표(Sentinel Indicators)

- 낮은 성과 수준(Poor Performance)으로 표현된다.
- 위험 관리 대상을 골라내는 데 사용된다.

– 심층 조사나 분석을 하게 만드는 계기가 된다.

<table>
<tr>
<td>
결과 측정
(Outcome Measure)

의료 서비스를 제공한 결과로 질환이 회복되고 삶의 질이 향상되었는가?

환자 치료에 따른 진료 결과(치료 성적, 사망률, 감염률 등)
</td>
<td>
과정 측정
(Process Measure)

의학적으로 올바른 서비스가 알맞은 절차와 방법으로 제공되었는가?

환자 진료 과정(진단, 시술, 간호, 치료, 투약)
</td>
<td>
구조 측정
(Structure Measure)

양질의 의료 서비스를 제공하기 위한 인프라가 구축되어 있는가?

물적 자원(장비, 재정), 인적 자원(질·양적), 조직 구조(의사 수, 조직, 동료 심사 방법)
</td>
</tr>
</table>

③ '구조 – 과정 – 결과' 지표

구분		내용
구조		전문의 비율 MRI 접근성 뇌졸중 치료센터 접근도 임상 가이드라인 2년마다 갱신 물리치료사 수
과정		당뇨병 환자 중 규칙적으로 발 관리를 받는 환자의 비율 급성 심근경색증 환자 중 혈전 용해제를 사용한 환자이 비율 의뢰한 지 24시간 이내에 의사에게 평가를 받은 환자의 비율 임상 가이드라인에 따라 치료를 받는 환자의 비율
결과	**중간 결과**	당뇨병 환자의 HbA1c 고지질혈증 환자의 지질 농도(Lipid Profile) 고혈압 환자의 혈압
	최종 결과	치사율(Mortality) 유병률(Morbidity) 기능 상태 건강 상태 측정(Health Status Measurement) 작업을 할 수 있는 정도 삶의 질(Quality of Life) 환자 만족도(Patient Satisfaction)

④ 국제의료기관평가위원회(JCI)의 임상 지표

임상 영역(11)	
QPS3.1	환자 평가와 관련된 측면
QPS3.2	진단 검사와 관련된 측면
QPS3.3	영상 검사와 관련된 측면
QPS3.4	수술과 관련된 측면
QPS3.5	항생제, 약제 사용과 관련된 측면
QPS3.6	오류, 근접 오류 관련 측면
QPS3.7	마취, 진정 관련 모니터링
QPS3.8	혈액, 혈액 제제 관련 측면
QPS3.9	의무기록의 내용 및 사용
QPS3.10	통계, 조사, 보고 관련 측면
QPS3.11	임상 연구와 관련된 측면

관리 영역(9)	
QPS3.12	일상적으로 필요한 약품의 공급
QPS3.13	법과 규제에 의한 보고
QPS3.14	안전 관리와 관련된 측면
QPS3.15	이용도 관리와 관련된 측면
QPS3.16	환자 및 가족의 만족도 관련 측면
QPS3.17	직원 만족도 관련 측면
QPS3.18	일상 진단과 관련된 측면
QPS3.19	재무 관리와 관련된 측면
QPS3.20	환자, 가족, 직원의 안전에 위해를 가하는 측면

IPSG(6)	
IPSG1	정확한 환자 확인
IPSG2	구두 처방 기록지 사용
IPSG3	고농도 전해질 보관 관리
IPSG4	수술실 타임 아웃(Time Out)
IPSG5	손 위생
IPSG6	오류, 근접 오류 관련 측면

FMS(3)	
QPS3.20	스크링쿨러 18i 적재
QPS3.20	비상 대피로의 적재 점검
QPS3.20	방화문 표시

⑤ 병원 성과 향상을 위한 질 평가 지표

임상적 효과	의료 서비스 질적 수준	• 계획에 없던 재입원율 • 예방적 항생제 사용률 • AMI 병원 도착 90분 내 PCI 시행률
안전	환자안전/의료사고 예방, 감시	• 의료사고 발생률 • 사망 사례 분석 • 적신호 사건(Sentinel Event) 모니터링
환자 중심성	환자의 경험과 만족도	• 환자 민원 관리 • 환자 만족도 조사 • 당일 수술 취소율/대기 시간
효율성	병원 자원 활용의 효율성	• 환자 재원 기간 • 검사 소요 시간 • 미사용 수술실 현황
직원의 지향성	건강 친화적인 근무 환경	• 인력 교육 시간 • 시술 중 감염 혈액 노출률 • 결근율/이직률

⑥ 지표 개발 단계

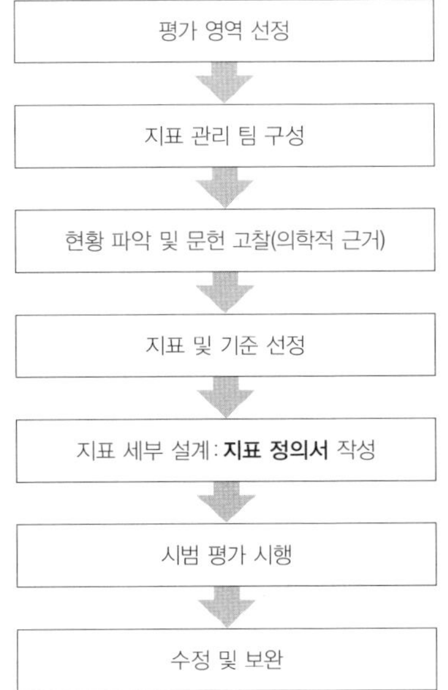

⑦ 지표 정의서(Indicator Definition Sheet) [예시]

1. 지표명				
2. 지표 정의(Definition)				
3. 분자 정의(Numerator)	목표 집단(Target Population) 규명 포함 기준 및 제외 기준 설정			
4. 분모 정의(Denominator)				
5. 제외 대상 (Excluded Population)				
6. 자료 도출 근거				
7. 자료 수집 방법 (Collection Method)	자료 수집 방법			
	자료 수집 주기	□ 월별	□ 분기별	□ 기타( )
	통계적 도구	□ 런 차트	□ 그래프	□ 기타( )
	자료 수집 일정			
8. 목표(Target) 설정 및 근거	1) 목표 ●	타 병원 및 본원 현황, 알려진 실무 및 과학적 근거에 준해서 설정		
	2) 타 병원 현황			
	3) 알려진 실무 및 과학적 근거			
9. 지표 유형(Type)	□ 구조(Structure)	□ 과정(Process)	□ 결과(Outcome)	
10. 보고 주기(Frequency)	□ 월별	□ 분기별	□ 기타( )	
11. 담당 부서				
12. 피드백 대상 부서				
13. 결과 보고 대상				

4) 임상 질 지표의 적용 및 활용

(1) 임상 질 지표 적용 사례

① 임상 질 지표 보고 과정

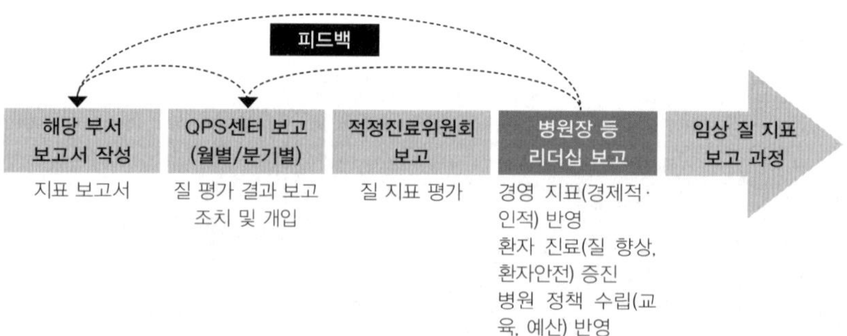

② 중환자실에서의 손 위생 수행률 사례

지표가 목표치에 도달하고 그 목표치가 잘 유지되고 있는 경우 관리 지표로 전환한다. 문제가 다시 일어나면 사유 재분석을 도입한다.

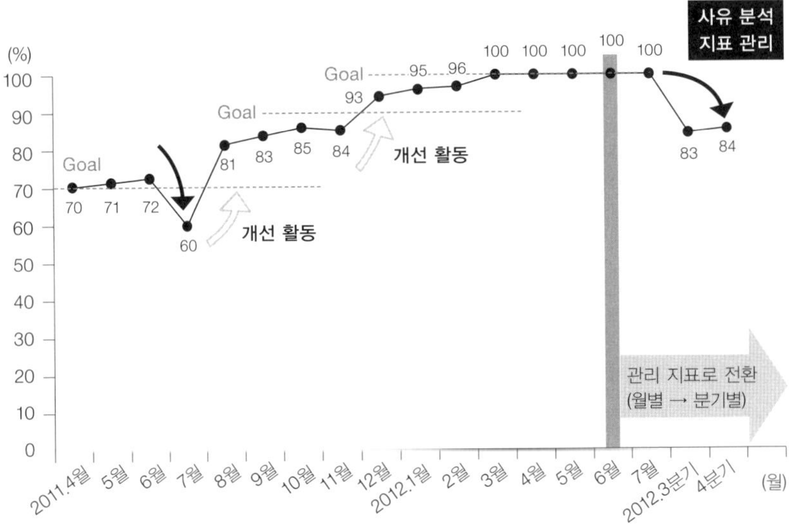

(2) 임상 질 지표의 활용

	의료기관 질 향상 활동	결과 공개 및 유인 제공
내부 평가	인증 기준에 포함된 임상 질 지표 A	내부 평가(Internal Evaluation) – 외부 결과와 비교 C
외부 평가	승인(Accreditation) 국내, 국제 인증 B	과거 의료기관 평가 요양 급여 적정성 평가 D

C → A : 내부적 지표값의 비교 분석을 통한 개선 활동에 활용
A → B : 지표 모니터링을 통한 개선 활동 효과 기대
D : 지표값 결과의 외부 공개를 통한 개선 유도−차등 수가 적용

(3) 리더십의 역할(결과 피드백)

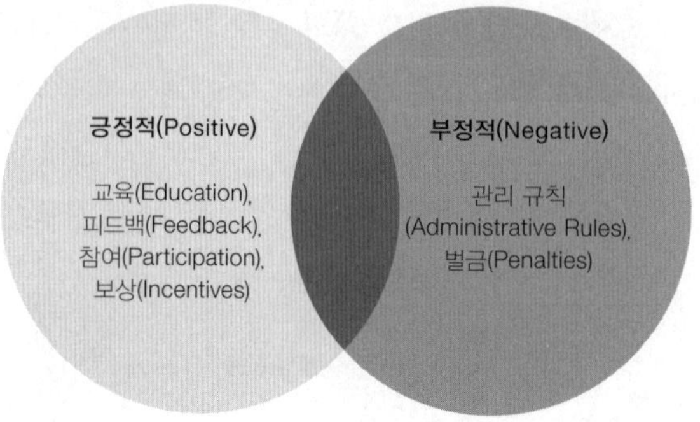

① 교육

  - 집단 교육

  - 일대일 교육

  - 전공의 교육

  - 리더 교육

〈임상 질 지표의 역기능〉

1. **좁은 시야(Tunnel Vision)**
   중요한 영역을 무시하면서 측정 영역에만 관심을 가진다.

2. **집중성(Convergence)**
   우수 평가 결과를 얻기 위해 노력을 기울이기보다는 평가 결과가 열외에 속하지 않도
   록 하는 데 관심을 집중한다.

3. **게임(Gaming)**
   전략적 우위를 선점하기 위해 행동 패턴을 바꾸려고 한다.

---

② 지원：물심양면으로 지원한다.

– 각종 행사 개최 시 예산 지원 등

예) QI 경진대회 포상, 환자안전의 날 개최 등

구분	항목	내용	지표명
임상 영역	QPS.3.1.1	환자 평가와 관련된 측면	허혈성 뇌졸중 환자 퇴원 시 항혈전제 처방률
			낙상 발생 분석(Patient falls with injury)
	QPS.3.1.2	진단 검사와 관련된 측면	진료 전 당일 검사 TAT 관리
	QPS.3.1.3	영상 검사와 관련된 측면	판독률
	QPS.3.1.4	수술과 관련된 측면	계획에 없던 재수술률
			수술 전 1시간 이내 예방적 항생제 투여율(Knee Arthroplasty)
	QPS.3.1.5	항생제, 기타 약제 사용과 관련된 측면	수술 부위 감염 예방 항생제 사용 – 3세대 세팔로스포린(Cephalosporine) 계열 사용률
	QPS.3.1.6	오류 및 근접 오류와 관련된 모니터링	약 처방 근접 오류 발생률
	QPS.3.1.7	마취 및 진정과 관련된 측면	지연 발관율
	QPS.3.1.8	혈액, 혈액 제제 사용과 관련된 측면	혈액 폐기율
	QPS.3.1.9	의무기록의 내용 및 사용	수술 기록 미완성률
	QPS.3.1.10	통제, 조사, 보고와 관련된 측면	욕창 발생률
	QPS.3.1.11	임상 연구와 관련된 측면	GCP 이수율/교육 이수율
관리 영역	QPS.3.2.a	일상적으로 필요한 약품의 공급	수술실의 코드화된 진료 재료 사용 관리
	QPS.3.2.b	법과 규제에 의한 보고	결핵 신고율
	QPS.3.2.c	안전 관리와 관련된 측면	주사침 자상 사고율
	QPS.3.2.d	이용도 관리와 관련된 측면	장기 재원 환자 관리(월평균 재원 일수)

관리 영역	QPS.3.2.e	환자 및 가족의 만족도와 관련된 측면	NPS(순 추천 고객 지수)
	QPS.3.2.f	직원 만족도와 관련된 측면	지속 근무 의지도
	QPS.3.2.g	임상 진단과 관련된 측면	다빈도 질환 환자의 지역별 분포 분석
	QPS.3.2.h	재무 관리와 관련된 측면	월별 재무제표 분석
	IPSG.1.0	QPS.3.2.i 환자, 가족 및 직원의 안전에 위해를 가하는 측면	정확한 환자 확인율 1) 외래에서의 정확한 환자 확인율 2) 채혈 시 정확한 환자 확인율
	IPSG.2.0		전화로 보고되는 검사 결과에 대한 '받아 적기(Write down)–다시 읽기(Read back)–확인하기(Confirm)' 시행률
	IPSG.3.0		고위험 약물의 보관 및 관리
	IPSG.4.0		타임 아웃(Time Out) 시행률
	IPSG.5.0		손 위생 수행률
	IPSG.6.0		낙상 발생 분석

국제의료기관평가위원회(JCI)의 임상 지표

③ 리더십의 역할

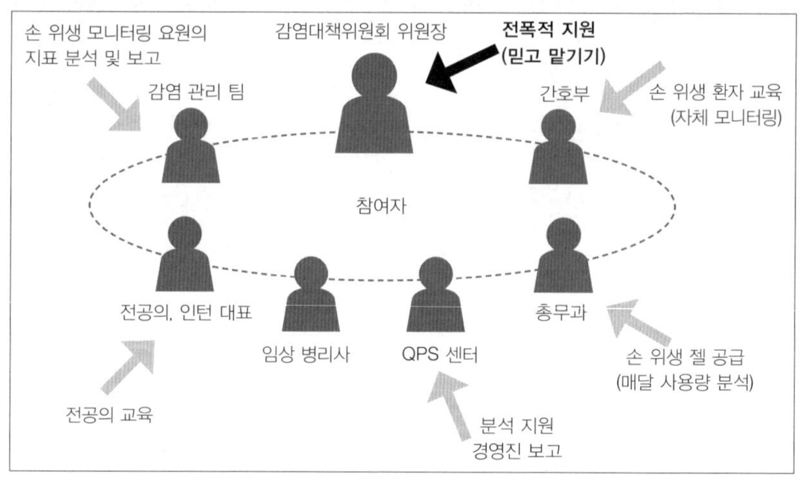

2. 지표 제시 방법

1) 지표의 개념

기관이 달성하고자 하는 목표에 비춰, 현재 수행되고 있는 기능과 과정의 수준을 정확하고 신뢰성 있게, 정량적으로 나타낸 것이다.

2) 지표의 요건

① 측정 가능해야 한다.

② 질에 있어 중요한 문제여야 한다.

③ 개선 가능성이 있어야 한다.

④ 사회적으로 관심 있는 문제여야 한다.

⑤ 분자, 분모, 예외 항목 등을 명확히 한다.

3) 사례

(1) 사례 1

지표	분자	분모
편도선 수술 후 2주 이내 응급실 방문율	편도선 수술 후 14일 이내 응급실에 내원한 환자 수	편도선 수술 환자 수(사망 환자 제외)
계획에 없던 재수술률	동일한 입원 기간 동안 계획에 없던 재수술 건수	총 수술 건수
욕창 발생률	병원에서 욕창이 발생한 환자	욕창 사정 도구가 작성된 환자 (제외 : 재원 일수 2일 이내, 입원할 때부터 욕창이 있는 환자)

(2) 사례 2

- 지표 : 폐렴 환자가 병원에 도착한 후 24시간 이내에 혈중 산소포화도 검사를 시행한 비율

분자	병원 도착 후 24시간 이내에 동맥혈 가스 검사(Arterial Blood Gas Analysis, ABGA)나 맥박 산소 측정기(Pulse Oximetry)를 통해 동맥혈 산소포화도 평가를 받았던 폐렴 환자 수
분모	만 18세 이상의 입원 폐렴 환자 수

(3) 사례 3

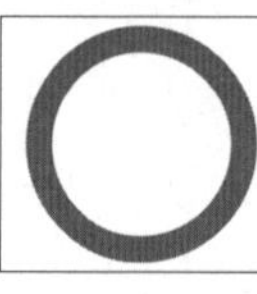

(4) 사례 4

주제 : 진료 대기 시간 줄이기 지표 : 진료 시작 시간 준수율	주제 : 진료 대기 시간 줄이기 지표 : 진료 대기 시간 초과율
• 진료 시작 시간 정의 　– 오전 9시 　– 오후 1시반 • 불량 : 진료 시작 시간을 초과한 건수 비율	• 진료 대기 시간 정의 　– 예약 : 10분 이내 　– 비예약 : 30분 이내 • 불량 : 대기 시간을 초과한 건수 비율

4) 지표별 제시 방법

(1) 파레토 차트(Pareto Chart)

① 파레토 법칙 : 20%의 중요한 원인이 전체 문제의 80%를 해결한다는 법칙이다. '2 : 8의 법칙'이라고 부르기도 한다.

② 용도 : 다빈도 원인을 보여 준다.

③ 파레토 차트 작성 방법 : 문제 원인들의 빈도수를 내림차순으로 제시한다(엑셀 활용).

④ 사례

④-1. 사례 1

문제 중에서 상대적인 중요성을 파악한다. 그리고 과정 중에서 소
수의 중요한 것에 집중한다.

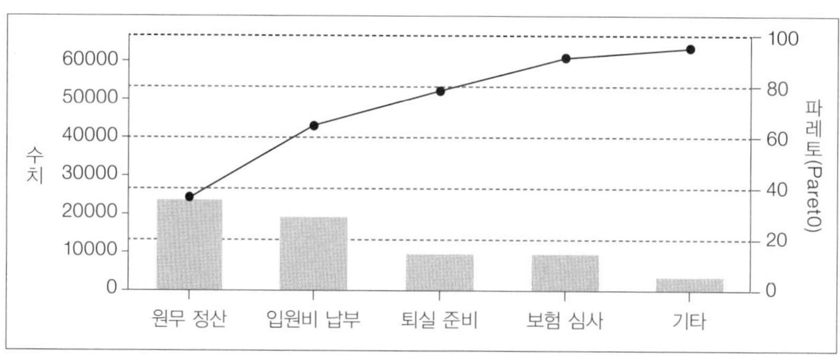

④-2. 사례 2-1

문제 범주	빈도	백분율
퇴원 수납 절차	8	10
퇴원 수납 대기 시간	20	28
수납 직원 응대	4	6
퇴원 수납 설명의 정확도	32	44
퇴원 수납 영수증 설명	6	8
기타	3	4
총계	73	100

④-3. 사례 2-2

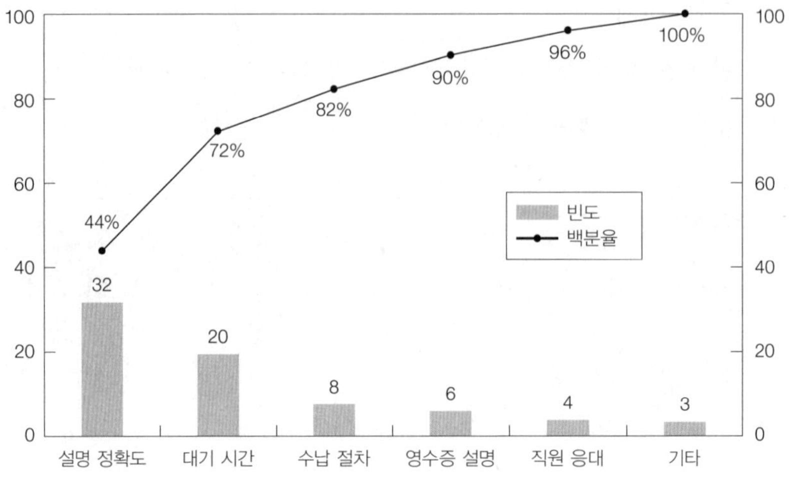

(2) 런 차트(Run Chart)

① 용도 : 지표값의 변화를 시간의 흐름에 따라 보여 준다.

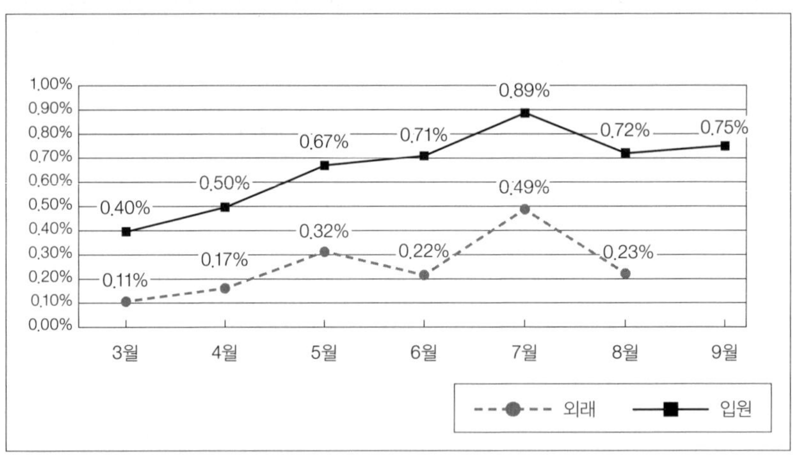

2014년 건강보험 진료비 삭감률

(3) 관리도(Control Chart)

① 용도:관찰된 변이가 합리적인지 평가하기 위해 추세 도표에 통계
적 한계치를 추가하여 관리 여부를 확인할 수 있다.

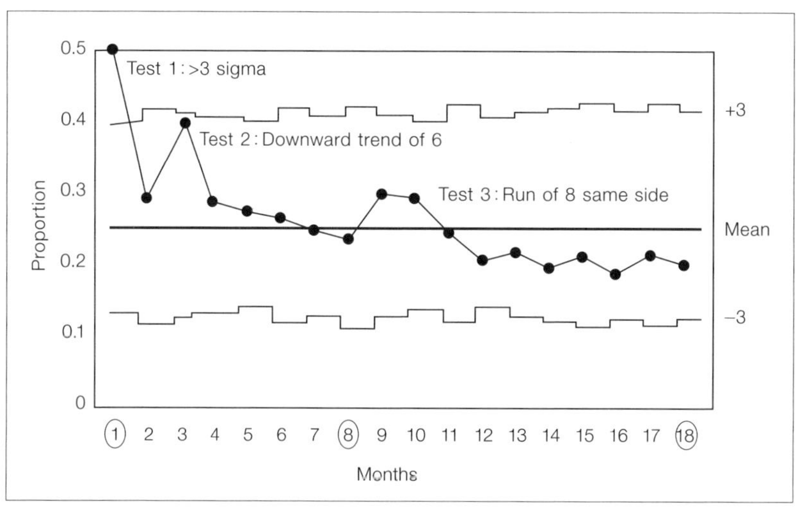

② 사례

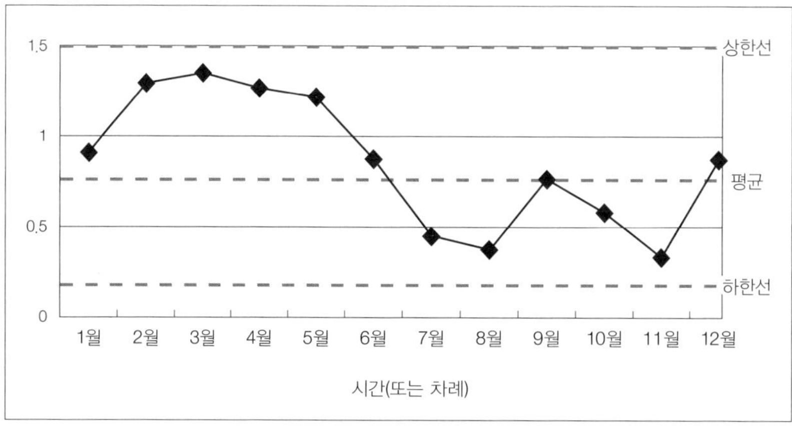

(4) 막대그래프(Histogram)

① 용도 : 일정 기간 동안 발생한 사건의 빈도나 수를 보여줄 때 사용
한다.

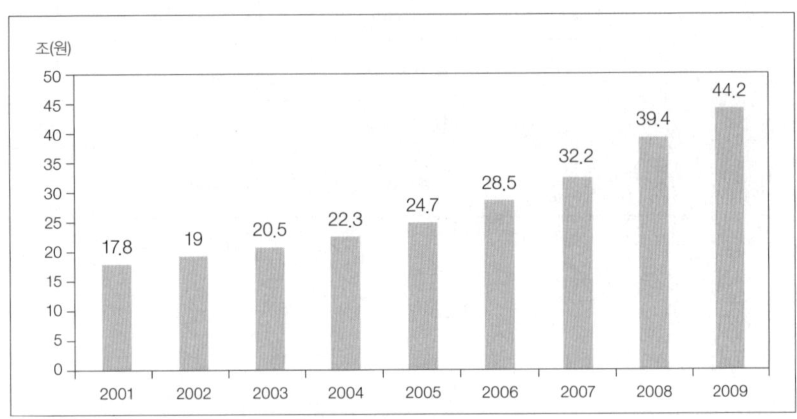

건강보험 및 의료 급여 총 진료 비용

② 사례

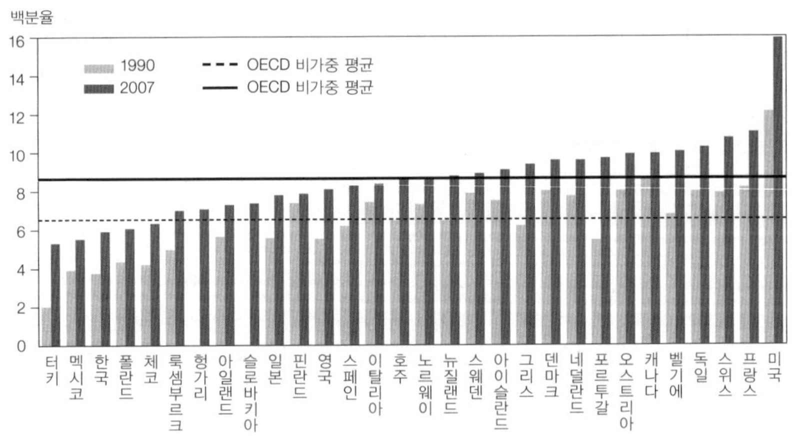

OECD 국가 중 한국의 GDP 대비 의료비 비중 : 세 번째로 낮은 순위

(5) 파이 차트(Pie Chart)

① 용도 : 일정 기간 동안 발생한 사건의 빈도나 수를 비율로 보여줄 때
사용한다.

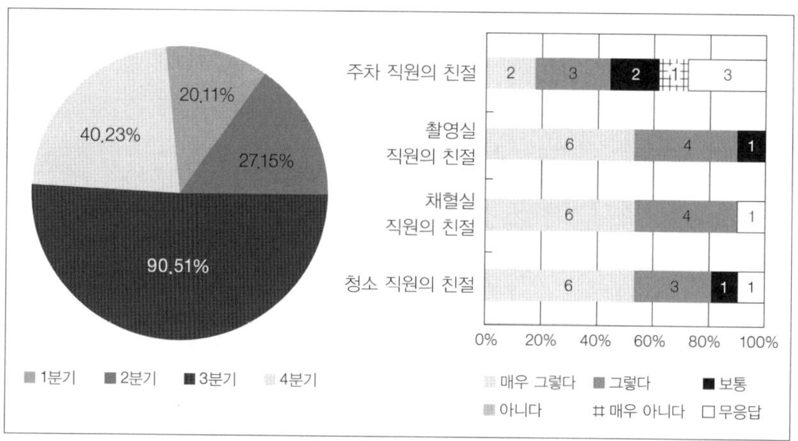

(6) 그래프 분석

① 분포 파악 : 점도표(Dot Plot), 막대그래프(Histogram), 산점도(Scatter
Plot)

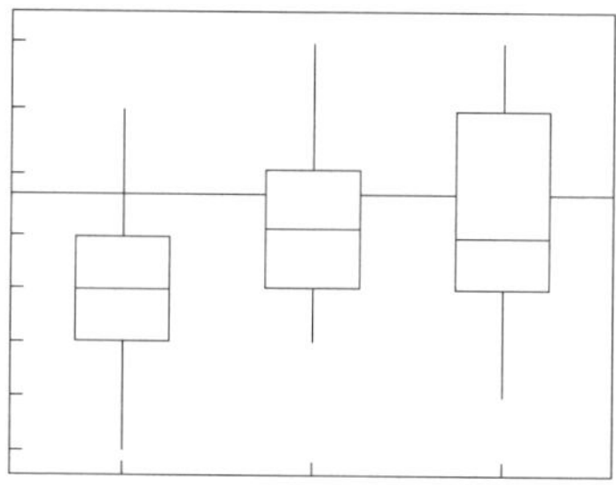

② 분포 비교 : 한계표(Marginal Plot), 행렬표(Matrix Plot), 상자 그림(Box Plot)

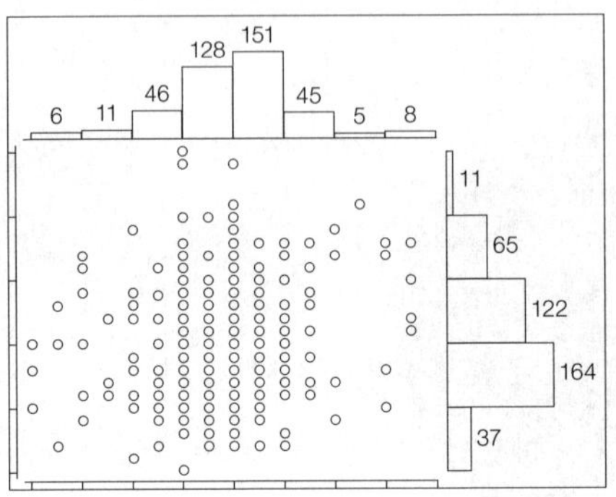

• 하나의 데이터에 대해 항상 두 가지 이상의 그래프를 그려보자.

• 좋은 그림은 백 마디 말하는 것보다 더 가치 있다.

③ 시간적 변화 : 시계열 그림(Time Series Plot)

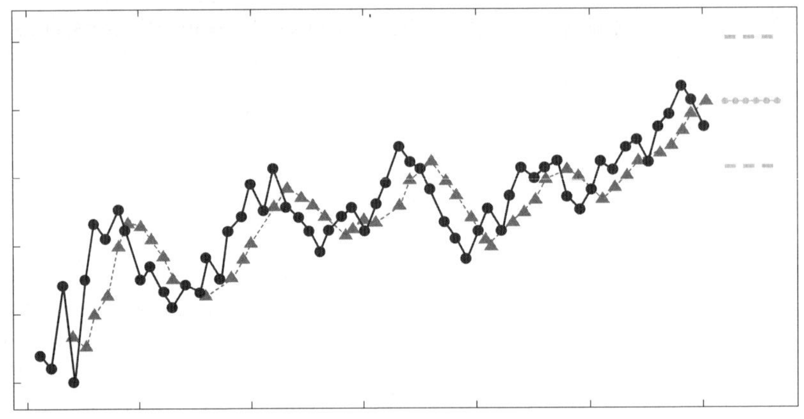

④ 기타 : 파이 차트(Pie Chart), 관리도(Control Chart)

⑤ 수술 후 입원 기간이 길어지는 원인에 대한 분석 사례

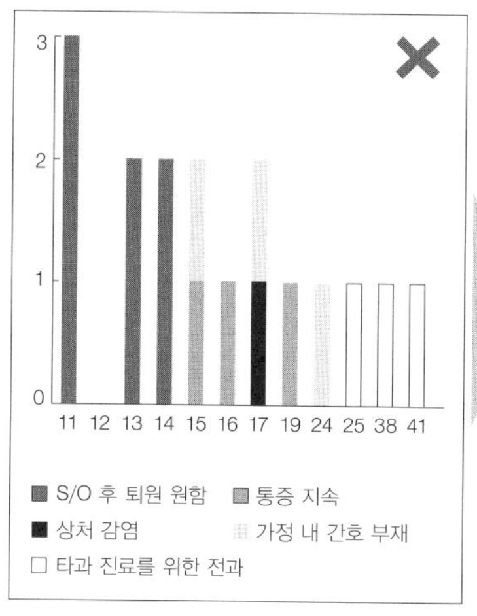

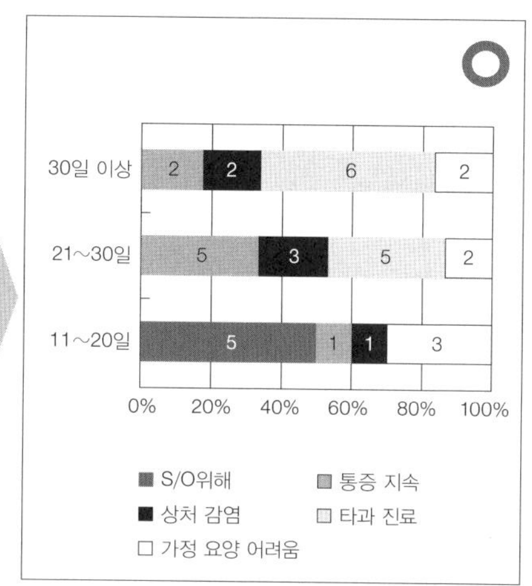

(7) 표 활용 사례

① 수술 예방저 항생제 지표 결과

지표		THR			TKR		
		상위 20% 평균	본원 결과	백분위 수	상위 20% 평균	본원 결과	백분위 수
평가 건수			21			17	
최초 시기 (권장사항 : 100%)	절개 전 1시간 이내 항생제 투여율	100.0	100.0	1.9	100.0	100.0	1.2
피해야 할 항생제 투여 비율 (권장사항 : 0%)	아미노글리코사이드 (Aminoglycoside) 계열 투여율	0.0	0.0	2.8	0.0	0.0	1.4
	3세대 세파 투여율	0.0	0.0	2.8	0.0	0.0	1.4
	2개 계열 이상의 항생제 병용 투여율	0.0	0.0	2.8	0.0	0.0	1.4
투여 기간 (미국 CDC 권장사항 : 48시간 이내 중단)	퇴원 시 항생제 처방률	0.0	0.0	2.8	0.0	0.0	1.5
	예방적 항생제의 총 평균 투여 일수(병원 내 투여+퇴원 처방)	1.2			1.0		1

② 약제 급여 적정성 평가 지표 결과

구분	2014 종합 지표(%)								지표 산출식 및 해석
	1분기		2분기		3분기		4분기		
	본원	평균	본원	평균	본원	평균	본원	평균	
6품목 이상 처방 비율 종합 지표(전체)	0.71	—	0.72	—					동일군 평균보다 낮게 유지
6품목 이상 처방 비율(%) (뇌혈관 질환 : 160–169)	31.07	40.04	31.86	39.02					6품목 이상 처방 건수/ 총 처방 건수*100
6품목 이상 처방 비율(%) (당뇨병 : E10–E14)	23.15	36.58	20.31	35.93					
6품목 이상 처방 비율(%) (급성 상기도 감염 : J00–J06)	13.33	20.63	13.78	20.07					
6품목 이상 처방 비율(%) (기타 배병증 : M50–M54)	2.26	6.94	1.62	6.80					
6품목 이상 처방 비율(%) (고혈압성 질환 : I10–I15)	12.10	27.05	12.75	26.22					
소화기관용 약 처방률 종합 지표(전체)	0.75		0.75						동일군 평균보다 낮게 유지
소화기관용 약 처방률(%) (뇌혈관 질환 : 160–169)	55.97	62.83	57.52	62.44					소화기관용 약 총 처방 건수/총 처방 건수*100
소화기관용 약 처방률(%) (당뇨병 : E10–E14)	10.83	33.77	9.92	33.26					
소화기관용 약 처방률(%) (급성 상기도 감염 : J00–J06)	**66.40**	58.05	**63.96**	55.54					
소화기관용 약 처방률(%) (기타 배병증 : M50–M54)	—	—	—	—					
소화기관용 약 처방률(%) (고혈압성 질환 : I10–I15)	11.19	32.55	11.91	31.75					

Extra Lesson

FADE

A. FADE 질 향상 모형

미국 매사추세츠 주의 보스턴에 있는 ODI(Organizational Dynamics Inc, 1990)는 FADE로 알려진 질 향상 모형을 이용한다.

(A) 초점(Focus) : 문제점을 나열해보고 우선순위를 합의해 해결하고자 하는 문제를 선택한다.

(B) 분석(Analyze) : 선택된 문제에 대한 기존의 상황과 패턴에 대한 자료를 수집하여 분석하고, 문제에 영향을 미치는 요소들을 확인한다. 기본 자료 및 조사·분석된 자료를 정리한다.

(C) 개발(Develop) : 가능성 있는 해결안들을 제시하고, 정해진 해결책에 대한 실행 계획을 세운다.

(D) 실행(Execute) : 실행 계획에 따라 역할을 맡기고, 실행 효과를 모니터링한다. 조직적인 실행과 수행에 대한 평가, 결과를 제시한다.

Q3. QI에서의 기본 원칙은 무엇일까요?　　* 위 질문에 대한 의견을 적어보세요.

＊Summary

1. QI 툴(QI Tool) : 질 향상 활동을 성공적으로 수행하기 위해 진행 단계에 맞춰 사용하는 과학적 문제 분석 도구

2. QI 툴 종류 및 적용 방법

도구	문제 발견	문제 정의	팀 구성	문제 분석	해결 방법 선택	해결 방법 수행
브레인스토밍	●			●	●	
흐름도	●	●	●	●	●	●
원인 결과도				●		
산점도				●		●
히스토그램				●		●
런 차트	●			●		●
파레토 차트	●			●		●
벤치마킹	●				●	
바 앤 파이 차트	●			●		●

3. 브레인스토밍의 규칙

① 진행 중에는 토의, 칭찬, 비판을 하지 않는다.

② 모든 아이디어를 받아들인다.

③ 다른 사람의 의견을 확장, 강화하고 생산적인 생각을 격려한다.

④ 아이디어의 질보다 양이 중요하다.

⑤ 모든 사람이 동등한 입장에서 참여한다.

3장. 환자안전 관리

의료 과오는 의료기관에서 불의의 사고가 발생해 치료를 받으려던 환자가 오히려 피해를 입는 사고를 뜻한다. 현대의 의료 시스템은 의사, 간호사, 약사 등과 관련된 개인의 과실이나 실수로 의료 과오가 발생한다고 생각한 채 넘기기엔 너무나 복잡하고 다양하다.

그러나 의료사고가 발생했을 때 한두 명의 의료인이나 해당 의료기관을 비난하는 언론이 들끓고는, 사고의 원인을 밝히지도 않은 채 금세 잊어버리고 마는 잘못은 더 이상 일어나지 않도록 해야 한다.

학습목표

1. 위험 관리 활동을 이해하고 이를 설명할 수 있다.

2. 안전과 관련된 주요 개념들을 이해하고 이를 구분하여 설명할 수 있다.

3. 환자안전 관리 지침을 이해하고 이를 현장에서 실천할 수 있다.

4. 직원 안전 관리 지침을 이해하고 이를 현장에서 실천할 수 있다.

가. 위험 관리 활동 개요

1. 활동의 필요성

의학 지식의 급속한 발전	의료 시스템의 복잡성 증가
• 의학 기술의 발전 • 새로운 첨단 기술 　- 의료 발전의 추진력이 됨 • 과거에는 치료할 수 없을 정도로 증세가 심각했던 환자의 치료가 가능해짐	• 환자안전의 위협 　- 치료 절차의 복잡성 증가 　- 기하급수적인 변화 　- 환자 관련 정보의 과중 　- 환자가 가지는 치료 결과에 대한 기대치 상승 　- 새로운 환자에 대한 취약성이 생김

환자의 역설

2. 활동의 목적 및 오류 감소

활동 목적	오류 감소
• 손상 가능성을 조기에 발견 • 안전을 위협하는 요인 제거 • 의료 사건 및 사고의 감소와 예방 • 의료 소송으로 이어지는 사건의 발생 빈도 감소	• 효과적인 오류 감소를 위한 다섯 가지 업무 　- 비난(Blame)을 자제하고 자유롭게(Free) 보고가 이루어질 수 있는 환자안전의 문화 조성 　- 철저하고 믿을 만한 근본 원인 분석 결과 　- 명확하고 계획적인 개선 활동 　- 경험적 정보(Good Practice) 전파 　- 환자안전 관리 표준(Patient Safety Standards) 수립

3. 안전 관련 원칙

1) To Error is Human(IOM, 1999) : 인간은 불완전한 존재이다.

   Human Error is Inevitable : 사람은 실수를 한다.

2) 《인간은 실수하기 마련이다 : 보다 안전한 보건 의료 시스템 구축하기

   To Err is Human : Building a Safer Health System》: 의료 과오는 미

   국인의 사망 원인 중 8번째로 높은 비율을 차지한다.

   - 의료 과오로 인해 4만 4,000~9만 8,000명/년 사망

   - 투약 오류로 인해 7,000명/년 사망(병원)

   - 불필요한 수술로 인해 1만 2,000명/년 사망

   - 기타 오류로 인해 2만 명/년 사망(병원)

   - 병원 감염으로 인해 8만 명/년 사망

   - 약물 위해 사례로 인해 10만 6,000명/년 사망

출처 : IOM, 1999

3) 전 연령층을 대상으로 한 미국의 사망 원인 - 2000년도 자료[Causes

   of death in US - All ages(year 2000)]

   ① 심장 질환(Heart Disease) : 71만 760명

   ② 만성적인, 저호흡증(Chronic, Low Respiratory Disease) : 12만 2,000명

   ⑥ 당뇨병(Diabetes) : 6만 9,301명

   ⑧ 치매(Alzheimer's) : 4만 9,558명

   ⑨ 교통사고(Motor Vehicle Accidents) : 4만 1,994명

* IOM(2000) : 병원에서 입원 치료를 받던 중 과오가 발생해 연간 4만

4,000~9만 8,000명의 환자가 목숨을 잃는다. 예방이 가능한 위해 사건(상해로 이어지는 진료상의 과오)으로 인한 국가적인 총 비용(소득의 손실, 가구의 생산력 손실, 심신 장애, 의료 비용)은 연간 170억~290억 달러로 추정된다. 이 중 절반 이상의 비율을 차지하는 비용은 의료 비용이다.

** 건강 등급 보고서(Health Grade Report, 2004) : 19만 1,000명/년 사망 대략적인 비용은 연간 6억 3,000만 달러에 이를 것으로 보인다.

출처 : VA National Center for Patient Safety, www.patientsafety.gov

4. 사고와 안전

1) 하인리히 법칙 : 1 vs 29 vs 300

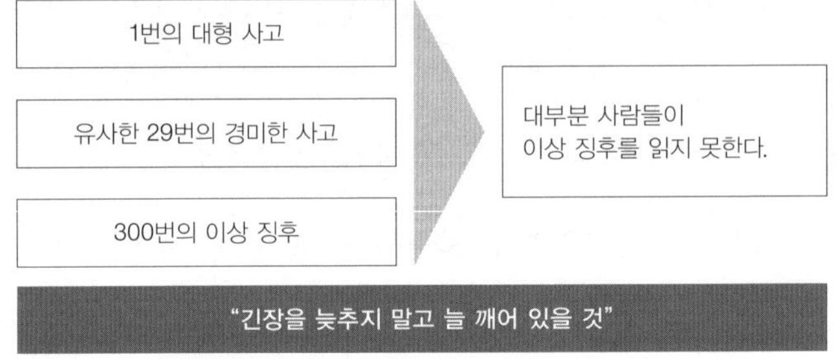

2) 인간의 실수 정도

구분		보통 작업자
동작 행위		2만 번/1일 × 1인
에러	횟수/일	2번의 에러/1일 × 1인
	그냥 지나침	2번의 에러 중 20%(80%는 인식)
	심각함	그냥 지나친 20%의 에러 중 25%는 심각한 사고
		버튼을 잘못 눌렀지만 눌렀다는 사실 자체를 모름

출처 : Dr SNOOK, 미국 인간공학 박사 통계 자료 KSA

문제점
기억에 의존
표준화되지 않은 과정
너무 긴 인수인계 단계
긴 근무 시간
간헐적인 피드백

3) 예방 가능 여부 : 예방할 수 없는가?

(1) 하버드 의료 행위(Harvard Medical Practice, 1984) : 이상 사례(Adverse Event) 의무기록 1,133건 검토 결과

 – 70% : 예방 가능

 – 6% : 예방 가능성이 있음

 – 24% : 예방 불가능

(2) UT&CO 연구(1992)

 – 수술 사고의 54% : 예방 가능

(3) 한국의 「환자안전법」 : 2014년 12월 29일, 「환자안전법」이 국회 본회의에서 통과되었다.

4) 21세기의 의료 목표

(1) 의료는 다음과 같아야 한다.

① 안정성(Safe) : 환자를 돕기 위한 치료를 진행하던 중 환자에게 해를 입히는 것을 방지한다.

② 효과성(Effective) : 효과가 있는 환자에게는 과학적 지식에 기반한 서비스를 제공하고, 그렇지 않은 환자에게는 서비스를 제공하지 않는다.

③ 환자 중심적(Patient-centered) : 환자를 존중하고, 환자 개인의 선호도나 필요, 가치에 알맞는 치료를 제공한다. 또한 모든 임상적 결정에 환자의 가치를 보장한다.

④ 시기적절성(Timely) : 환자가 진료를 기다리는 시간, 때로는 치료를 받거나 제공하는 사람 모두에게 피해를 줄 수 있는 시간 자체를 감소시킨다.

⑤ 효율성(Efficient) : 장비와 용품, 아이디어, 에너지의 낭비를 방지한다.

⑥ 공정성(Equitable) : 성별, 민족, 지리적 위치, 사회·경제적 지위 등이 달라도 똑같은 질의 치료를 제공한다.

(2) 이상의 많은 부분들이 정보 기술과 인터넷으로 강화될 수 있다.

출처 : 의료연구소 산하 미국 의료질위원회 저, 《품질 캐즘의 극복 : 21세기를 위한 새로운 의료 시스템 *Crossing the Quality Chasm : A New Health System for the 21st Century*》, 내셔널 아카데미 프레스, 2001

5) 안전 보장 활동

환자안전	안전사고를 예방하기 위해 의료진 간에 정확한 의사소통을 한다.
	안전사고를 예방하기 위해 수술이나 침습적 시술을 정확하게 수행한다.
	환자안전을 위해 낙상 예방 활동을 수행한다.
	의료 관련 감염을 예방하기 위해 손 위생을 철저히 한다.
직원 안전	직원 건강과 의료 관련 감염을 예방할 수 있는 직원 감염 관리 활동을 설계하고 수행한다.
환경 안전	화재의 위험으로부터 환자와 직원, 방문객을 보호할 수 있는 화재 안전 관리 활동을 설계하고 수행한다.
	의료 기기의 예방 점검 및 유지 관리 프로그램에 대한 계획을 설계하고 수행한다.

5. 의료 분쟁 현황

- **연간 3만 건(한국의료분쟁조정중재원 설립 백서)**

- 국내 항공 사고
  - 사고 3건, 준사고 7건, 안전 장애 948건(2012년 기준, 건설교통부)
- 자동차 사고 사망자 수
  - 5,838명(2012년)

- **오진 관련, 처치 관련, 수술 관련 분쟁**

1) 의료 분쟁 관련 통계

단위(건)

구분	2006	2007	2008	2009	2010	2011	2012
한국소비자원 상담	15,835	14,127	14,716	17,632	27,344	35,206	30,443
한국소비자원 피해 구제	1,156	940	603	711	761	833	1,015
법원(민사 소송)	979	766	748	911	1,191	876	–*

* 정확한 통계 자료가 나오지 않음

2) 의료 피해 구제 신청 및 처리 현황

(1) 진료 과목

단위(건, %)

분류	내과	정형외과	성형외과	치과	신경외과	일반외과	산부인과	피부과	안과	그 외	계
2012	142 (14.0)	141 (13.9)	130 (12.8)	108 (10.6)	97 (9.5)	97 (9.5)	67 (6.6)	39 (3.8)	29 (2.9)	165 (16.2)	1,015 (100.0)

* 그 외 : 이비인후과, 소아청소년과, 비뇨기과, 신경과, 피부과, 정신과, 한방 등

(2) 진료 단계

단위(건, %)

분류	수술	치료처치	진단	시술	진료비	투약주사	기타*	계
2012	343 (33.8)	297 (29.3)	143 (14.1)	64 (6.3)	56 (5.5)	48 (4.7)	64 (6.3)	1,015 (100.0)

* 기타 : 검사, 건강검진, 마취 등
* 성형 수술 : 진료 예약금 및 선납 진료비 관련 피해

(3) 사고 유형

단위(건, %)

분류	부작용악화	사망	장애	효과미흡	장기손상	약해	기타*	계
2012	546 (53.8)	131 (12.9)	108 (10.6)	41 (4.0)	18 (1.8)	2 (1.6)	153 (15.1)	1,015 (100.0)

* 기타 : 계약금 등 진료비, 피해 불분명(주관적 증상) 등

출처 : 한국의료분쟁조정중재원

(4) 최근 일어나는 의료사고의 경향

① 수술 및 시술 관련 의료사고 증가

② 노인 의료사고 증가

③ 선택적 및 비급여 진료 사고

④ 만성질환으로 인한 후유증 및 병합 관련 사고

3) 환자 관련 안전사고 현황

(1) 안전사고 현황

	2008	2009	2010	2011	2012
피해 구제	603	711	761	833	1,015
감염	36(6.1%)	21(3.0%)	48(6.3%)	65(7.8%)	83(8.2%)
안전	32(5.3%)	36(5.1%)	33(4.3%)	26(3.1%)	60(5.9%)

(2) 주요 유형

① 환자 관리 관련 안전사고 : 감염, 낙상 등

② 의료 장비(기구) 및 병원 시설물 관리 관련 안전사고

③ 의약품 관리 관련 안전사고 : 투약, 약물 관리 등

(3) 안전사고 유형

① 감염

　- 감염 환자와 동일한 병실 사용(로타 바이러스 감염)

　- 중심 정맥관 감염

　- 시술 기구로 인한 부상 등

② 수술 및 시술

　- 거즈 및 기구 잔존, 카데터 잔존 및 파손

　- 수술 기구에 의한 화상, 시술 기구로 앞니 파절, 기관 내 삽관
　　시(위내시경 시) 치아 탈락(의치 파손)

　- 치과 드릴 조작 실수로 얼굴 열상 등

　- 배액관을 뇌 안으로 잘못 삽입

③ 치료 처치

　- 상처 소독 중 혈관 파열

- 기관 튜브 이탈

- 물리 치료 화상

④ 투약, 주사

- **주사(투약, 채혈)**

  - 감염, 혈종, 신경 손상, 약물(항암제, 조영제) 누출로 인한 괴사, 예방 주사 중복 처방, 당뇨족부에 정맥 주사 후 절단, 복합 부위 통증 증후군 2형

- **구강 약**

  - 처방 오류 및 누락, 과다 투여, 오투약(잘못 투약), 부적절한 투약 방법, 스테로이드 안연고로 인한 시력 저하

⑤ 진료 과정, 검사

- **진료 과정**

  - 설명했던 곳과 다른 부위 수술

  - 건강검진 결과에 대한 통보 누락

  - 이상 증세 문의 간과

- **물리치료 및 검사실**

  - 물리치료 중 화상 및 골절, 낙상, 방사선 검사 중 유방 보형물 파손

  - 조직 검사 분실, 외래 검사 결과 누락

⑥ 간호 관리

  - 분만대 이송 중 낙상, 카데터 분리, 혈압계 커프 사고, 욕창, 침상 낙상, 응급실 귀중품 분실, 산부인과 신발 분실, 자살 등

⑦ 병실 및 시설물

- **정신과 폐쇄병동 환자의 자살(전깃줄, 무단 외출 후 자살)**

- 시설물 관리

  - 추락(계단, 에스컬레이터, 화장실)

  - 병실 내 벽걸이 선풍기가 떨어져 손목 부상

4) 의료 분쟁 해결의 첫걸음

(1) 진실 말하기 : 의료진이 자신의 잘못을 환자에게 시인하는 것이다. 의사가 실수를 인정했더니 환자의 소송 건수가 40% 줄었다는 자료가 있다.

출처 : 소리웍스 연합

(2) 역지사지 : 환자의 입장에서 생각해 보기

나. 안전과 관련된 주요 개념

1. 주요 개념

오류(Error)	계획된 활동을 의도대로 수행하지 못하거나 잘못 계획함	자료원 WHO(2009)
의료 오류 (Medical Error)	의료를 제공하던 과정 중 다음과 같은 경우 발생 - 계획된 행동을 의도한 대로 성취하지 못한 경우 - 목표 달성을 위한 계획이 잘못 수립된 경우 - 환자에게 위해를 입혔거나 입히지 않은 결과를 모두 포함	자료원 IOM(2000)
위해(Harm)	신체 기능 또는 구조의 장애나 이로부터 발생한 모든 해로운 효과 위해는 질병, 손상, 장애, 사망을 모두 포함함	자료원 WHO(2009)
위해 사건 (Adverse event, Harmful event)	환자가 현재 앓고 있는 질환 때문이라기보다는 건강 관리로 인한 손상 환자에게 위해를 유발한 사건	자료원 IOM(2000) WHO(2009)

출처 : 이재호 외 1명, 〈환자안전 : 개념과 일반적인 접근 Patient Safety : The Concept and General Approach〉, 한국 의료 QA 학회지, 2009, p.9~18

근접 오류 (Near Miss, Close Call)	위해를 끼치지 않은 사건	자료원 WHO(2009)
적신호 사건 (Sentinel Event)	사망 혹은 심각한 신체적·정신적 손상을 동반한 사건, 또는 그러한 위험을 동반한 예상치 못한 사건	자료원 JCAHO(1998)
의료 과오 (Medical Malpractice, Negligence)	현재의 표준 진료 방식에 충실하지 못해 환자에게 손상을 입힌 과실 사회적·법적 판단이 필요하기 때문에 사례에 대한 판단이 지역마다 다름	자료원 JCAHO(1998)

출처 : 이재호 외 1명, 〈환자안전 : 개념과 일반적인 접근 Patient Safety : The Concept and General Approach〉, 한국 의료 QA 학회지, 2009, p.9~18

2. 안전 관련 피라미드

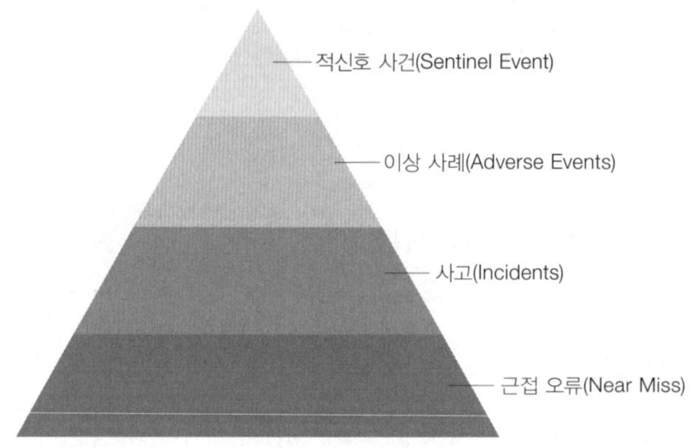

3. 적신호 사건(Sentinel Event)

1) 개념

사망 또는 심각한 신체적·심리적 손상을 발생시키는 예측하지 못한 사건의 발생과, 이를 발생시킬 위험(Risk Thereof)이 있는 행동을 말한다.

심각한 손상	손상을 발생시킬 위험
사지나 기능의 손실이 포함됨	재발 시 심각한 위해 결과가 나타날 수 있는 프로세스의 변이

2) 적신호 사건의 예

(1) 적신호 사건의 예

① 환자의 질병 진행 과정이나 환자 상태와 관련되지 않아 예측하지 못한 사망, 또는 주요 기능의 영구적인 손실을 일으킨 사건

② 주요 기능의 영구적인 손실

③ 입원 치료를 받는 기간 동안 일상생활과는 다른 생활 패턴 때문에 나타나는 감각이나 운동, 생리적, 지적 손상과 같은 부작용

④ 주요 기능의 영구적인 손실이 즉각적으로 결정되지 않았을 때 환자의 주요 기능이 지속적으로 손상된 상태에서 퇴원하는 경우, 또는 처음 손실이 발생한 이후 2주 동안 주요 기능 손상이 지속되는 경우

(2) 그 외 적신호 사건의 예

① 지속적인 관찰이 이루어지는 치료 환경에서 환자가 자살 시도를 한 경우

② 영아 유괴

③ 강간

④ 혈액형 부적합으로 인한 수혈 관련 용혈성 수혈

⑤ 다른 환자나 다른 부위를 수술한 경우

3) 적신호 사건의 경향

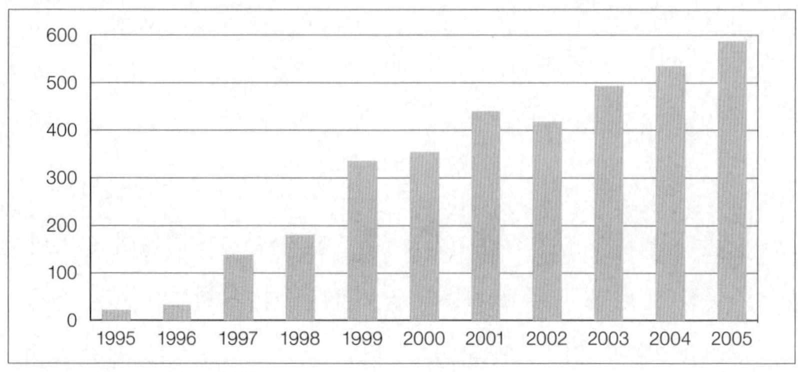

연간 적신호 사건 발생률

출처: 국제의료기관평가위원회 통계(The Joint Commission International Statistics)

4. 안전사고의 원인

한 사람의 부주의나 실수에 의해 발생하는 경우는 매우 드물다.

① 피로: 지나치게 긴 근무 시간

② 술이나 다른 약물의 복용

③ 질병: 몸이 편하지 않은 상태에서 근무를 하는 경우

④ 주의산만/부주의: 시끄러운 소리, 바쁜 병동, 시간적 압박

⑤ 정서적 상태: 분노, 불안, 공포, 지루함 등은 업무 성과에 나쁜 영향을 끼칠 수 있음

⑥ 지나치게 많은 업무

⑦ 다른 직원이나 환자와의 갈등 또는 기타 스트레스 원인

⑧ 여러 사람을 거쳐야 하는 절차

⑨ 기대한 것만 보는 것

⑩ 읽기 어려운 필기체

5. 환경 관련 사고의 원인

　① 익숙하지 않은 환경이나 문제 상황

　② 간호사 인력 부족

　③ 모양이나 약제명 발음이 비슷한 약품

　④ 장비상의 문제

　⑤ 위험한 근무 환경

6. 의사소통 관련 사고의 원인

　① 의사소통 문제: 직원 간에 명확한 의사소통이 안 되는 경우

　② 불충분한 오리엔테이션

　③ 필요한 때와 장소에서 환자 자료를 볼 수 없는 경우

7. 제임스 리즌스(James Reasons)의

　스위스 치즈 사고 모델(Swiss Cheese Model Error)

　① 시스템 방어를 위한 구멍 하나만으로는 시스템 결함이 나타나지

　　않는다.

　② 시스템 결함은 스위스 치즈 조각의 구멍들이 나란히 정렬되었을

　　때(즉, 프로세스의 여러 부분에 결함이 있을 때) 발생한다. 결과는 환자

　　에게서 나타난다.

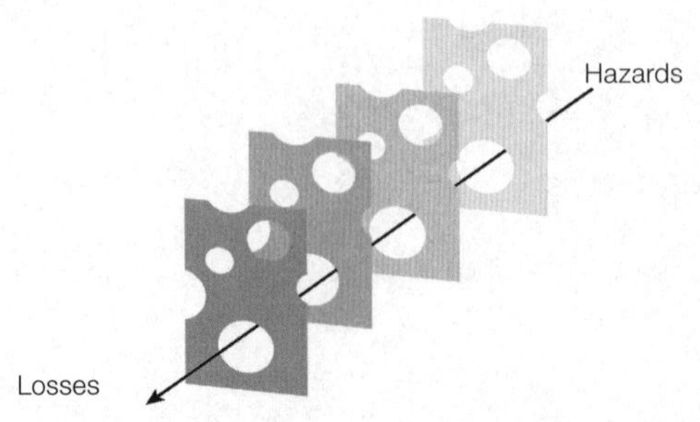

③ 환자에게 치명적인 사건이 발생한 이유는 즉각적으로 보이는 원인
과 그로 인한 결과가 아니다. 그 이전부터 축적되어 온 문제점들이
사건으로 발생하는 것이다.

다. 환자안전 지침

1. 환자안전 보장 지침의 종류

1. 환자와 내원객 및 직원의 안전 관리 지침

2. 낙상 및 미끄럼 예방 처리 지침

3. 자살 예방 및 처리 지침

4. 투약 사고 예방 및 처리 지침

5. 수혈 사고 예방 및 처리 지침

6. 도난 사고 예방 및 처리 지침

7. 탈원 사고, 폭력 상황 예방 및 처리 지침

8. 침습적 시술 및 위치 표시

9. 육체적 구속 및 안전 관리

10. 구두 지시 환자를 위한 안전 관리 지침

2. 안전사고별 지침

1) 낙상 : 병실에서 가장 많이 발생하는 안전사고

  (1) 낙상 사고를 방지하는 방법

  ① 낙상 가능성에 대해 설명해 준다.

  ② 콜벨 사용법을 알려 준다.

  ③ 사이드 레일(Side Rail)을 확인한다.

  ④ 낙상 고위험군 환자는 보호자가 항상 함께 있도록 한다.

  (2) 보행기 이용 시 유의사항

  ① 휠체어 : 이동 후 양쪽 바퀴를 잠근 다음 행동한다.

  ② 이동 침대 : 머리 쪽이 먼저 엘리베이터로 향하게 한다.

  (3) 낙상 위험군 환자 분류(Morse 평가 점수와 상관없는 고위험군)

  ① 7세 이하의 소아, 65세 이상의 노인

  ② 무의식 또는 의식이 혼미한 환자, 편마비 환자

  ③ 정서 불안, 경련의 우려가 있는 환자

  ④ 시력 또는 청력 등 감각 지각에 장애가 있는 환자

  ⑤ 신경계 약물 사용 환자, 전신 쇠약 환자

  ⑥ Morse 평가 점수가 51점 이상인 환자, 또는 보바스 기념병원 낙상

    위험 사정 결과가 15점 이상(개인 간병 고려 대상 20점 이상)인 환자

  (4) 보호자/간병인 낙상에 대한 주의력

  ① 항상 사이드 레일이 올려져 있는가?

  ② 환아가 혼자 방치되어 있지 않은가?

③ 항상 안전띠를 착용하고, 멈췄을 때는 브레이크 상태로 있는가?

　－휠체어 유모차 관련

④ 침대 난간이 고장 나지 않았는가?

⑤ 바닥이나 복도에 물기가 없는가?

⑥ 주변에 위험한 물건이 있는가?

⑦ 커튼으로 환자가 가려져 있지 않은가?

　－ 주변 환경 관련

낙상 공통 표식

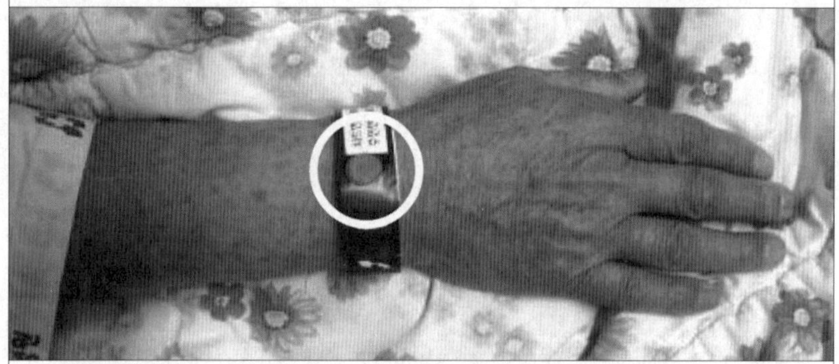

낙상 고위험군 환자용 팔찌입니다.
빨간 스티커의 환자는 낙상 고위험 환자이오니 집중 관리 부탁드립니다.

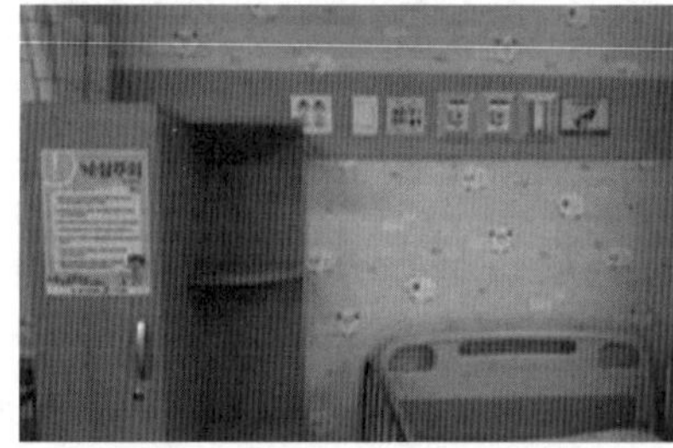

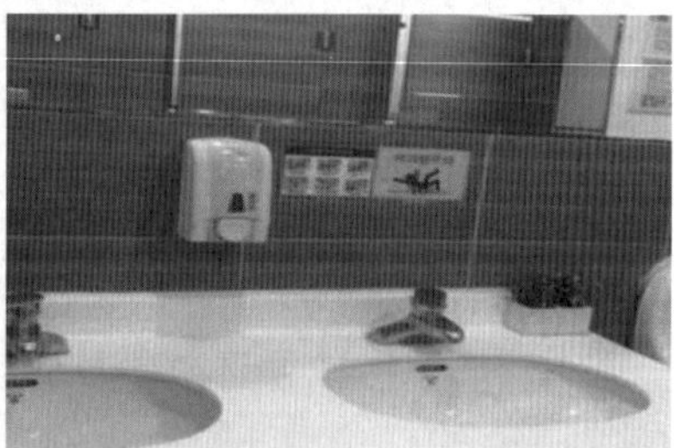

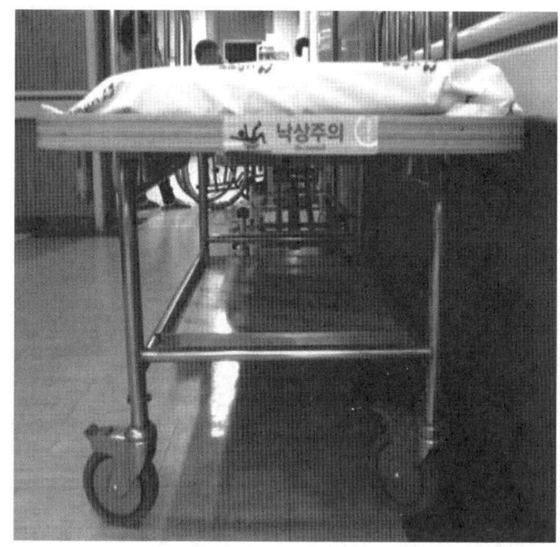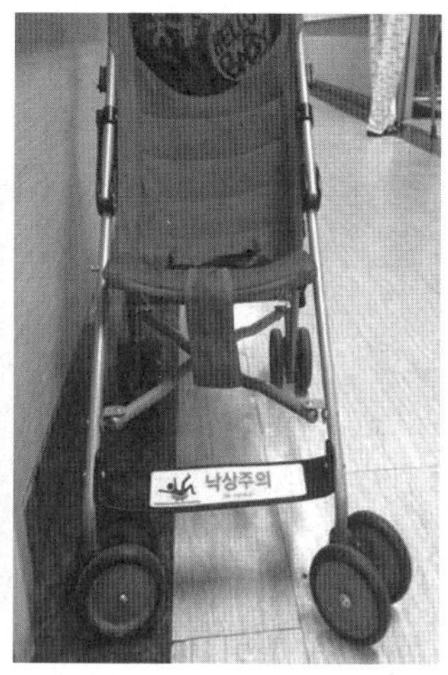

2) 도난 사고

- 도난 사고를 방지하는 방법

① 환자가 입원했을 때 도난 방지 교육을 시행한다.

② 현금은 필요한 만큼만 가지고 있도록 한다.

③ 병실을 비울 경우에는 병실 문을 잠그거나 보호자가 남아 있도록
한다.

3) 탈원 사고

- 탈원 사고를 방지하는 법

① 병동을 수시로 순회한다.

② 주치의, 원무 팀, 보호자 간의 연락이 원활히 이루어지도록 한다.

4) 침습적 시술 및 수술 표식 관련

- 사고를 방지하는 법

① 수술/시술을 마친 후 확인 과정을 거친다.

② 잘못된 시술은 사전에 방지하도록 한다.

③ 시술/수술 부위 표식은 진료과 의사가 직접 하도록 한다.

④ 의식이 있는 환자는 직접 말하게 하는 것이 가장 정확하다.

5) 구두 또는 전화 처방 지침과 절차:정확한 환자 확인을 위한 절차를 포함한다. 등록 번호로 확인하는 것이 어려운 경우에는 별도의 방식을 이용해 확인한다.

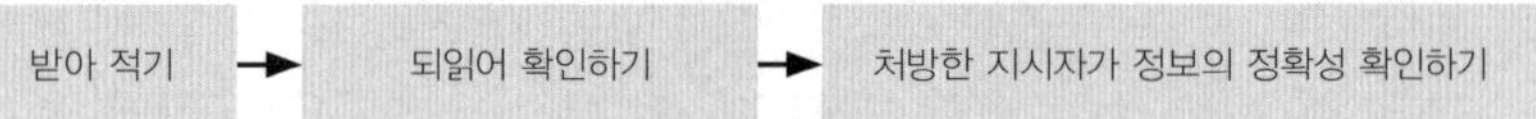

3. 구두 또는 전화 처방 지침

1) 구두 또는 전화 처방 지침과 절차

① 구두 처방이란 의사가 일대일 혹은 전화를 통해 구두로 지시한 모든 형태(필요시처방 포함)의 처방을 의미한다.

② 의사의 구두 처방은 응급 상황이 발생해 처방 의사가 처방전을 기록하거나 전산으로 입력할 수 없는 경우, 원외에 있어 부득이한 경우에만 시행하도록 한다.

③ 구두 처방으로 항암제(Antineoplastic Agents)와 일일(Daily) 처방을 내리는 것은 금지하는 것을 원칙으로 한다.

④ 구두 처방을 받은 자는 그 내용을 즉시 '받아 적고', 처방 의사에게

‘다시 읽어 주기(Read-Back)’를 시행하여 ‘내용을 정확하게 확인’해
야 한다.

⑤ 구두 처방을 지시하고 받을 때는 숫자가 쓰일 경우 하나씩 정확하
게 읽어야 한다. 익숙하지 않은 영어 약품명의 경우 철자를 하나씩
읽어 주고 확인한다.

⑥ 약물의 용량과 단위(예:mg, g, mEq)를 정확하게 표기해야 한다. 특
히 신생아/소아에게 약물 처방을 할 때는 kg당 용량(mg)을 함께 표
기해야 한다.

⑦ 처방을 내린 의사는 24시간 이내에 확인하고 처방전 입력을 완료
해야 한다.

2) 구두 또는 전화 처방 지침과 절차

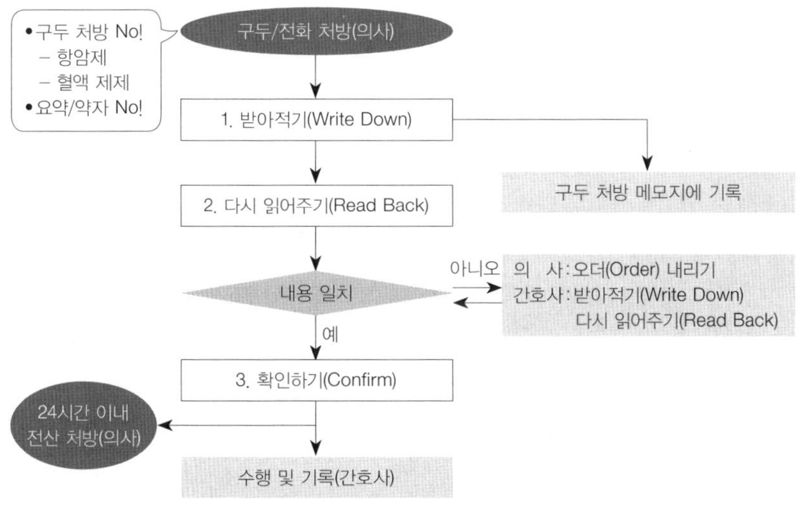

라. 직원 안전

1) 직원 건강과 직원 안전 관리 활동

건강검진, 예방 접종, 안전 및 보건 유지, 증진, 유해 물질 및 유해 환
경 관리, 건강 증진 프로그램 운영 등이 있다.

① 건강검진 : 신규 및 재직 직원

② 안전 및 보건 유지, 증진 : 신체적 피로 및 정신적 스트레스 등으로
   인한 건강 장해 예방, 폭언 및 폭행 금지, 성희롱 금지 등의 내용으
   로 구성

③ 건강 증진 프로그램 운영 : 금연, 절주, 영양, 운동 등

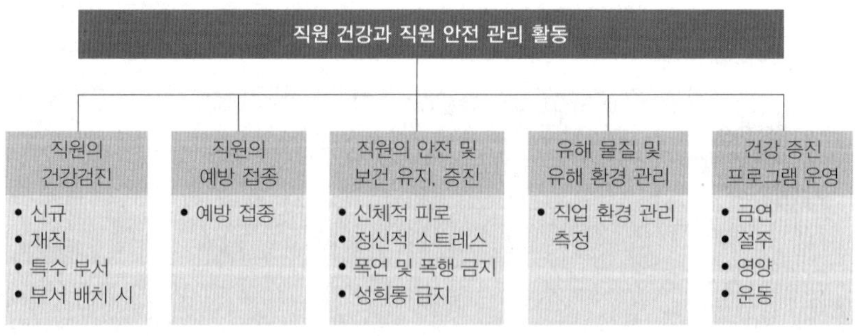

2) 직원의 건강검진

종류	대상자	장소 및 횟수	필수 검진 내용 및 보고	사후 관리	비용
사전 건강 검진	• 신규 채용에 응시하여 서류 전형에 합격한 지원자	• 자율적으로 병원 방문 • 입사 전 1회	• 혈액 검사(SGOT, SGPT B형 간염의 항원/항체 검사), 소변 검사 및 흉부 X선 촬영	• 인사 기록 카드 및 개인 신상 서류와 함께 보관	병원에서 50% 부담
정기 건강 검진	• 건강 보험 공단에 병원 직원으로 등록된 자 • 직장 건강 보험 자격 미취득자	• 사무직 연 2회 • 비 사 무 직 연 1회	• 공단 지정 항목 • 검진 결과는 병원장에게까지 보고	• 건강관리과에서 검진 결과 통보서 발송 • 소견서를 바탕으로 특별 관리 대상은 개별 연락 및 건강 상담	전액 건강 보험 공단 부담
정기 특수 건강 검진	• 작업 환경 측정 대상 부서 근무자	• 외부 특수 건강 진단 기관 • 연 1회	• 문진 및 각 유해 인자별 검사 항목 • 검진 결과는 병원장에게까지 보고	• 특수 건강 진단 기관에서 개별적으로 검진 결과 통보서를 발송 • 소견서를 바탕으로 특별 관리 대상은 개별 연락 및 건강 상담	전액 병원 부담
배치 전 특수 건강 검진	• 작업 환경 측정 대상 부서 배치 전 근무자	• 부서 배치 전 1회	• 문진 및 각 유해 인자별 검사 항목 • 검진 결과는 병원장에게까지 보고	• 특수 건강 진단 기관에서 개별적으로 검진 결과 통보서를 발송 • 소견서를 바탕으로 해당 업무의 배치 가능 여부 검토	전액 병원 부담
방사선 종사자 건강 검진	• 방사선 관계 종사자 • 방사선 작업 종사자	• 특수 건강 진단 기관 • 연 1회	• 문진 및 혈액 검사(혈액 소량 등) • 검진 결과는 병원장에게까지 보고	• 특수 건강 진단 기관에서 개별적으로 건진 결과 통보서를 발송 • 소견서를 바탕으로 특별 관리 대상은 개별 연락 및 건강 상담	전액 병원 부담
급식 종사자 건강 검진	• 영양팀 영양사, 조리사, 조리원	• 관할 보건소 • 연 1회	• 장티푸스, 폐결핵, 감염성 피부 질환 등 • 이상이 있을 경우에 병원장에게까지 보고	• 보건소에서 영양팀장에게 결과 전달 • 이상 소견 있을 시 직원 면담 후 추가 검사	전액 병원 부담

① 직원 건강검진의 경우, 크게 부서 배치 전 '사전 건강검진'와 '정기 건강검진', '정기 특수 건강검진', '배치 전 특수 건강검진', '방사선 종사자 건강검진', '급식 종사자 건강검진' 등으로 나뉜다.

② 부서 배치 시 고려해야 할 '사전 건강검진'은 채용 전 검진을 의미하며, 이와 관련된 규정은 인사 규정에 명시되어 있어야 한다. 대상

자는 신규 채용에 응시하여 서류 전형에 합격한 지원자이며, 제출 기한까지 검진을 마쳐야 한다. 검진 장소는 자율적이나, 혈액 검사(SGOT, SGPT B형 간염의 항원/항체 검사)와 소변 검사, 흉부 X선 촬영은 반드시 받아야 한다. 검진 결과에 이상이 없을 시 최종 합격 발표를 하고, 입사 후 인사 기록 카드 및 개인 신상 서류와 함께 보관하여 관리한다. 이에 발생된 비용의 50%는 병원에서 부담하여 처리한다.

③ '정기 건강검진'은 「산업안전보건법」 제43조 건강 진단과 인사 규정에 명시되어 있으며, 대상자는 건강보험공단에 병원 직원으로 등록되어 있는 자와 공단에 직장건강보험자격을 미취득한 자(국가유공자)이다. 사무직의 경우 연 2회, 비사무직은 연 1회 검진을 받아야 하며, 해당 연도 입사자는 채용 검진으로 대체가 가능하다. 검진 시 공단에서 지정한 항목들은 반드시 검사를 받아야 하며, 검진 결과는 병원장에게까지 보고되어야 한다. 이후 건강관리과에서 검진 결과 통보서를 발송하고, 사업장 사후 관리 소견서를 토대로 보건 관리자가 특별 관리가 필요한 대상에게 개별 연락 및 건강 상담을 진행한다. 이 과정에서 발생하는 비용은 전액 건강보험공단에서 부담한다.

④ '특수 건강검진'은 정기 특수 건강검진과 배치 전 특수 건강검진으로 나뉜다. 정기 건강검진의 경우, 「산업안전보건법」 제43조 건강진단 및 동법 시행규칙 제98조에 따라 작업 환경 측정 대상 부서 근무자를 대상으로 연 1회 시행된다. 이 검진은 외부 특수 건강 진단 기관에서 이뤄지며, 문진 및 각 유해 인자별검사 항목을 검진받아야 한다. 검진 결과는 병원장에게까지 결과가 보고되며 해당 특수 건강 진단 기관에서 개별적으로 검진 결과 통보서를 발송한다. 또

한 사업장 사후 관리 소견서를 토대로 보건 관리자가 특별 관리가 필요한 대상자에게 개별 연락 및 건강 상담을 실시한다. 이에 따르는 비용은 전액 병원이 부담하나, 의증 판정으로 인해 정밀 검사를 해야 하는 경우는 그 결과가 정상일 때 50%만 병원이 부담하며, 이상 소견 발견 시 전액 병원이 부담한다. 직원의 '부서 배치 전 특수 건강검진'의 경우 정기 특수 건강검진과 같이 「산업안전보건법」 제43조 건강 진단 및 동법 시행규칙 제98조에 의거하여 작업 환경 측정 대상 부서 배치 전 근무자를 대상으로 이뤄진다. 이들은 외부의 특수 건강 진단 기관에서 부서 배치 전에 검진을 마쳐야 하며, 문진 및 각 유해 인자별 검사 항목을 검진받아야한다. 이후의 결과 보고는 병원장에게까지 보고되고 사후 관리는 해당 특수 건 강 진단 기관에서 개별적으로 검진 결과를 통보서로 발송한다. 사업장 사후 관리 소견서를 토대로 보건 관리자가 해당 업무에 배치가 가능한지 여부를 검토하고, 해당 부서장에게 통보하여 관리한다. 이에 따르는 모든 비용은 전액 병원에서 부담한다.

⑤ '방사선 종사자 건강검진'은 「원자력법」 제97조, 동법 시행령 제299조, 동법 시행규칙 제115조, 「진단용 방사선 발생 장치의 안전 관리에 관한 규칙」 제13조에 의거하여 방사선 관계 종사자와 작업 종사자들에게 매년 외부의 특수 건강 진단 기관에서 시행한다. 검진 시 문진 및 혈액 검사(혈액 소량 등)는 반드시 받아야 하며, 검진 결과는 병원장에게까지 보고되며 해당 특수 건강 진단 기관에서 개별적으로 검진 결과 통보서를 발송한다. 사업장 사후 관리 소견 서를 토대로 보건 관리자가 특별 관리가 필요한 대상자에게 개별 연락 및 건강 상담을 하여 관리한다. 검사에 발생하는 비용은 전

액 병원이 부담하지만, 의정 판정으로 인해 정밀 검사가 발생하는 경우는 결과가 정상일 경우 50%만 병원이 부담하고, 이상 소견이 발견되었을 때는 전액 병원이 부담한다.

⑥ '급식 종사자 건강검진'은 「식품위생법」 제26조, 동법 시행규칙 제34조와 「위생분야 종사자 등의 건강진단규칙」 제4조에 의거하여 영양팀 영양사, 조리사, 조리원을 대상으로 매년 관할 보건소에서 이뤄진다. 검진 시 장티푸스, 폐결핵, 감염성 피부 질환은 반드시 검진받아야 하며, 검진 결과는 영양팀장에게 결과를 전달한 후 이상이 있을 경우에 병원장에게까지 보고한다. 관할 보건소에서는 영양팀장에게 검진 결과 통보서를 전달한 후 이상 소견이 있는 직원은 보건 관리자와 면담하여 추가 검사를 실시함으로써 사후 관리를 한다. 이와 같은 과정에서 발생하는 비용은 전액 개인이 부담한다.

3) 직원의 예방 접종

직원들의 예방 접종의 경우 크게 B형 간염과 인플루엔자 관련 병으로 나뉜다. B형 간염의 경우, 채용 전 B형 간염 항체 유무를 검사하여 B형 간염 항체가 음성인 신규 직원을 대상으로 예방 접종을 권고하고, 입사 후 계획에 따라 예방 접종을 실시한다. 인플루엔자의 경우, 매년 9~10월 병원 직원들과 용역들을 대상으로 인플루엔자 예방 접종을 실시한다.

종류	B형 간염	인플루엔자
적용 대상자	신입 간호사, 의사, 보건직 중 B형 간염 항원/항체 미보유 직원	전 직원 (협력업체, 자원봉사자 포함)
접종 시기	1차 접종-분기당 실시 2차 접종-1차 접종 1개월 후 3차 접종-2차 접종 6개월 후	9월~11월 경

절차	대상자 확인 → 접종 관련 사항 → (일정·장소 등) 통보 → 접종 실시 → 접종 결과 보고	접종 일정, 필요 백신 수량 계획 → 백신 구입 → 접종 관련 사항 공지 → 접종 실시 → 접종 결과 보고
주요 금기 사항	과거 B형 간염 백신에 아나필락시스 쇼크가 있었던 환자 빵, 이스트 과민 반응이 있는 경우 예외	계란 단백질 알러지 환자, 고열 환자는 접종 금기
비용 부담	병원에서 전액 비용 부담 *병원마다 상이함	병원에서 전액 비용 부담 *병원마다 상이함
비고	분기당 실시(1. 4. 7. 10월)	연 1회 인플루엔자 유행 전 실시

4) 안전 및 보건 유지, 증진

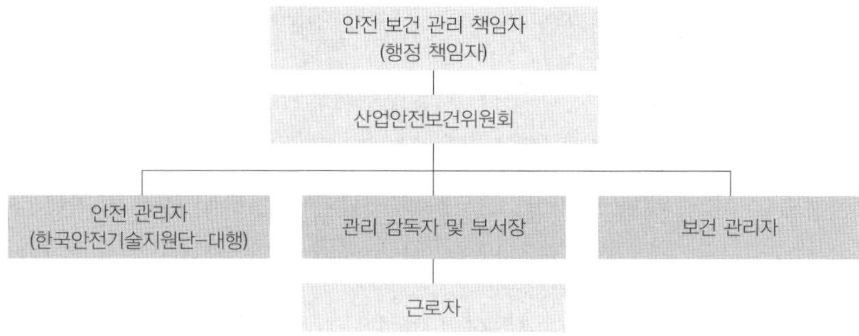

역할	주요 업무
안전 보건 관리 책임자	• 산업 재해 예방 계획의 수립에 관한 사항 • 안전 보건 관리 규정의 작성 및 변경에 관한 사항 • 안전 보건 교육에 관한 사항 • 근로자의 건강 진단 등 건강 관리에 관한 사항 • 산업 재해의 원인 조사 및 재발 방지 대책의 수립 사항 • 근로자의 유해 위험 예방 조치에 관한 사항 • 작업 환경의 측정 등 작업 환경 점검 및 개선 사항 • 기타 안전 및 보건에 관한 사항
안전 관리자	• 시설 장비의 안전 점검 및 이상 유무 확인 • 산업 재해에 관한 보고 및 대처 • 작업장 정리 정돈 및 통로 확보에 대한 확인 감독 • 불완전한 행동 및 작업 방법의 개선과 시정 지도 • 안전 수칙의 준수 지도 • 안전 보건 교육 실시
관리 감독자	• 안전 예방책 강구 및 업무 계획의 수립 • 소관 부서의 시설 장비에 대한 안전 보건 점검 및 이상 유무 확인 • 산업 재해에 관한 응급 조치 및 보고 • 작업장의 정리 정돈 및 통로 확인 감독 • 안전 관리자, 보건 관리자의 지도 조언에 대한 협조 • 불안전한 행동 및 작업 방법의 개선과 시정 지도

보건 관리자	• 직원들의 예방 접종 • 일반 건강검진, 특수 건강검진 • 특수 부서 건강검진, 혈액 및 체액 노출 시 관리 • 기타 감염성 질환 노출 시 관리 • 유해 화학 물질 관련 건강 관리

5) 유해 물질 및 유해 환경 관리

해당 병원은 〈의료 폐기물 관리 규정〉, 〈방사선 안전 관리 규정〉, 〈유해 화학 물질 안전 관리 규정〉 등을 마련하고 관련된 부서 직원 전원이 이에 대해 이해하고 적용할 수 있어야 한다. 위의 규정 및 관련 법에 의거하여, 유해 인자 노출 부서의 업무 환경을 관리하기 위해 작업 환경 측정을 실시한다. 작업 환경 측정은 상·하반기로 나누어 실시하는 것을 원칙으로 하되, 해당 병원의 작업 환경 상태를 고려하여 측정 주기를 조정할 수 있다. 작업 환경 측정은 유해 인자 및 유해 환경에 노출되어 있는 부서가 대상이며, 해당 위원회의 의결을 거쳐 작업 환경 측정 실시 부서를 추가할지, 중단할지를 결정할 수 있다. 유해인자 노출 부서는 위에서 언급한 특수 건강 진단의 대상이며, 이는 '중앙 공급실', '진단 검사실', '내시경실', '약제과(산제 조제실)' 등을 포함한다. 유해 인자 노출 부서는 또한 물질안전보건자료(MSDS)를 비치하고 안전하게 관리해야 한다.

6) 정기 안전 보건 교육

직원 건강 및 직원 안전 문제 발생 시 제공하는 치료와 보고 절차는 다음과 같다. 먼저, 직원이 업무 중 감염에 노출되면 관리를 위해 노출 부위에 1차 조치를 취하고, 즉시 수간호사와 감염 관리실에 보고한 후 노출 보고서를 작성한다. 또한 원무팀 접수 후 내과 진료 및 필요한 검사, 투약을 실시하고 마지막으로 감염 관리실에서 확인한다. 추후 관리는 보건 관리자와 연계하여 감염 관리실에서 관리하며, 이곳에서 해당 직원에게 추후 진료 및 관리에 대해 안내하고 월별 보고서를 작성한 후 병원장에게까지 보고한다. 감염 노출자는 〈예기 손상(Sharp Injury) 후 관리 지침〉에 의거하며 병원 자체 공상으로 처리한다. 하지만 감염 노출 처리 중 예방 차원의 검사 및 진료는 요양 신청 대상이 아니며, 감염 노출이 원인이 되어 해당 상병이 발병된 경우에만 요양 신청 대상이라고 볼 수 있다. '업무 중 감염 노출을 제외한 업무상 재해 관리'는 직원 재해 보상을 공무상 부상, 재해 발생 시 공상 및 산업 재해 보상 보험을 통해 처리한다. 또한 정기 안전 보건 교육은 아래와 같이 실시한다.

구분	안전 보건 관리 책임자	보건 관리자	관리 감독자	신규 채용자	전체 근로자
대상	행정(부)원장	1명 보건 관리자	작업 환경 측정 부서 관리 감독사	신규 직원	전 인원
교육 시간	연간 6시간 이상	연간 신규 34시간	연간 16시간	채용 시 8시간	매월 2시간
주관	대한산업(보건)안전협회			− 교육연구팀 − 간호부 − 부서 자체	부서 자체 전달 교육
교육 방법	위탁 교육 이수			자체 교육 이수	

Q&A

해답은 510쪽

Q1. 위험 관리 활동의 목적은 무엇일까요?　　* 위 질문에 대한 의견을 적어보세요.

＊Summary

1. 위험 관리 활동의 목적
    ① 손상 가능성의 조기 발견
    ② 안전을 위협하는 요인 제거
    ③ 의료 사건 및 사고의 감소와 예방
    ④ 의료 소송으로 이어지는 사건의 발생 빈도 감소

2. 오류 감소 : 효과적인 오류 감소를 위한 다섯 가지 업무
    ① 비난(Blame)을 자제하고 자유롭게(Free) 보고가 이루어질 수 있는 환자안전의 문화
       조성
    ② 철저하고 믿을 만한 근본 원인 분석 결과
    ③ 명확하고 계획된 개선 활동
    ④ 경험적 정보(Good Practice) 전파
    ⑤ 환자안전 관리 표준(Patient Safety Standards) 수립

3. 적신호 사건(Sentinel Event) : 사망 또는 심각한 신체적·심리적 손상과 관련된 예측하지
   못한 사건의 발생과, 이를 발생시킬 위험(Risk Thereof)이 있는 행동을 말한다.
    − 심각한 손상 : 사지나 기능의 손실이 포함됨
    − 손상을 일으킬 위험 : 재발 시 심각한 위해가 발생할 수 있는 과정의 변이

4. 환자안전 보장 지침의 예
    ① 환자와 내원객 및 직원 안전 관리 지침
    ② 낙상 및 미끄럼 예방 처리 지침
    ③ 자살 예방 및 처리 지침
    ④ 투약 사고 예방 및 처리 지침
    ⑤ 수혈 사고 예방 및 처리 지침
    ⑥ 도난 사고 예방 및 처리 지침
    ⑦ 탈원 사고, 폭력 상황 예방 및 처리 지침
    ⑧ 침습적 시술 및 위치 표시
    ⑨ 육체적 구속 및 안전 관리
    ⑩ 구두 지시 환자의 안전 관리 지침

✱ 부록

[부록 1] 특수 건강검진 실시 부서 및 공정 현황(사례)

	유해 인자	검진 방법	비고
중앙 공급실–소독	산화에틸렌	CBC, LFT	
수술실–조직 고정	포름알데히드	X–ray 검사, 청진	
진단검사의학과	포름알데히드	X–ray 검사, 청진	
외래 내시경실	포름알데히드	X–ray 검사, 청진	
검진센터 내시경실	포름알데히드	X–ray 검사, 청진	
일반 외과 외래2	포름알데히드	X–ray 검사, 청진	
치과, 영상의학과	전리방사선	CBC	
분석실	질산, 이황화탄소	X–ray 검사, 청진, CBC, 치과, 요검사, LFT	
고위험 부서	결핵 노출 위험 부서	X–ray 검사	추가 검진
	혈액 매개 위험 부서	HIV, HCV, HBV	

* 참고시항:X–ray 검시(흉부), CBC는 화학 분석에 의해 결과 처리, 특수 검신은 연 1회
* 배치 전 검진:특수 검진 부서 채용 시 배치 전 검진을 받으며, 작업자가 해당 부서로 작업 전환 또는 업무 변경 시에도 해당

[부록 2] 직원의 건강 및 안전 문제 발생 처리 절차(사례)

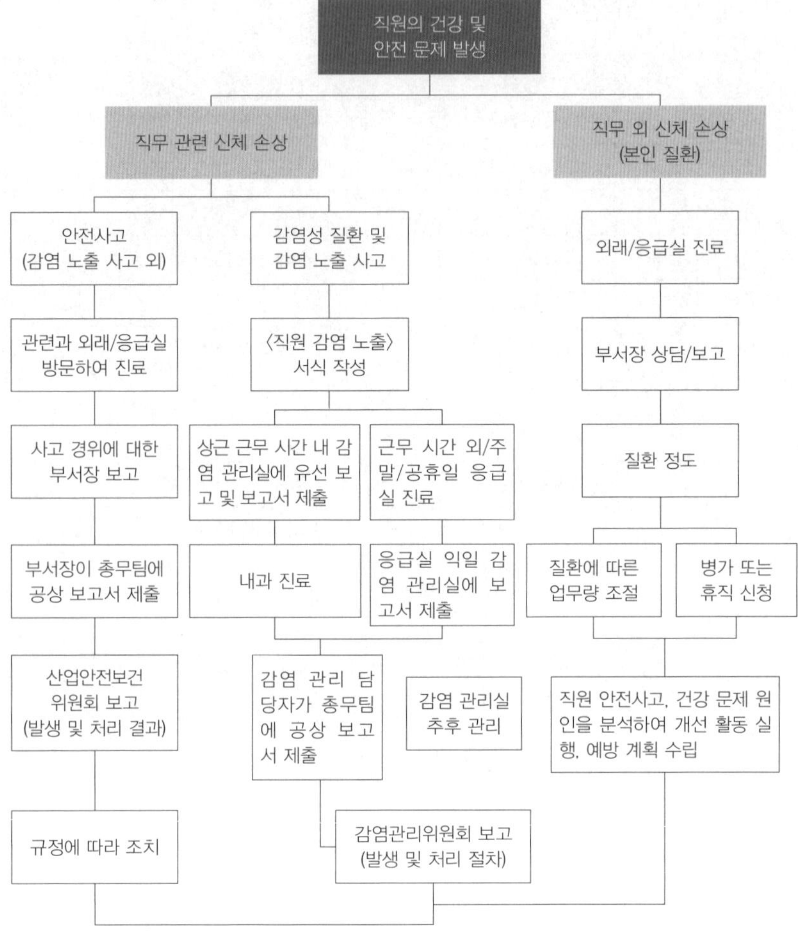

[부록 3] 공상 처리 보고서(사례)

결 재	담당	부서장	행정부장	병원장

소 속		직 위		성 명	
발생 일시					
발생 장소					

발생 경위	(구체적으로 명시)

*필요시 진단서 및 관련 자료 제출

위의 기재사항이 사실임을 확인합니다.

20   년   월   일

사고자 :   (인)

소속장 :   (인)

마. 환자안전 관리 조직

환자 한 명이 병원에 입원했다가 퇴원할 때까지, 그를 돌보기 위해 관여하는 직종은 수십 종이 넘는다.

환자가 약을 먹고, 주사를 맞고, 수술을 받는 과정에 참여하는 사람 수와 관련 절차 또한 많다. 때문에 모든 의료기관 종사자들은 문제에 대해 분석적으로 접근하고, 객관적이며 체계적인 해결 방안을 모색해야 한다.

학습목표

1. 의료기관 내 환자안전 조직에 대해 이해하고 이를 설명할 수 있다.
2. 의료기관 내 환자안전 관리 운영 시스템을 완전히 이해하고 이를 실천할 수 있다.
3. 환자안전 문화 인식의 중요성을 이해하고 조직 내에 확산되도록 노력한다.

1. 의료기관의 환자안전 관리 업무

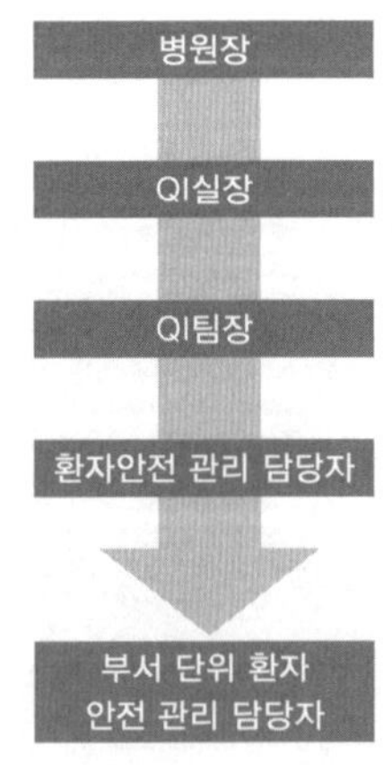

2. 부서 관련 환자안전 조직

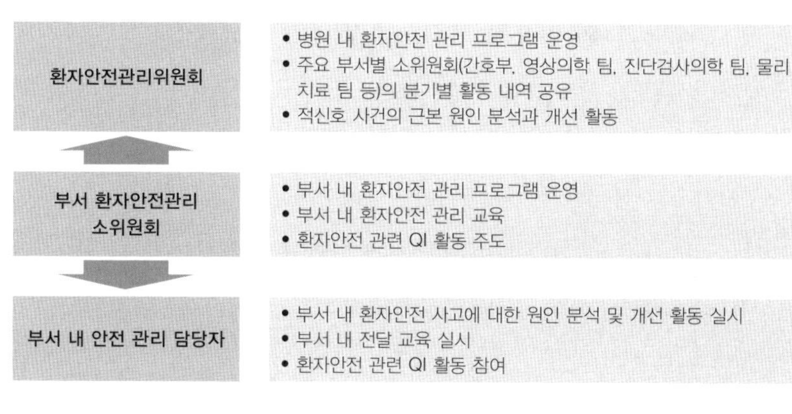

– 수직, 수평의 쌍방향 의사소통 통로
– 매년 조직 정비 및 연 1회 이상 담당자 교육 실시

3. 병원 내 안전 관련 위원회 조직(통합 관리의 예)

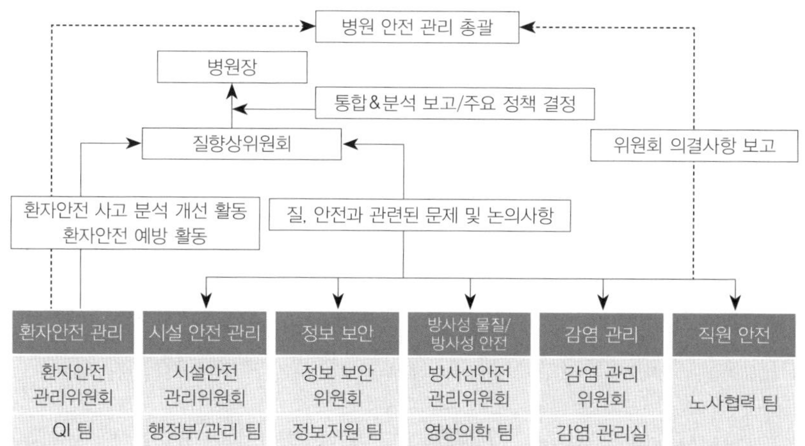

바. 환자안전 관리 운영 프로그램

1. 의료기관의 환자안전 관리 규정(내규)

1) 환자안전 관리 프로그램 운영 지침

① 환자안전 관리 프로그램의 범위 규정

② 환자안전 관리 프로그램의 운영 조직

③ 환자안전 관리 계획 수립과 프로그램 평가 지침

④ 보고 체계 및 분석과 개선 활동 체계

2) 적신호 사건 관리

① 적신호 사건의 정의

② 응급조치와 보호자 관리

③ 근본 원인 분석과 개선 활동 지침

3) 전향적인 예방 활동 프로그램

① 아차 사고와 위험 관리 정의

② 위험 평가(Risk Assessment) 및 전향적인 예방 활동에 대한 지침

4) 예방 활동 사례

환자 확인 시 환자 ID와 이름 확인	투약 오류 예방 활동
비슷하게 생긴 약물	낙상 예방 활동

① 환자 확인 시 이름을 개방형으로 물어 확인하고, ID나 생년월일을 물어 정확히 확인한다.

② 투약 오류 예방 활동

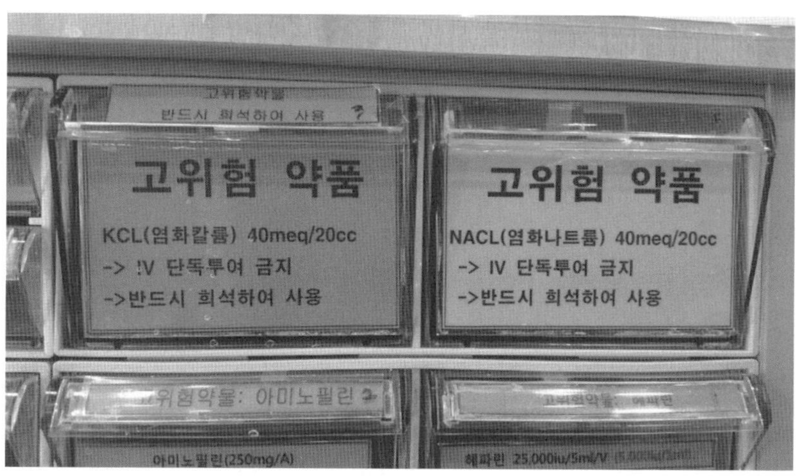

2. 환자안전 보고 체계

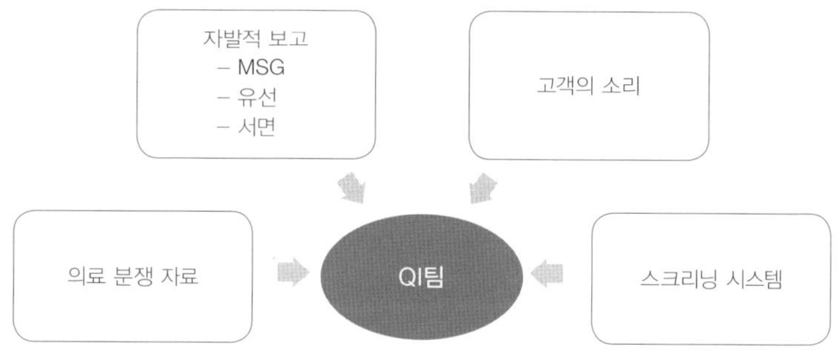

1) 환자안전 보고 절차

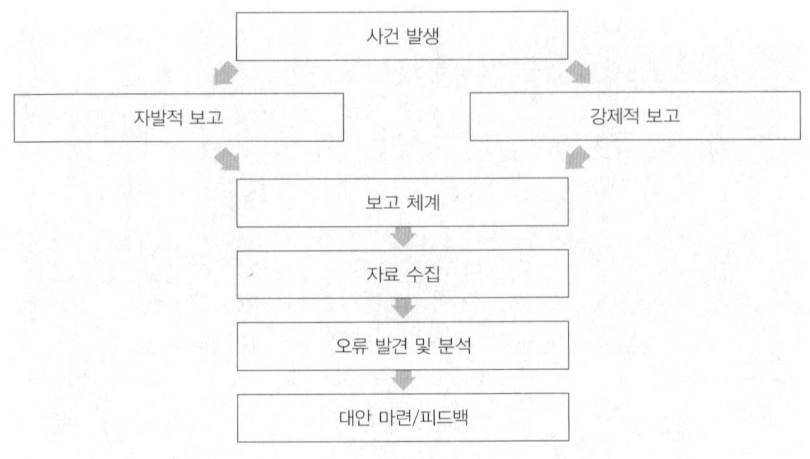

2) 자발적 보고 체계

　① 보고 대상 : 진료 과정 중 예기치 않게 발생하여 환자의 안전을 위

　　협할 수 있는 바람직하지 않은 모든 사례

　② 사례의 예

　　－ 적신호 사건(Sentinel Event)

　　－ 사건 사고(Incident)

　　－ 근접 오류(Near Miss)

3) 환자안전 사고 보고 체계

　(1) 환자안전 사고를 보고하는 방법

　① 환자안전 사고 발생 48시간 내에 전산 보고 또는 서면 보고를 한다.

　② 사망, 또는 회복이 불가능한 신체 상해(사지 마비, 기능 상실, 의식 불

　　명)가 발생했을 때는 즉시 QI 팀(환자안전 담당자)에 유선 보고를 한

　　후 24시간 내 전산 보고 또는 서면 보고를 한다.

(2) 환자안전 사고의 보고 범위(아차 사고 포함)

① 임상(투약, 낙상, 수혈, 진료 및 치료 과정, 진단/영상 관련 사건)

② 비임상(탈원, 폭력, 난동, 화재, 의료가스/의료전기 관련 사건)

③ 안전 관련 감면 사례 보고(환자안전 사고 관련 감면 요청 시)

3. 환자안전 사고 분류

보고 내용 검토 및 분류	환자안전 담당자가 매일 아침 보고 내용 검토

1) 관련 부서에 피드백을 넣어 부서 내 개선 활동을 유도할 사건

- 부서 내 개선 활동 결과 보고서 제출 요청
- 월별 운영진(경영진) 보고 시 첨부 보고

2) 민원 발생 가능성이 있거나 동반된 사건

- 법무팀에 사고 내용 송부 : 법무팀에서 민원 관련 자료 검토
- 즉각적인 대책이 필요한 사건 : QI실장, 주치의 혹은 부서장, QI 팀 회의 개최
　　　　　　　　　　　의료적 과실 검토, 민원 대처 방향 결정
- 경과 관찰이 필요한 사건 : 주치의 소견서 접수
　　　　　　　　　　　민원 발생에 대비한 자료 분석과 상담 준비

3) 즉각적인 분석과 개선이 필요한 사건

- 적신호 사건, 그에 준하는 사건 또는 근접 오류
- 재정적인 타격이 클 것으로 예상되는 사건
- 병원에 도덕적으로 타격이 미칠 것이라고 예상되는 사건
- 심각한 민원 동반 사건

사전 검토
- 의무기록
- 관련 부서 직원 인터뷰
- 내규 및 교육 프로그램
- 검토

RCA 여부 결정
- QI실장, QI팀장, 환자안전 관리 담당자 회의
- 개선 활동 방향과 방법 결정

개선 활동 실시
- 관련 부서 회의 소집
- 상세 분석 및 개선 계획 수립
- 개선 활동 결과 평가 및 재보고
- 가장 빠른 의사소통 방법을 통한 일반화

4) 월별 경향을 분석하기 위한 자료 수집

4. 분석과 개선 활동

1) 월별 환자안전 사고 분석

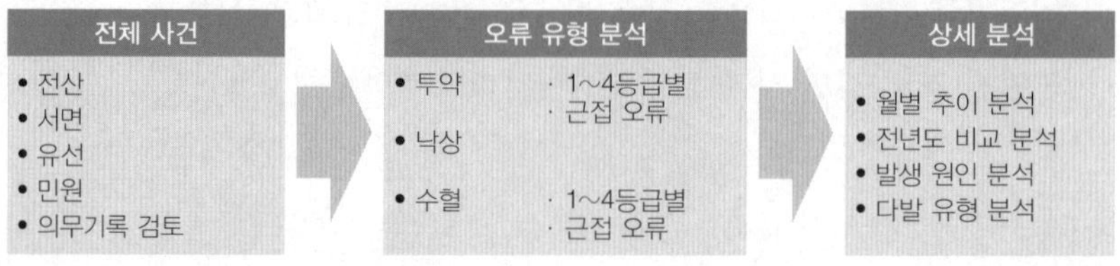

2) 월별 분석에 따른 부서 내 개선 활동 요청

① 월별 경향 분석 후 개선사항 도출

② 관련 부서에 개선 요청

③ 보고서 양식에 따른 결과 제출

3) 적신호 사건과 그에 준하는 위해 사건, 근접 오류를 개선하기 위한 활동 프로세스

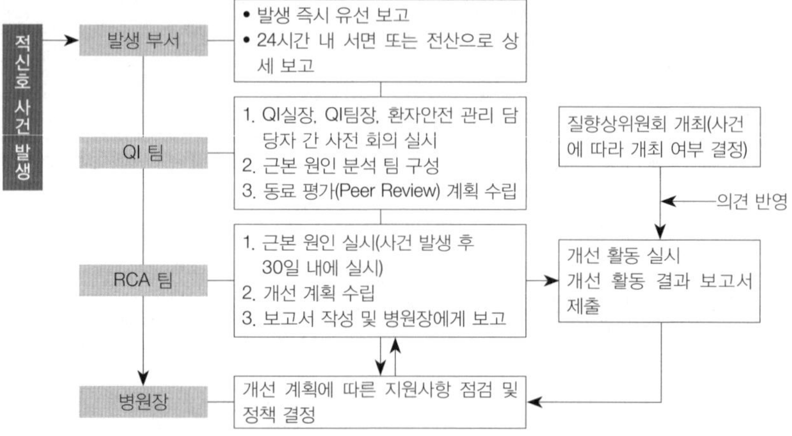

4) 근접 오류 개선 활동 프로세스

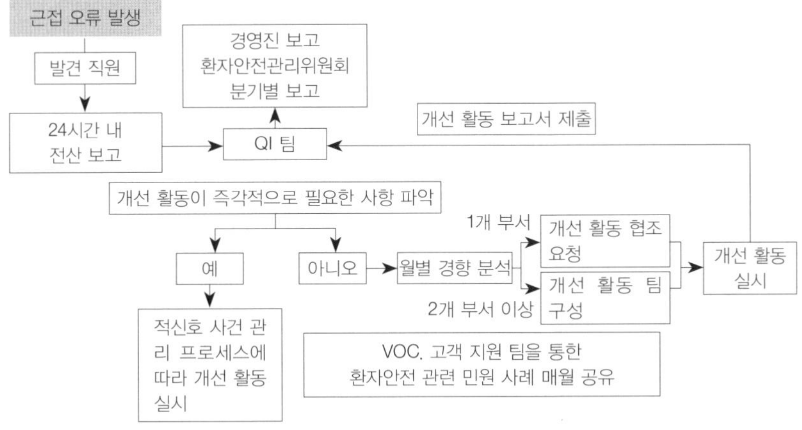

5) 오류 유형 및 영향 분석(FMEA)

(1) FMEA의 개념

① Failure : 시스템이나 시스템의 일부분이 의도하지 않거나 원하지 않는 방법으로 행해지는 것

② Mode : 고장(Failure)이 일어날 수 있는 수단 또는 방법

③ Effect : 고장 유형(Failure Mode)의 결과 또는 결론

④ Analysis : 프로세스 요소나 구조에 대한 세부적인 조사

(2) FMEA의 도입 배경

도입 배경	FMEA 개념	FMEA 목적
• 생산품의 신뢰도를 평가하고 개선하기 위해 생산품의 라이프 사이클 동안 사용된 개념(미항공우주공학–미해군–자동차업계) • 최근에는 의료에도 적용	오류가 발생하기 전에 문제를 산출하고 예방하기 위해 사용하는 팀 기반의 체계적이고 전향적인 기술	사건이 발생하기 전에 문제를 일으킬 수 있는 프로세스를 찾아 이를 예방하기 위함

(3) FMEA의 전제 및 목적

전제	목적
• 지식이 많고 신중한 사람이더라도 어떤 상황에서는 실패할 수 있다고 가정함 • 초점은 '누가'보다 '무엇'이 실패를 일으키는가에 있음	• 실패를 야기할 수 있는 행동을 방지하기 위함 • 특정 실패를 예방할 수 없다면 실패가 환자에게까지 미치지 않도록 해야 하고, 영향을 미치는 경우라면 그 영향을 최소한으로 줄일 수 있는 방안을 모색하기 위함

- **FMEA 목표**
- 프로세스 내에서 발생할 수 있는 모든 사건 유형을 찾아 그 원인과 영향을 분석하고 우선순위화하여, 개선 계획을 실행 및 결과를 측정하는 것
① 진료 과정이나 장비, 업무 프로세스 내에서 가능한 고장 유형(Failure Mode) 확인
② 각각의 고장 유형에 따른 영향(Effect)을 사정하고 분석(Analysis)
③ 프로세스 내에서 가장 변화가 필요한 부분 확인(Risk Priority)

(4) FMEA의 적용 방법

① 고위험 프로세스 선택 및 팀 구성
② 프로세스 검토 및 도식화 작업
③ 잠재적 고장 유형에 대한 브레인스토밍 및 영향 확인
④ 고장 유형의 우선순위 정하기
⑤ 고장 유형의 근본 원인 확인하기
⑥ 프로세스 재설계
⑦ 새로운 프로세스 분석 및 검토
⑧ 재설계한 프로세스 실행 및 모니터링

1. 고위험 프로세스 선정 및 팀 구성

↓

2. 프로세스 검토

↓

3. 잠재적 고장 유형을 브레인스토밍하고 고장 유형의 영향을 정리

↓

4. 고장 유형의 우선순위 선정

↓

5. 고장 유형의 근본 원인 확인

↓

6. 프로세스 재설계(Redesign)

↓

7. 새로운 프로세스 분석 및 검증

↓

8. 새로운 프로세스 실행과 모니터링

사. 환자안전 문화

1. 안전 문화

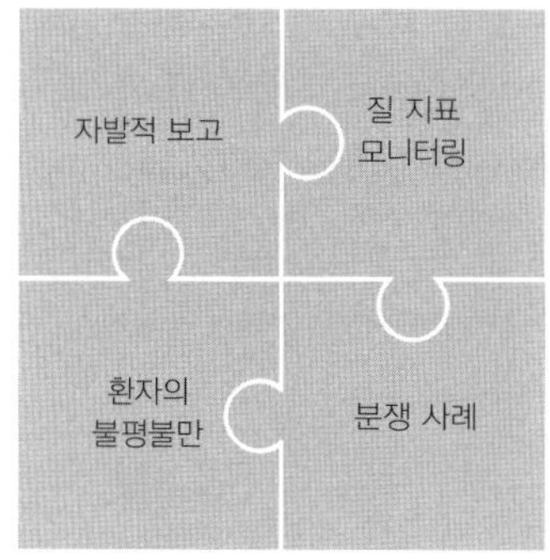

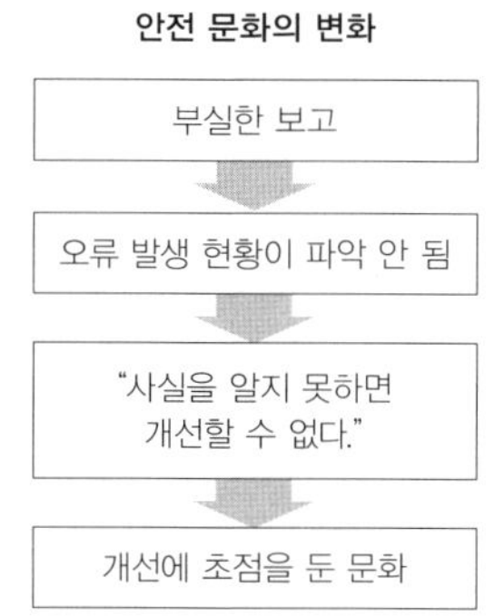

2. 환자안전 인식 변화

1) 자발적 보고 활성화를 위한 변화

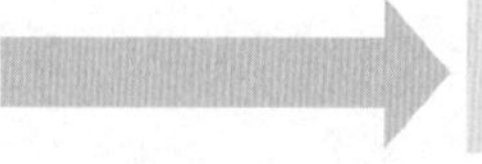

2) 환자안전 담당/부서장/경영진의 인식 변화

환자안전 담당/부서장/경영진 비난/문책의 문화	환자안전 담당/부서장/경영진 안전의 문화
문제를 맞닥뜨리면 부담스럽다.	문제를 알게 되었을 때 화를 내지 않게 되었다.
모든 문제가 간호사의 부주의 때문이라고 생각한다.	인적 요인보다 시스템적 요인을 먼저 분석한다.
보고자와 면담할 때 화를 안 내기가 어렵다.	사건이 발생한 후 사건과 보고자의 인격을 분리된 시각으로 바라본다.
인적 요인을 먼저 생각한다.	보고 건수가 늘어나면 우리 부서의 개선 의지가 높은 것이라고 생각한다.
보고 건수가 늘어나면 불안해진다.	문제는 계속 발생할 것이다.
다른 부서에서 우리 부서를 문제가 많은 부서로 낙인 찍을까 봐 두렵다.	그러나 같은 문제는 발생하지 않아야 한다.
사례를 선택적으로 보고한다.	부서의 변화가 병원 전체의 변화를 가져올 것이다.
	한 해의 주가 매출 비율(PSR) 통계를 가지고 다음 해의 계획을 세운다.

3) 직원들의 환자안전 인식 변화

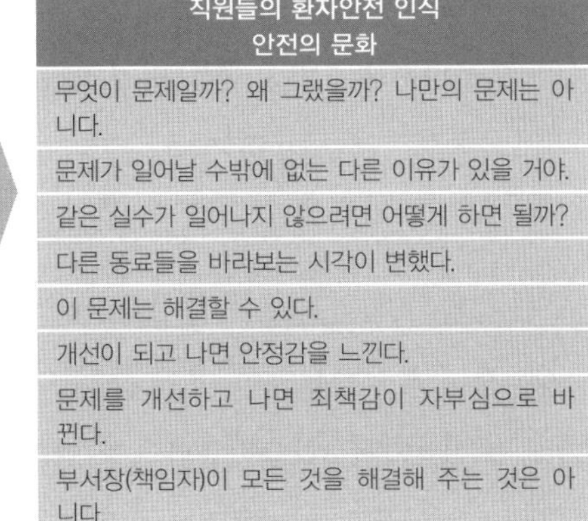

3. 문화의 변화를 위한 노력

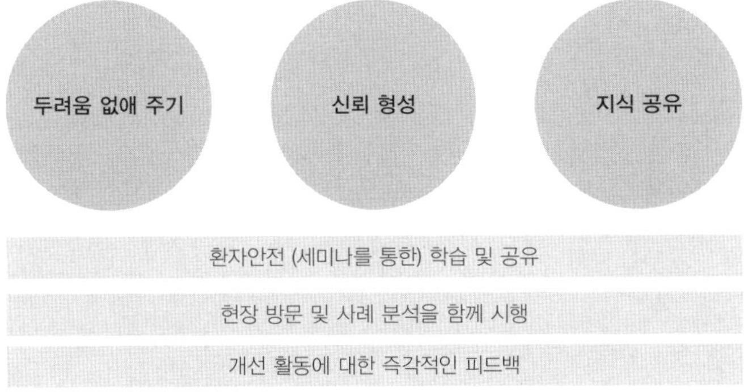

4. 리더십 과제

① 안전 중심의 문화 확립(Safety-Oriented Culture)

　－ 급한 일은 서로 나누기(Create Shared Urgency) : 100% 환자안전을

위한 비전

② 예방을 위한 시스템 분석 및 위험을 감소시키려는 노력(Proactive)

   – '비난에서 자유로운 환경(Blame-Free Environment)' 만들기(심리적인

     안정) : 보고율 향상(Blameless Reporting)

③ 모든 과정의 표준화(Standardization)

④ 효율적인 의사소통 활성화(Communication)

⑤ 적절하고 효율적인 인사 관리 보장(Effective Staffing)

⑥ 환자 및 보호자의 참여 장려 및 지지(Patient Participation)

환자안전 사례

A. 투약 오류

: 생후 6개월된 아기가 급성 백혈병으로 소아과 병동에 입원한 사례

ⓐ 소아과 전공의가 오후 3시에 '빈크리스틴(Vincristin) 5mg IV'라는 투약 오더(Order)를 작성하여 병동 약국에 팩스로 보냈다. ⇒ 계산 착오

ⓑ 담당 교수가 오더를 검토했지만, 그 과정에서 오류를 발견하지 못했다.

ⓒ 약사가 오류를 발견하여 병동 간호사 및 의사에게 연락했지만 연락이 되지 않았다. 그래서 의사와 상의가 필요한 '문제 처방'으로 분류해 두었다.

ⓓ 처방 원본이 병동으로부터 약국에 도착했다. 그러나 오후 교대 근무 약사가 '문제 처방'임을 인식하지 못하고 약을 조제해버렸다. 전

산화된 용량 점검 시스템이 있었으나, 조제된 약이 이상 용량임을
발견하지 못하였다.

ⓔ 병동 간호사가 오더에 의문을 갖고 당직 전공의에게 문의하였다.
당직 전공의가 용량을 다시 계산하였으나, 전화 통화를 하면서 용
량이 잘못 전달되었다. 5시 20분경, 간호사는 환자에게 치사량인
약제를 1분에 걸쳐 정맥 투여하였다.

ⓕ 간호사가 환자 상태를 관찰(맥박수가 110에서 74로 낮아짐)한 뒤 당직
의사를 호출하였고, 당직 의사는 진찰 후 환자 상태가 양호하다고
기록하였다.

ⓖ 후에 환자의 엄마가 환자에게 아이스크림을 먹이려 할 때 구토와
호흡곤란 증상이 발생하였다. 5시 45분경 환자에게 심폐소생술을
시행하였으나, 사망하고 말았다.

B. 고장 난 의료 장비

ⓐ A병원에서 원격 측정 모니터(Telemetry Monitors)를 한 곳으로 옮겨
중앙 관리화하기로 하였다. 4년 전에는 직원 1명당 평균 20명의 환
자를 맡았었다. 하지만 병원 내 환자가 급격히 증가하면서 현재는
2명의 직원이 환자를 130명까지 맡아 관리하고 있다.

ⓑ 일부 오래된 모니터의 알람이 제대로 작동되지 않는 상태였지만 직
원은 이 사실을 알지 못했다.

ⓒ 일부 오래된 알람은 한번 울리기 시작하면 그칠 줄 몰라, 어떤 직
원들을 알람을 꺼놓기도 했다.

ⓓ 오전 11시 30분경 한 환자에게 부정맥이 발생하였다. 그러나 알람

이 제대로 작동하지 않아 30분이 지난 뒤 발견되었고 환자는 결국
사망하고 말았다.

Q&A

해답은 510쪽

Q2. 의료기관 내 환자안전 관리 업무는 어떤 것이 있을까요?

* 위 질문에 대한 의견을 적어보세요.

* S u m m a r y

1. 의료기관의 환자안전 관리 업무
   ① 환자 관련 안전사고 분석/통계
      – 월별 전체 통계
      – 진료/수술 관련 분석
      – 시설 관련 분석
      – 근접 오류 분석
   ② 부서 개선 활동 지원
   ③ 적신호 사건 분석과 개선 활동
   ④ RCA 주관, FMEA 주관
   ⑤ 각종 교육 실시
   ⑥ 환자안전의 날 행사 주관
   ⑦ 안전 조직 운영
   ⑧ 국제 환자안전 목표 현장 모니터링 실시

⑨ 환자안전관리위원회 운영 등

2. 의료기관 환자안전 보고 체계 : 해당 의료기관의 환자안전 보고 체계를 숙지하도록 한다.

3. 환자안전 문화의 변화
　① 비난/문책의 문화 → 안전의 문화
　② 누가 했는가? → 무엇이 잘못되었는가?
　③ 왜 일어났는가?
　④ 문화를 변화시키기 위한 노력
　⑤ 두려움 없애 주기
　⑥ 신뢰 형성
　⑦ 지식 공유 → 환자안전 (세미나를 통한) 학습 및 공유
　　→ 현장 방문 및 사례 분석을 함께 시행 → 개선 활동에 대한 즉각적인 피드백

[부록 1] 환자안전 사고 보고 체계(사례)

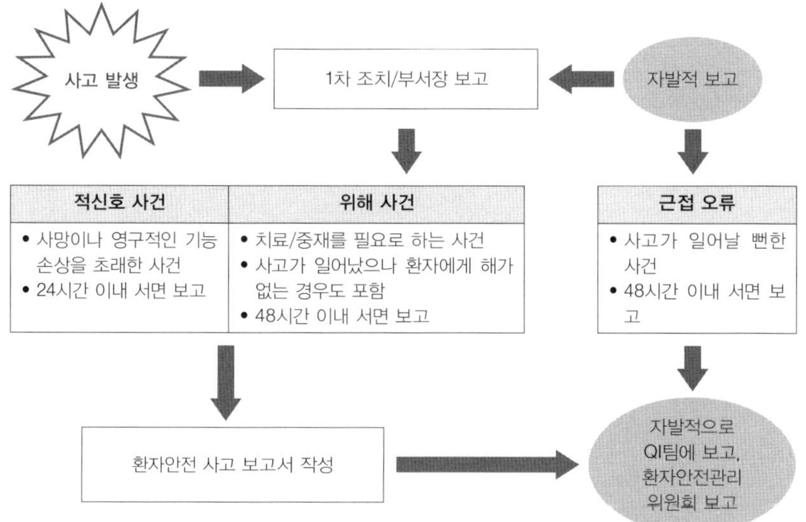

[부록 2] 환자안전 사고 발생 보고서 1(낙상 제외)(사례)

환자안전 사고 발생 보고서 1(낙상 제외)

작성자	부서 책임자	부서장	QI팀장

보고일:20   년   월   일

- 진료과/병동 ___________ 과/ ________ 병동
- 등록 번호: _______________________
- 성명: __________________________
- 성별:□ 남 □ 여 • 나이: __________세
- 주치의: ________________________

- 진 단 명: __________________________
- 확인 일시: ___월___일___시___분(AM, PM)
- 발생 일시: ___월___일___시___분(AM, PM)
- 발생 장소: ________________________
- 발생 직원: ________________________

[문제의 종류]

투 약		기 타	
오류 유형	투약 후 발견된 오류의 원인		

투 약

오류 유형	투약 후 발견된 오류의 원인
• 투약 전 발견 □ 조제 오류 □ 처방 오류 □ 전산 오류 • 투약 후 발견 □ 다른 환자 □ 다른 약품 □ 다른 시간 □ 다른 경로 □ 다른 용량 □ 투약 부작용 □ 일혈/침윤 □ 투여하지 않아야 하는 상황에서 투약 □ 기 타( )	□ 처방을 확인하지 않음 □ 투약 직전 환자를 확인하지 않음 □ 투약 직전 투약 카드를 확인하지 않음 □ 처방을 잘못 해석함 □ 투약 카드를 잘못 해석함 □ 약품 라벨을 확인하지 않음 □ 용량 계산 오류 □ 약국의 오류 □ 약품의 전달 지연 □ 의사의 처방 오류 □ 잘못된 주사 용해액 사용 □ 인퓨전 펌프 작동 오류 □ 수액 세트 주입 속도를 잘못 맞춤 □ 기 타( )

기 타

• 수술 관련 □ 환자 점검표 확인 오류 □ 환자 확인 오류 □ 수술 부위 오류 □ 환자 사정 파악 미흡 □ 기 타( ) • CPR 관련 □ 환자 사정 지연 □ Call time 지연 □ 의료진 도착 지연 □ 기구 준비 미흡 □ 약품 준비 미흡 □ CPR 훈련 미흡 □ 기 타( )	• 치료/진료 관련 □ 체내 침습적 시술 □ 기타 진료 • 의료 장비/기구 관련 □ 산소 탱크 □ 제세동기 □ 인공 호흡기 □ 기 타( ) □ 수량 부족 □ 작동/준비 불량 □ 작동 능력 부족 • 검사 관련 □ 검사 지연 □ 검사 과정 오류 □ 검사 결과 오류

• 문제 내용을 객관적으로 기록하여 주십시오.	• 수혈 관련 □ 검사용 혈액 오류 □ 혈액 불출 오류 □ 환자 확인 오류 □ 투여 방법 오류 □ 기 타(　　　　　) • 에어웨이(Airway) 관련 □ 에어웨이 관찰 미흡 □ 석션(Suction)으로 인한 기도 출혈 □ 질식(Asphyxia) □ 기도 유지 기구 불량 □ 기 타(　　　　　)	□ 마취 관련 □ 화상 □ 육체적 구속 및 안정 조치 □ 환자의 자살/자해 □ 진료 재료 오염/불량 □ 자료 분실 □ 식사 관련 □ 간호 관련 □ 전산 장애 □ 기 타(　　　　　)
• 문제 발생에 따른 중재 활동을 기록하여 주십시오.	• 본인이 생각하는 문제 원인과 개선 방안을 기록하여 주십시오.	

• 문제의 결과	• 환자의 신체적 손상	
□ 손실 없음　　□ 업무 지연/추가 □ 환자의 신체적 손실　□ 환자의 경제적 손실 □ 병원의 경제적 손실	□ 특별한 이상 없음 □ 영구적인 신체 장애 □ 사망	□ 치료 후 후유증 없이 회복 □ 즉각적인 생명의 위협을 받음

[부록 3] 근접 오류(Near Miss) 보고서(사례)

근접 오류(Near Miss) 보고서

사고 일시	
사고 종류	
사고 장소	

내 용	
	육하원칙에 의해 간단히 기입해 주시면 됩니다.
근접 오류 분석	
개선사항 요약	

년   월   일

수신 부서: QI팀 (   ) (서명)

[부록 4] 환자안전 사고 분석 보고서(사례)

환자안전 사고 분석 보고서

QI팀장	환자안전위원장	병원장

단 계	항 목	내 용	비 고
1. 문제 확인	발생 일시		
	발생 장소		
	사고 내용 요약		
2. 원인 파악	의사 측 요인	☐ 의사의 표준 미시행으로 인한 과오 과실 ☐ 지식 및 기술 부족 ☐ 부적절한 의사소통 ☐ 불친절	
	간호사 측 요인	☐ 간호사의 표준 미시행으로 인한 과오 과실 ☐ 지식 및 기술 부족 ☐ 의료 기기의 관리 불량과 조작 미숙 ☐ 부적절한 의사소통 ☐ 불친절	
	환자/보호자 (간병인) 측 요인	☐ 병원의 지시에 따르지 않는 자의적인 행동 ☐ 병원의 설명, 교육에 따르되 예기치 않은 불상사 　발생 ☐ 질병 상태에 대한 이해 부족	
	병원 환경, 시설 및 제도상 의 요인	☐ 병원 건물 또는 병동 구조상의 결함 ☐ 예상하지 못한 시설의 파손 ☐ 제도 운영상의 기술 부족 ☐ 의료 기기 오작동	
	의료팀 상호 간 의 문제	☐ 이해 부족으로 인한 개인, 집단, 조직 상호 간의 갈등 ☐ 기타 직원의 표준 업무 미시행	
	불가항력적 요인	☐ 의약품의 불가항력적인 부작용 ☐ 환자의 특이 체질 ☐ 기타	
3. 개선 활동	추후 조치사항 및 예방 대책	☐ 직원 교육　　　☐ 환자/보호자 교육 ☐ 제도 개선　　　☐ 시설 개선 ☐ 불가항력　　　☐ 시말서 제출 ☐ 기타 :	
4. 결과 평가			

작성일:　　　년　　　월　　　일

[부록 5] 환자안전 사고 보고 평가 요약지(사례)

환자안전 사고 보고 평가 요약지

부서장	QI팀장	환자안전위원장	병원장

부서 책임자 :

날짜 : 20   년   월   일

1. 발생 원인에 대한 구체적인 이유와 재발 방지를 위한 개선 방안을 기록하여 주
   십시오.

* 발생 원인 :

____

____

* 개선 방안 :

____

____

2. 해당 직원에 대한 피드백 내용을 기록하여 주십시오.

인적 사항	구체적 내용
소속 : 성명 : 발령일 : 현 부서 근무 시작일 :	
소속 : 성명 : 발령일 : 현 부서 근무 시작일 :	
소속 : 성명 : 발령일 : 현 부서 근무 시작일 :	

[부록 6] 사례 요약 기록지(사례)

사례 요약 기록지

환자 정보	등록 번호		이름		성별/ 나이	
	병실		입원일		수술 여부	
	주 진료과		주치의		수술명	
	주 진단명		수술의		수술일	

경과 요약	※ 경과 요약지는 원내 민원 담당자가 보호자를 상대로 상담 시 사용될 수 있기 때문에 환자 또는 보호자가 이해할 수 있을 정도로 쉽게 작성되어야 하며, 경찰서, 검찰 등에서 요구 시 제출용으로 사용될 수 있으므로 의학 용어 사용 시에는 되도록 한국어로 풀어서 사용하고, 필히 영어를 사용해야 할 경우는 한국어 설명을 첨부하여 주시기 바랍니다.

작성 일시 : 20 　.　 .

작성과(팀) : 　　　　　　　　　　작성자 : ＿＿＿＿＿＿＿＿＿＿

[부록 7] 근본 원인 분석 및 개선 활동 보고서(사례)

근본 원인 분석 및 개선 활동 보고서

보고자	QI팀장	환자안전위원장	병원장

ID		주 진단명			
환자 이름		수술/시술명			
주치의		수술의		마취의	
입원일		수술일		퇴원/사망일	
입원과		퇴원과			

문제 확인	발생 일시		발생 장소	
	문제 유형			
	문제 요약			

문제 발생 시점/개선 포인트 (Critical Control Point)			

관련 요인 분석	인적 자원	개인	
		교육	
	System	프로세스	
		장비	
		의사소통	
		기타	

문제의 근본 원인	

개선 활동	인적 자원	
	System	
	기타	
	개선 불가능한 문제	

개선 활동 책임자		개선 활동 기간/완료일		개선 활동 평가 방법/시기	
참석자					
Peer reviewer					

[부록 8] 환자안전 보고 체계 운영(사례)

환자안전 보고 체계 운영(시스템 추적 조사 시 질문 예시)

• 환자안전 사건 보고 체계에 대해 설명해주세요.

• 적신호 사건 처리 절차를 말씀해주세요. 개선한 사례에 대해 말씀해주세요.
　➡ RCA 사례 검토

• 근접 오류 분석 자료를 보여주세요. 분석 결과에 따른 개선 사례가 있습니까?
　➡ 근접 오류 분석 자료, FMEA 사례 검토

• 직원들과 보고 결과는 어떻게 공유하나요? 경영진 보고 절차를 설명해주세요.
　➡ 보고 체계 자료, 사건 보고서 자료, 사건 보고 통계 자료, 공유 자료 확인

[부록 9] 환자안전 사건 보고와 관리 플로우(사례)

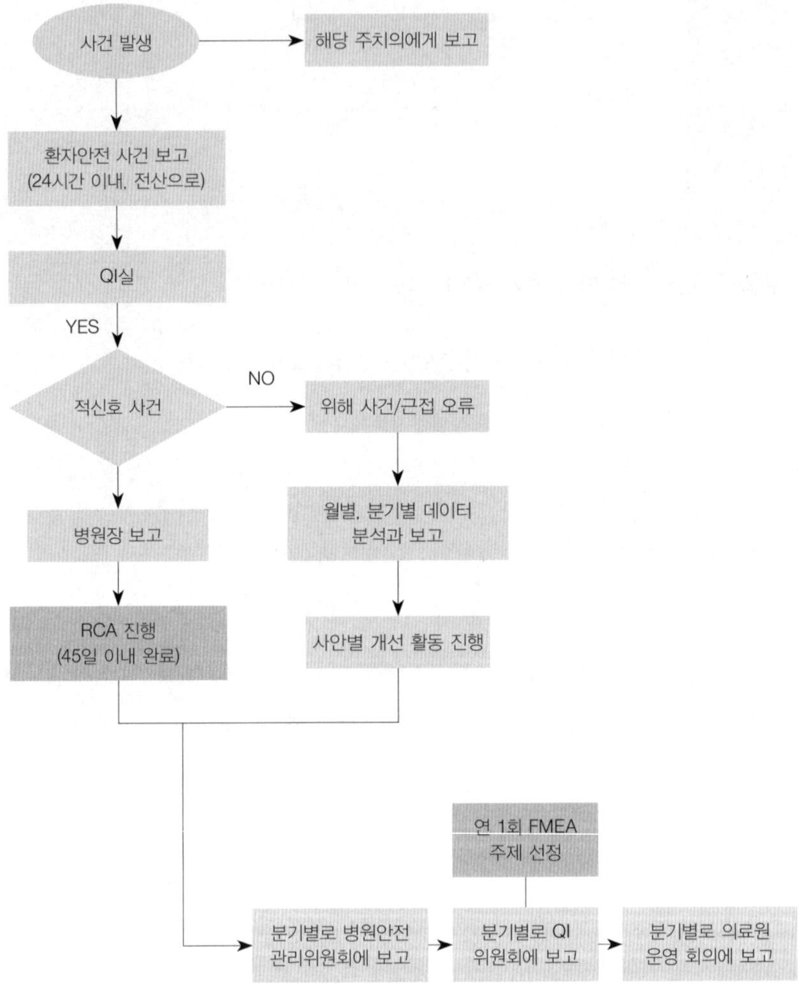

[부록 10] FMEA 활동 중 RCA(사례)

FMEA

1. 고위험 프로세스 선정 및 팀 구성
↓
2. 프로세스 검토
↓
3. 잠재적 고장 유형을 브레인스토밍하고 고장 유형의 영향을 정리
↓
4. 고장 유형의 우선순위 선정
↓
5. 고장 유형의 근본 원인 확인
↓
6. 프로세스 재설계 (Redesign)
↓
7. 새로운 프로세스 분석 및 검증
↓
8. 새로운 프로세스 실행과 모니터링

RCA

구분	단계	내용
근본 원인 분석 준비	1단계	팀 구성하기
	2단계	문제 정의하기
	3단계	문제 연구하기
근접 원인 찾기: 무엇이, 왜 일어났는지를 정의	4단계	무엇이 일어났는지 확인하기
	5단계	절차적 기여 요인 확인하기
	6단계	다른 기여 요인 확인하기
	7단계	측정-근접 원인과 기반 원인에 대한 데이터 수집과 평가
	8단계	임시 변화 설계와 수행
근본 원인 확인	9단계	관련된 시스템 확인-근본 원인
	10단계	근본 원인의 목록 추리기
	11단계	근본 원인 확위 및 상호 관계 강조
개선 활동 설계 및 도입	12단계	위험 감소 전략의 탐색 및 규명
	13단계	개선 행위 개발
	14단계	제안된 개선 행위 평가
	15단계	설계 개선
	16단계	활동 계획이 받아들여지도록 보장
	17단계	개선 계획의 적용
	18단계	효과 측정 개발 및 성공 보장
	19단계	개선 노력에 대한 수행 평가
	20단계	추가 활동 시행
	21단계	결과 공유

4장. 병원 감염 관리

병원 감염 관리는 대중 치료를 위한 병원이 생겨날 때부터 감염 관련 문제를 극복하기 위한 방법으로 사용되었다. 많은 환자들이 병원을 이용하기 때문에 다른 환자에게로 감염병이 전파되지 않도록 해야 한다.

학습목표

1. 의료 관련 병원 감염에 대해 설명할 수 있다.

2. 올바른 손 위생 지침을 이해하고 이를 임상에서 실천할 수 있다.

3. 보호구 착용의 중요성을 인식하고 이를 현장에서 실천할 수 있다.

가. 의료 관련 감염 관리

1. 의료 관련 감염

1) 개념

　의료 서비스와 관련된 감염을 말한다. 의료 서비스를 받기 전에는 병에 감염되지 않았던 환자가 의료 서비스를 받은 후 감염된 상태인 것이다.

2) 의료 서비스 관련 주요 감염 대상

　① 환자에게서 주로 발생한다.

　② 병원 직원, 보호자, 방문객에게서도 발생할 수 있다.

3) 의료 관련 감염의 관리 : 미생물 전파를 차단하여 감염을 관리한다.

숙주	주로 환자를 의미
	격리 개념 적용
병원체	세척, 소독, 멸균법 적용 → 미생물 제거
환경	미생물이 전파될 수 있는 환경을 관리하는 법
	교차 감염 예방 → 손 위생, 보호 장구 착용, 격리, 소독과 멸균

2. 병원 감염 관리의 필요성

1) 의료 관련 감염의 증가 원인

　① 노인 인구의 증가

　② 만성 퇴행성 질환의 증가

　③ 항암제 및 면역 억제제 치료를 받는 면역 저하자의 증가

　④ 항생제 내성균의 증가

　⑤ 침습성 의료 기술의 발전

2) 각각의 측면에서 바라본 감염 관리의 필요성

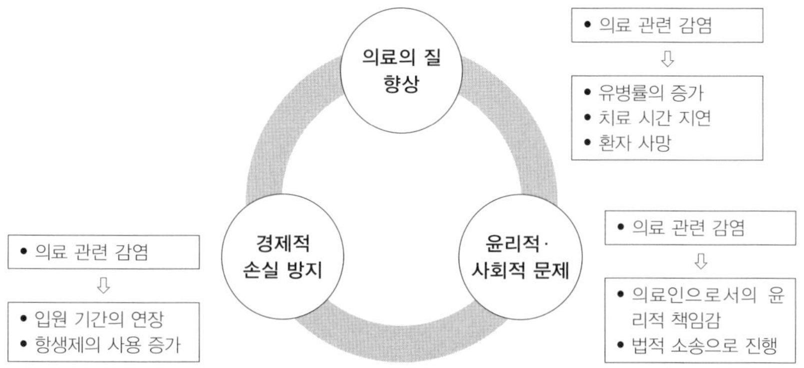

(1) 의료의 질적인 측면(Quality of Care)

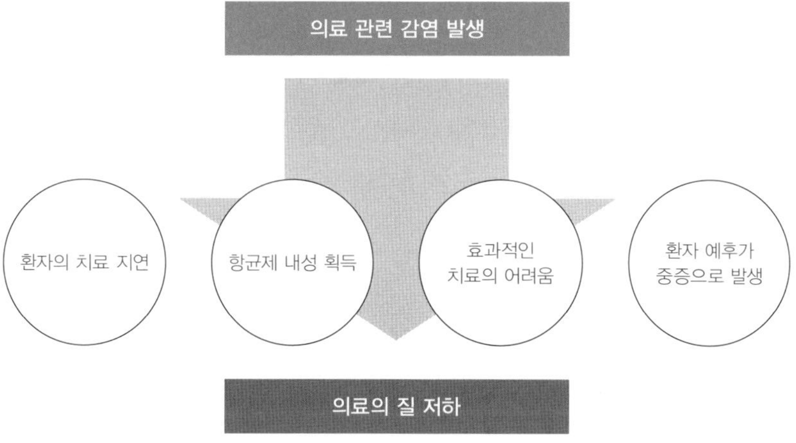

(2) 의료의 경제적 측면(Cost-effectiveness)

의료 관련 감염 종류	추가 재원 일수 한국(미국)	추가 비용	
		한국	미국
요로 감염	0.6일(1.0일)	최소 : 650,247원 최대 : 2,026,745월	평균 : $593 (최고 : $8,286)
균혈증	1.0일 (7.0일)	최소 : 1,738,613원 최대 : 2,930,684원	평균 : $3,016 (최고 : $9,027)

수술 창상 감염	20.4일(7.0일)	최소 : 3,317,812원 최대 : 3,945,829원	평균 : $2,734 (최고 : $26,019)
폐렴	0.25일(6.0일)	최소 : 2,964,188원 최대 : 6,362,623원	평균 : $4,947 (최고 : $41,628)

(3) 의료의 윤리적·법적 측면 : 의료인의 직업 의식

"병원에서 가장 첫 번째로 요구되는 사항으로, 병원은 환자에게 해가 되지 않는 행위를 해야 한다고 말하는 것은 낯선 규범일 수도 있다(It may seem a strange principle to enunciate as The very first requirement in a hospital that it Should do the sick no harm)."

플로렌스 나이팅게일(Florence Nightingale)

3) 의료 관련 감염 관리의 목표

(1) 최종 목표 : 의료 관련 감염 발생을 줄인다.

(2) 의료 관련 감염으로부터 보호해야 할 대상

– 환자

– 직원

– 방문객 등

3. 감염 관리의 원칙

- SENIC 연구(Study on the Efficacy of Nosocomial Infection Control)

  – 1985년에 진행된 미국의 의료 관련 감염 관리의 비용 효율성에 대

한 연구

- 의료 관련 감염 관리의 필수 요소 제시

① 체계적인 감염 감시: 의료 관련 감염 발생률과 위험 요인 조사

② 의료 관련 감염률 환류 프로그램 시행

③ 전담 감염 관리 간호사의 활동: 최소 250병상당 1명

④ 감염 관리 의사의 활동

4. 감염 관리 조직 체계 및 운영

1) 감염 관리 체계

조직 인력	*「의료법」 개정 ① 감염관리위원회 및 감염 관리실을 실치한나. 중환사실을 운영하는 종합병원, 중환자실을 운영하는 200병상 이상의 병원을 대상으로 규정한다. ② 감염 관리실은 병원 감염 발생 감시 등을 주요 업무로 한다. 감염관리위원회의 사무국의 역할을 수행해, 상설 운영하도록 한다.
• 감염관리 　위원회 • 감염 관리실 • 전담자	③ 감염 관리실에 의사, 간호사 등을 배치하되, 전담 근무자를 1명 이상 둔다.

2) 감염관리위원회의 역할

환자, 직원 및 방문객의 병원 감염에 대한 관리, 예방, 및 전반적인 위생 관리에 필요한 정책을 심의하고 자문한다.

3) 감염관리위원회의 업무 영역

> • 「의료법 시행규칙」 제43조
>
> 1. 병원 감염에 대한 대책, 연간 감염 예방 계획의 수립 및 시행에 관한
>   사항
> 2. 감염 관리 요원의 선정 및 배치에 관한 사항
> 3. 감염병의 예방 및 관리에 관한 법률에 따른 감염병 환자, 감염병의 사
>   환자, 또는 병원체 보유자의 처리에 관한 사항
> 4. 병원의 전반적인 위생 관리에 관한 사항
> 5. 병원 감염 관리에 관한 자체 규정의 제정 및 개정에 관한 사항

4) 감염 관리실의 업무

① 감염 관리실은 감염 관리에 관한 실무를 담당하는 실무 기관이다.

② 병원에 출입하는 환자 및 의료인, 직원, 방문객, 보호자 등을 의료
관련 감염으로부터 보호하는 것이 목적이다. 안전한 환경에서 최
상의 진료가 이루어질 수 있게 돕는다.

5) 감염 관리 업무

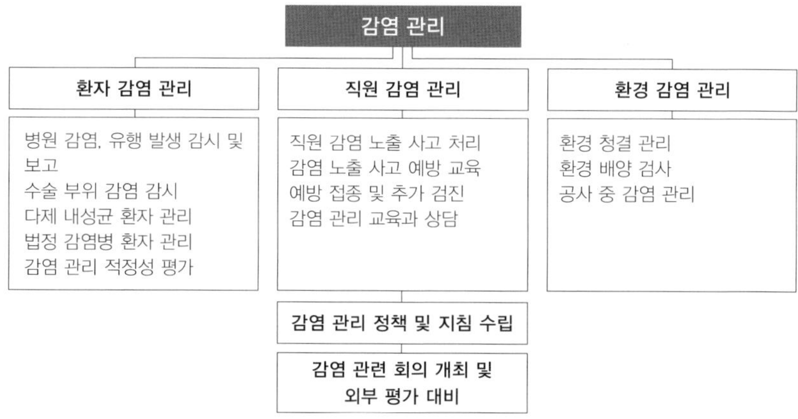

나. 무균술 및 손 위생

1. 무균술

1) 무균술을 적용하게 된 배경

① 의료 기술 발달로 인한 침습적 처치율의 증가

② 항생제 관련 내성 균주의 출현

③ 병원 감염의 기회 증가

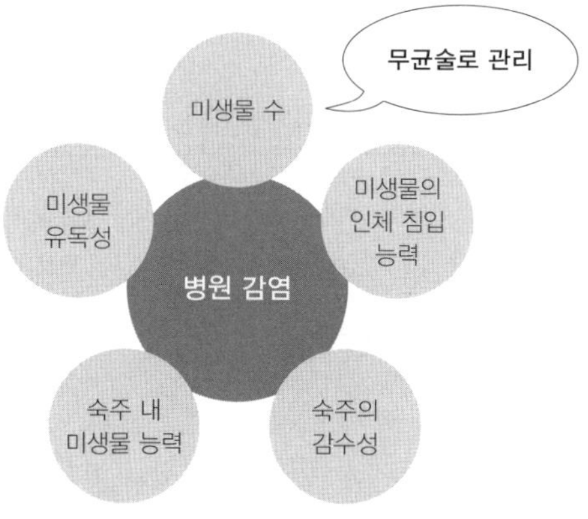

2) 무균술 관련 개념

(1) 무균(Asepsis)이란 병원성 미생물이 존재하지 않는 상태를 의미한다.

(2) 의료 관련 감염을 줄이기 위해 의료진 모두가 수행해야 하는 절차
이다.

(3) 미생물의 수를 관리해 감염 회로를 끊을 수 있는 방법이다.

(4) 청결술(Cleaning Technique)

① 일정 지역의 미생물 수를 줄이는 방법이다.

② 미생물이 현재 있는 곳에서 다른 곳으로 널리 퍼지는 것을 막
는다.

(5) 무균술(Sterile Technique)

– 병원균이나 미생물이 없는 멸균 상태를 유지하는 방법이다.

(6) 내과적 무균술

– 개인 건강 및 위생, 손 씻기, 환자의 쓰레기 처리, 격리 등을 포
함한다.

(7) 외과적 무균술

– 수술실에서의 손 씻기, 멸균 지역의 준비, 드레싱 교환 등을 포
함한다.

(8) 오염 제거(Decontamination)

– 병원성 미생물을 제거하는 과정이다.

(9) 청결(Cleansing)

– 물과 기계적인 행위를 통해 어떤 물체에서 오염이나 유기물을 물
리적으로 제거하는 과정이다.

(10) 소독(Disinfection)

– 아포를 제외한 미생물 중 질병을 발생시키는 미생물을 제거하는

과정이다.

(11) 멸균(Sterilization)

– 화학적·물리적 과정(고압 증기, 건열, EO가스, 액체 화학제)을 통해 미생물의 모든 형태를 완전히 파괴하는 과정이다.

3) 청결 무균술(Cleaning Technique)

(1) 개념

① 미생물이 사람(의료인, 환자 등) 또는 어떤 장소에서 다른 부위로 전파되는 것을 예방하거나 최소화시키기 위해 미생물 수를 감소시키는 술기이다.

② 내과적 무균술이라고도 한다.

(2) 피부의 미생물 수 감소

① 손은 병원 내 환경에서 미생물이 전파되기 가장 좋은 매체이므로 손 위생이 가장 중요하다.

② 손톱 밑의 미생물 수를 감소시키기 위해 손톱은 짧게 깎고 청결하게 유지한다.

③ 목욕은 피부에 있는 미생물을 제거하여 다른 사람에게 옮는 것을 방지한다.

④ 회음부는 따뜻하고 습한 부위이기 때문에 미생물이 자라기 쉬우므로 매일 간호한다.

⑤ 구강 간호도 규칙적으로 실시한다.

⑥ 상처 분비물, 대변, 소변, 객담, 물로 오염된 환자 옷은 세균의 성장 배지가 될 수 있으므로 즉시 교환해주도록 한다.

⑦ 더러워진 홑이불을 교환할 때는 털거나 흔들지 말고, 더러운 쪽을 안으로 말아서 운반한다.

(3) 적절한 방어술을 이용한 미생물 전파 감소
① 멸균 물품의 오염을 막기 위해 '무접촉술(No Touch Technique)'을 사용한다.
② 감염 물질(혈액과 체액 등)과의 직접적인 접촉을 막기 위해 청결 가운을 입는다.
③ 공기 감염 환자는 음압 병실에서 지내도록 한다.
④ 세제 또는 환경 소독제를 이용해 정기적으로 주변 환경을 청소한다.

(4) 내과적 무균술
① 목적:일정 지역에 있는 미생물의 수를 줄이고 현재 부위에서 다른 부위나 장소로 미생물이 전파되지 않도록 하기 위함이다.
② 적용 방법:개인 건강 및 위생, 손 위생, 환자 위생, 격리 등이 있다.

(5) 개인 위생 관리

의료인의 개인 위생 관리	환자의 개인 위생 관리
• 매일 샤워나 목욕을 하고 머리를 감는다. • 손을 자주 씻고 로션으로 관리한다. • 손톱을 청결하게 한다. • 가운이나 신발을 깨끗하게 유지한다.	• 피부에 있는 미생물을 제거하기 위해 목욕을 한다(젖은 옷은 갈아입는다). • 규칙적으로 구강과 회음부를 간호한다. • 환자가 사용하는 물품은 철저하게 세척한다(더러워진 침구는 더러운 쪽을 안으로 말아서 세탁물 통에 넣는다).

4) 무균술

(1) 개념

① 병원에서 사용하는 물품이나 수술실 등의 공간을 병원균이나 미
생물이 전혀 없는 멸균 상태로 유지하는 것이다.

② 외과적 무균술이라고도 한다.

(2) 조직 손상이 없는 상태로 두어 피부 미생물을 최대한 감소

① 비누를 사용해 오염을 제거한다.

② 미생물 억제 효과를 지속시키는 것이 목적이라면 항생제를 사용
한다.

③ 환자가 제모를 해야 한다면 제모제나 면도기보다는 클리퍼(Clipper)
를 사용하게 한다.

(3) 미생물 전파를 줄이기 위한 방어술 사용

① 멸균 영역은 멸균 장갑, 가운, 방포를 이용해 유지한다.

② 멸균된 물품이 오염되었거나 깨끗한 물품과 닿았을 때는 오염으로
간주한다.

③ 멸균된 물품인지 의심스러울 때는 오염으로 간주한다.

④ 무균 지역을 준비하기 전에 그 장소 주변에 있는 모든 것들은 깨끗
하고 건조된 상태여야 한다. 필요한 물품은 모두 준비해두고 자리
를 비우지 않도록 한다.

〈멸균 물품 확인〉

- 포장 상태를 확인하여 멸균 상태 유지를 확인한다.
- 다음의 제품은 오염으로 간주한다.
  - 유효 기간이 지난 것
  - 멸균 상태 표시가 되어 있지 않은 것
  - 구멍 난 것
  - 젖은 것

(4) 수술 과정 중 미생물을 최대한 감소시키기 위한 환경 관리 제공

① 특별한 처치실이나 수술실을 사용한다.

② 침상 시술 시 공기 전파를 최소화하기 위해 출입을 제한하고 시술을 하는 동안은 문을 닫아둔다.

③ 환경 오염을 감소시키는 또 다른 방법으로는 환기 시스템을 이용해 공기 교환 횟수를 늘리는 방법이 있다.

④ 수술실 내부에 양압 유지, HEPA 필터, 공기 층류(Laminar Air Flow)와 같은 특수 환기 설비를 설치한다.

⑤ 주변 환경의 표면을 주기적으로 청소하고 소독한다.

(5) 외과적 무균술

① 외과적 무균술의 필요성

  - 병원균이나 기타 다른 미생물이 전혀 없는 멸균 상태를 유지한다.

  - 수술 영역과 같이 미생물의 접근이 허용되지 않을 때 필요하다.

② 외과적 무균술의 3대 원리

  - 멸균된 물품은 멸균된 장갑을 끼고 만진다.

  - 멸균된 물품이 오염되었거나 깨끗한 물품에 닿으면 오염된 것이다.

  - 멸균된 것인지 오염된 것인지 의심스러운 때는 오염된 것으로 간

주한다.

예) 젖어 있거나 습기에 찬 물품, 포장이 찢어졌거나 구멍이 난 물
품, 멸균 유효 기간이 지났거나 명시되어 있지 않은 물품, 지시
약이 부착되어 있지 않거나 테이프의 색이 바뀌지 않는 경우

(6) 무균 지역 준비

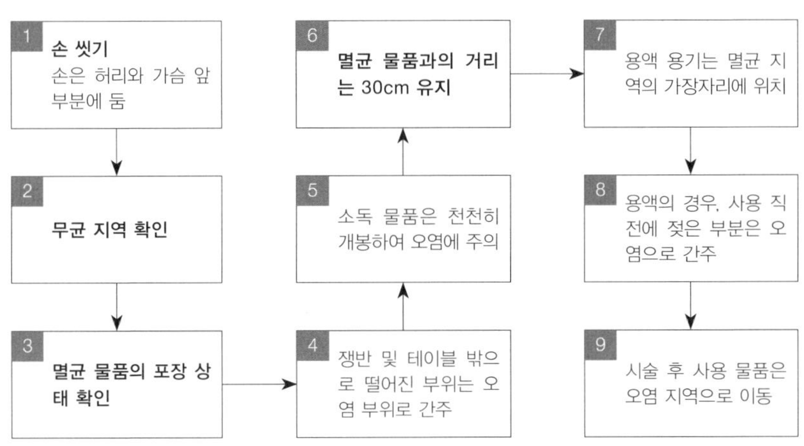

(7) 포장된 멸균 물품을 펴는 방법

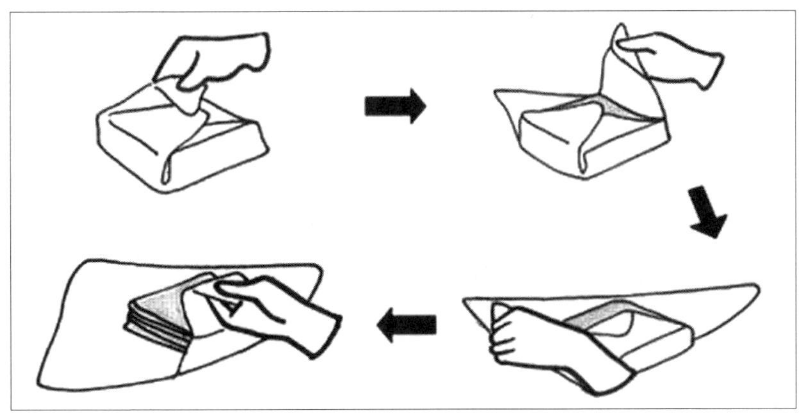

① 편평한 곳에 소독 물품을 놓는다.

② 간호사 쪽에서 먼 부분부터 손으로 잡고 편다.

③ 접힌 부분의 오른쪽을 잡고 편다.

④ 접힌 부분의 왼쪽을 잡고 편다.

⑤ 간호사 쪽에서 가까운 부분을 편다.

(8) 멸균 물품을 놓는 방법

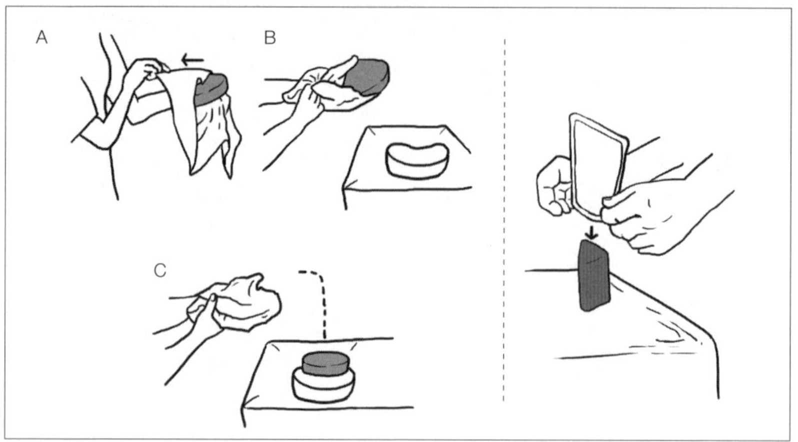

(9) 이동 겸자(Forceps) 사용법

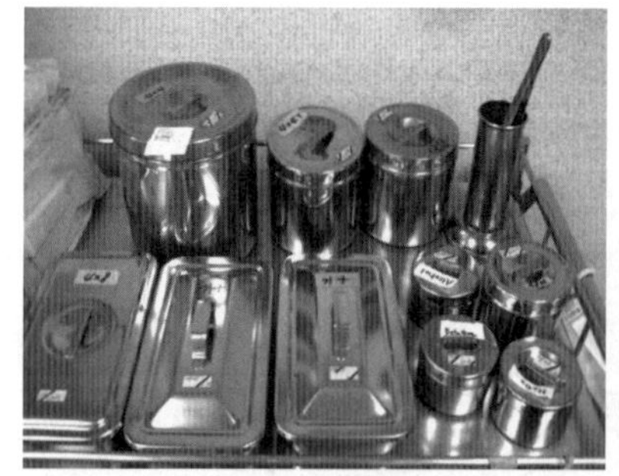
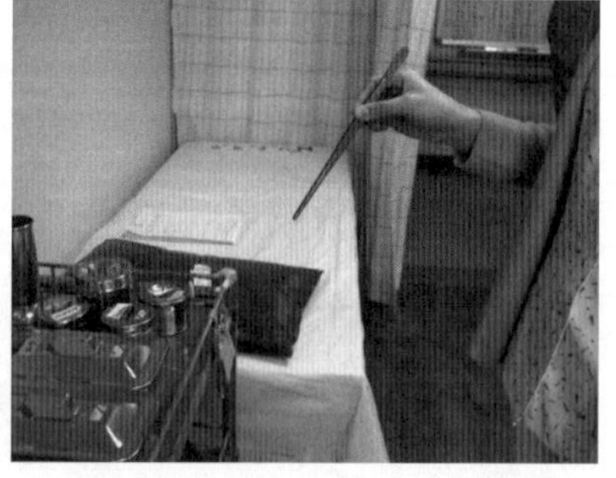

① 필요할 때마다 포장된 겸자를 뜯어서 사용하는 것이 가장 안전하다.

② 겸자는 한 용기에 하나씩만 넣어둔다(젤이 묻은 거즈와 마른 거즈를 구분한다).

  – 겸자를 넣었다가 꺼낼 때, 용기의 옆쪽이나 가장자리에 닿지 않게 한다.

  – 겸자의 끝부분은 아래로 향하게 잡는다. 눈에 잘 보이도록 허리 높이나 허리 이상의 위치에 둔다.

③ 멸균된 물건을 소독된 부위에 놓을 때는 겸자를 사용하여 위에서 살짝 떨어뜨린다.

(10) 소독된 통(Can) 사용법

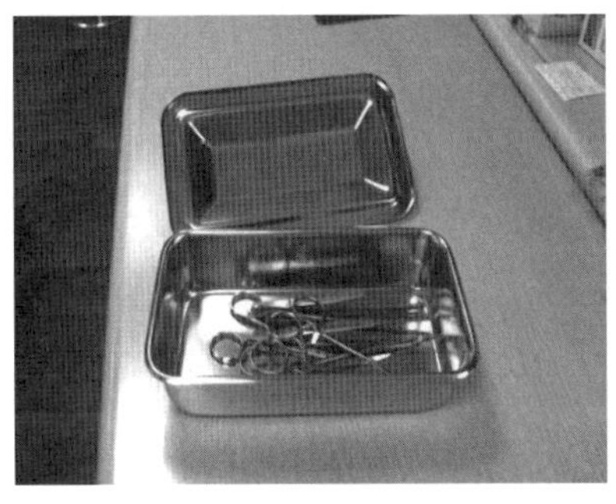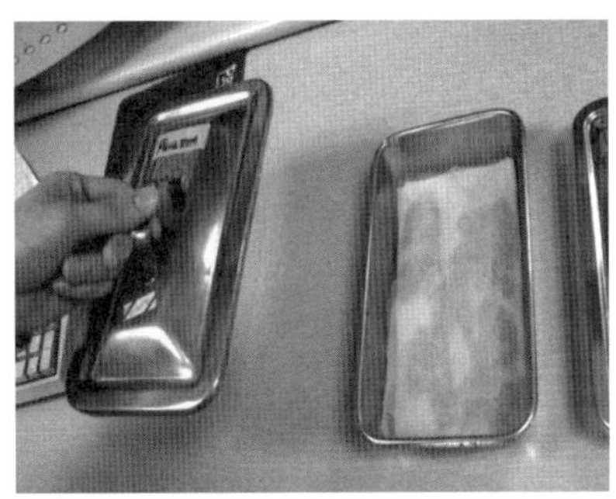

① 뚜껑은 바닥에 내려놓지 않도록 한다.

  – 뚜껑을 내려놓아야 할 경우에는 뚜껑 안쪽이 위로 향하게 한다.

② 내용물을 꺼낼 때는 통의 겉면에 닿지 않도록 한다.

(11) 뚜껑이 있는 소독 용액 용기의 취급법

① 사용할 때만 열고 가능한 빨리 닫는다.

② 용액을 따를 때는 먼저 조금 따라 버린 다음에 일정한 높이를 유지한 상태에서 따른다.

③ 뚜껑을 열어서 멸균된 내면이 아래로 향하게 한다. 뚜껑을 내려놓아야 할 경우에는 내면을 위로 향하게 놓는다.

④ 원내 제제 소독액을 처음 개봉할 때는 개봉일을 병에 기록한다.

⑤ 용액은 반드시 폐기 날짜를 확인한 다음 사용한다.

⑥ 소독액은 개봉 후 일주일 안에 사용하도록 한다.

5) 보호구 착용

(1) 마스크

① 사용 목적:공기 또는 비말로 전파되는 호흡기 감염을 예방하기 위함이다.

② 마스크를 착용해야 하는 경우

- 호흡기나 비말로 감염될 수 있는 환자의 병실에 들어가기 전
- 수술 또는 시술실에서 수술, 시술을 하기 전
- 손 소독을 실시하기 전

③ 마스크 착용 시 주의사항

- 입과 코를 충분히 가린다.
- 1회 사용을 원칙으로 하며, 한 번 쓰고 난 마스크는 재사용하지 않는다.
- 마스크를 착용한 후에는 마스크에 손을 대지 않는다. 손을 댄 경우에는 손을 씻도록 한다.
- 마스크를 목에 걸치거나 주머니에 넣고 다니지 않는다.
- 마스크의 재질에 따라 착용 가능한 시간이 다르므로, 시간을 확인한 후 시간 내에 교환하도록 한다.
- 장갑과 가운을 벗고 손을 씻은 후 마스크를 제거한다.

④ 마스크 종류

- 수술용 마스크

- 치과 마스크

- N95 마스크

- 쉴드 마스크

⑤ 마스크 종류별 착용 환경

	수술용 마스크, 치과 마스크	N95 마스크	쉴드 마스크
착용해야 하는 경우	• 비말 전파가 가능한 거리인 1m 내에서 접촉해야 하는 수술, 침습적 시술 시 • 면역 저하 환자와 접촉할 경우 • 소독제를 희석하기 전, MSDS 물질을 사용하기 전 • 호흡기 감염 질환에 걸린 경우	• 감염성 결핵 환자나 의심 환자	• 혈액, 체액이 눈, 코, 입에 튈 가능성이 있는 경우 • 소독제를 희석하기 전, MSDS 물질을 사용하기 전

⑥ 수술용 마스크 착용 방법 : 코 위와 턱 밑이 감싸지도록 착용한다.

⑦ 수술용 마스크 제거 방법

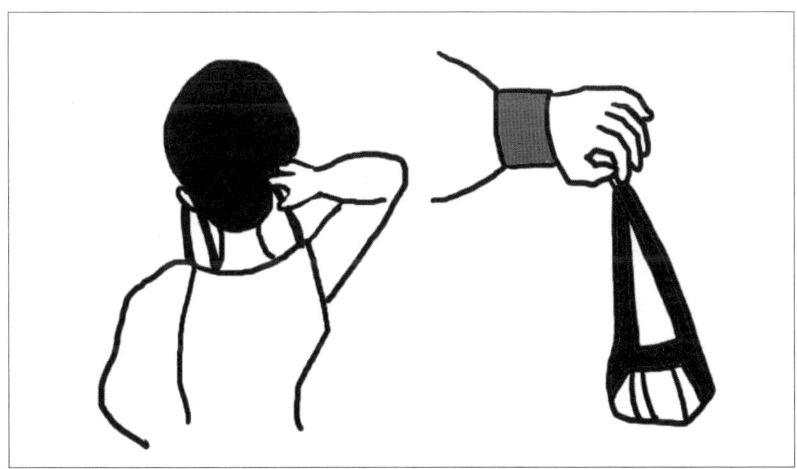

- 장갑을 끼고 있다면 장갑을 벗고 손을 씻은 후 마스크를 제거한다.

- 마스크 앞부분은 만지지 않고 끈을 잡은 채로 버린다.

- 손을 씻는다.

⑧ N95 마스크 착용 방법

- 준비

  - 손바닥에 마스크를 놓고, 코와 턱을 감쌀 수 있게 얼굴에 댄다.

- 마스크 고정

  - 한 손으로 마스크를 얼굴에 고정한 후, 위쪽 고무줄을 당겨 머리 뒤로 고정한다. 아래쪽 고무줄도 같은 방식으로 머리 뒤로 당겨, 귀 아래쪽 목 주변에 고정한다.

- 주의사항

  - 위쪽과 아래쪽의 고무줄이 교차된 채로 있으면 안 된다.

- 위치 재확인

  - 마스크가 코와 입을 모두 덮고 있는지 다시 확인한다.

- 마스크 모양 교정

  - 마스크의 금속 부분을 코 모양에 맞춰 눌러 준다.

- 밀착도 확인: 양압 및 음압

  - 두 손으로 마스크를 감싼 뒤 재빨리 숨을 '후~' 하고 내쉰 다음 다시 '흡~' 하고 들이마신다. 만약 마스크 가장자리로 공기가 새면 이전 단계를 반복한다(마스크와 얼굴 사이에 공기가 새는지 확인해야 한다).

(2) 장갑

① 사용 목적

  - 환자의 혈액이나 체액, 상처 분비물, 배설물과 접촉하거나 점막에 접촉했을 때 손이 오염되는 것을 방지한다.

- 의료인의 손에 있는 상재균(Normal Flora)이 환자에게 전파되는 것을 방지한다.

② 장갑 착용 시 주의사항

- 격리실에서 장갑을 낀 경우, 방을 나가기 전에 장갑을 벗는다. 다인용 병실일 경우에는 다른 환자를 보기 전 접촉 환자 주변에서 벗도록 한다.
- 장갑 착용 전후에는 반드시 손 위생을 실시한다.
- 장갑은 1회 사용을 원칙으로 하며, 세척하지 않는다.
- 장갑에 보이지 않는 결함이 있는 경우, 또는 장갑을 벗는 과정에서 손이 오염될 수 있다.
- 찢어진 장갑은 즉시 교환한다.
- 장갑이 찢어지는 것을 방지하기 위해 손톱을 짧게 자르고 날카롭지 않게 유지한다.
- 장갑 착용에 방해가 되는 장신구와 인공 손톱은 피한다.
- 장갑은 손에 맞는 것을 사용한다.
- 손을 닦은 후 완전히 건조시킨 다음 장갑을 착용한다.

③ 장갑 종류

- **멸균 장갑**
- 직원의 손에 있는 미생물로부터 환자를 보호하기 위해 무균술을 적용해야 하는 경우
- 외과적 시술, 질식 분만, 침습적 시술, 관혈적 시술(Central Lines), TPN 및 항암 제제 준비
- **청결 장갑**
- 환자의 혈액, 체액, 분비물, 배설물, 점막, 손상된 피부로부터 직

원의 손을 보호해야 하는 경우

- 직접 접촉 노출：혈액 접촉, 점막 및 손상된 피부 접촉, 전염성
  이 높고 위험한 유기물의 잠재적 존재, 정맥관 제거, 골반 내진
  (Pelvic&Vaginal Examination), 기관 내 삽관(닫히지 않는 시스템) 흡
  인[Endotracheal Tube(Non-closed System)]
- 간접 노출：곡반 비우기, 기구 취급/세척, 폐기물 처리, 유출된 체
  액 치우기
- 접촉 주의 환자의 격리 병실에 출입할 때

④ 멸균 장갑 착용과 제거 방법

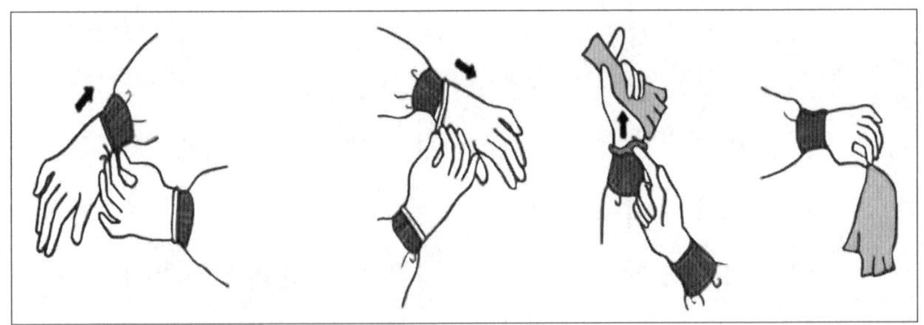

- 장갑의 착용：손목이 노출되지 않도록 착용한다.
- 장갑의 제거：장갑 표면과 접촉하지 않도록 조심히 제거한다.

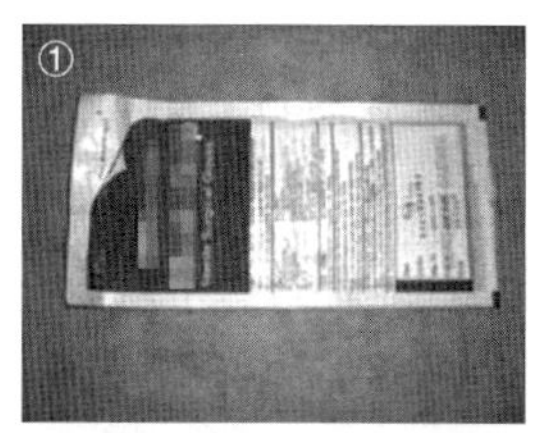

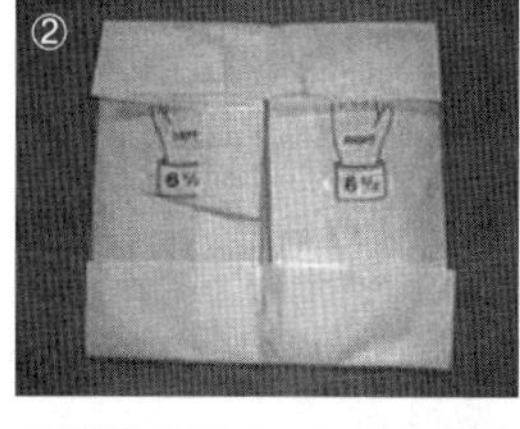
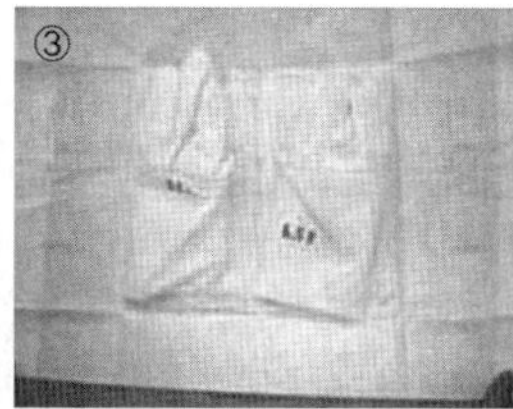
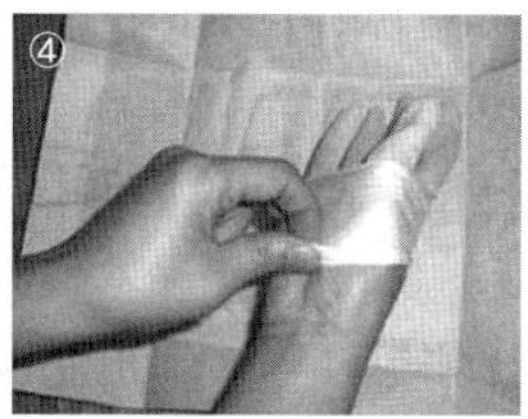

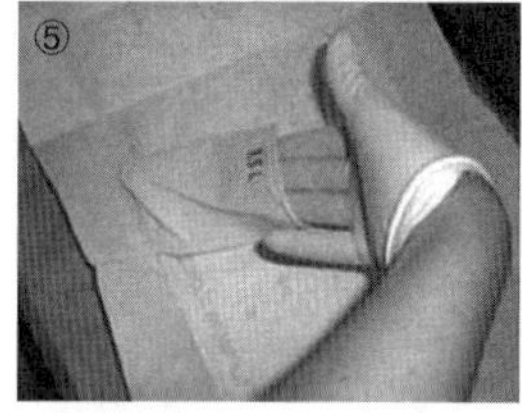
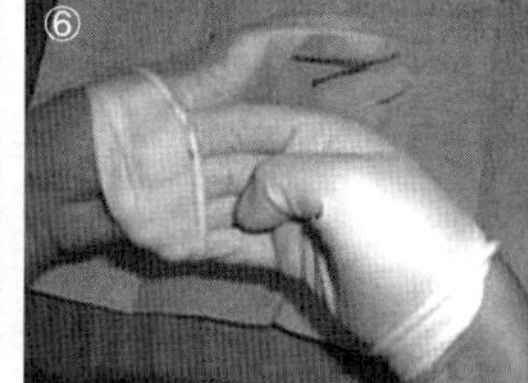
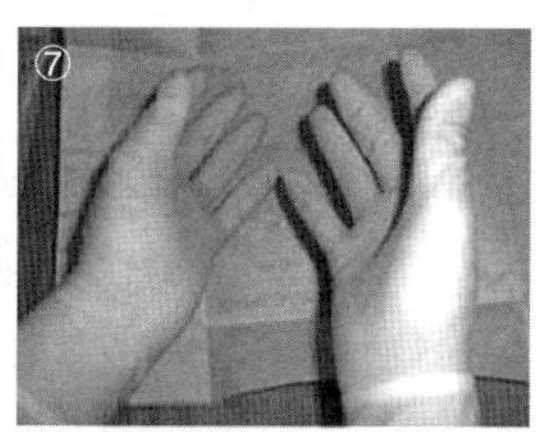

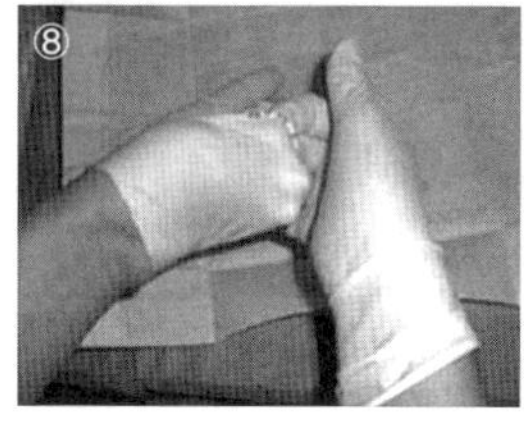
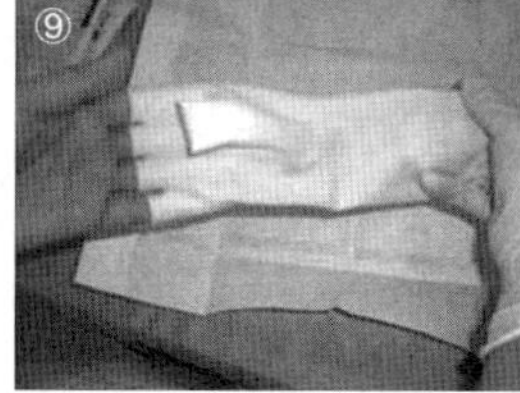
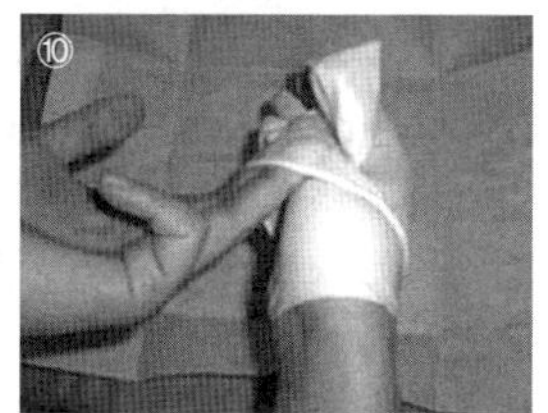

(3) 가운

① 착용 목적

- 의료진이나 방문객의 의복이 미생물이나 오물로 오염되는 것을
  방지한다.

- 의료진이나 방문객의 의복에 있는 미생물이 환자에게 전파될 위
  험을 차단한다.

② 가운을 착용하는 경우

- 무균 수술이나 처치를 할 때 간호사의 의복에 있는 미생물이 환자의 처치 부위를 오염시키지 않도록 해야 할 경우
- 환자를 처치하거나 진료할 때 혈액이나 체액, 분비물, 배설물과의 접촉이 예상될 경우

③ 가운 착용 시 주의사항

- 가운을 입을 때는 가운의 앞쪽 상반신 부분을 무균 지역으로 간주하고 접촉하지 않도록 주의한다.
- 가운을 착용하고 작업을 진행한 지역을 떠나기 전에, 가운의 앞면은 오염된 것으로 생각한다. 손이 닿지 않게 조심히 벗는다.
- 여러 환자가 함께 있는 병실에서 가운을 입은 채로 한 환자에게 처치를 시행했을 때는 그 가운을 입은 상태에서 다른 환자에게 가지 않도록 한다.
- 가운을 벗은 후에는 반드시 손을 씻는다.
- 사용한 가운은 다시 입지 않는다.
- 오염된 가운은 다른 환자나 환경에 미생물이 전파되는 것을 막기 위해 가능한 빨리 벗고 손을 씻는다.

④ 격리 가운의 착용 및 제거 방법

• 격리 가운 착용

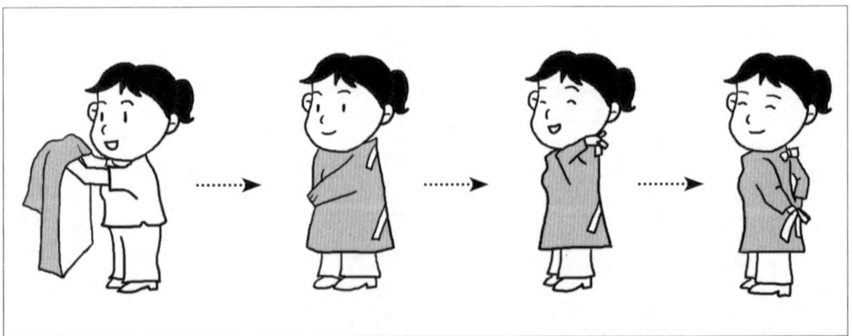

- 격리 가운 제거

    - 가운을 벗을 때 앞면은 접촉하는 것을 금지한다.

    - 병실 내에서 제거한 후에는 손 위생을 실시한다.

(4) 보호구 착용 및 제거

① 보호구 착용 순서:마스크 → 모자 → 보안경 → 손 씻기 → 격리 가운 → 보호 덧신 → 장갑 순으로 착용한다.

② 보호구 제거 순서:장갑 → 격리 가운 → 보호 덧신 → 손 씻기 → 마스크 → 손 씻기 순으로 제거한다.

2. 손 위생

1) 손 위생의 정의

① 손 세척

② 손에 묻은 오염 물질 제거

③ 손 소독

④ 오염을 제거한 손 세척

⑤ 손 소독 마찰

2) 역사적 배경

- 이그나즈 제멜바이스(Ignaz Semmelweis, 1846):19세기 오스트리아의 빈에서 활동한 의사

    - 산욕열로 인한 환자의 사망률을 비교해 보았다.

    - 환자를 부검해 본 후, 손으로 전파되는 입자와 환자의 사망률이

관련이 있음을 발견하였다.

- 1947년 5월부터 염소(Chlorine) 용액으로 손 닦기를 권장하였다.

- 환자들 사이에서, 소독제를 이용한 손 씻기가 물과 비누를 사용한 손 씻기보다 감염 예방에 효과적임이 입증되었다.

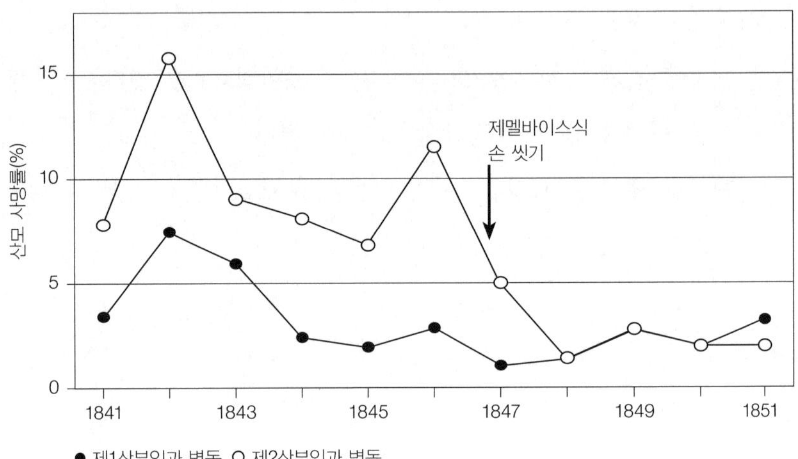

1841~1851년 빈 임페리얼 로얄 병원의 제1, 제2 산부인과 병동의 산모 사망률 변화

3) 피부 미생물

(1) 의료인 손에 존재하는 미생물 수 : 약 $3.9 \times 104 \sim 4.6 \times 106$ cfu/㎖

(2) 피부에 있는 세균

① 일시적인 오염균(Transient Flora)

- 피부의 표면층에 집단을 이루고 있다.

- 장시간 생존하지는 못하지만 잠재적인 병원성 세균이다.

- 환자나 환자 주변의 오염된 환경과 접촉하면서 생겨난다.

- 대부분의 의료 관련 감염과 항생제 내성균 전파를 일으킨다.

- 정기적으로 손을 닦음으로써 제거가 가능하다.

② 상재균(Resident Flora)

  - 피부 속 깊은 층에 붙어 있다.

  - 삽입 기구에 의해 인체 내로 유입되지 않으면 병원성이 매우 낮다.

  - 주로 응고효소음성 포도상구균(Coagulase-negative Staphylococci),
    코리네박테리움 시피시스(Corynebacterium Species), 마이크로코쿠
    스 시피시스(Micrococcus Species) 등이 있다.

4) 손에 의한 전파:손은 의료 관련 병원체가 전파되는 데 가장 흔한 매
  개체이다. 손을 통한 환자 간의 미생물 전파는 5단계를 거친다.

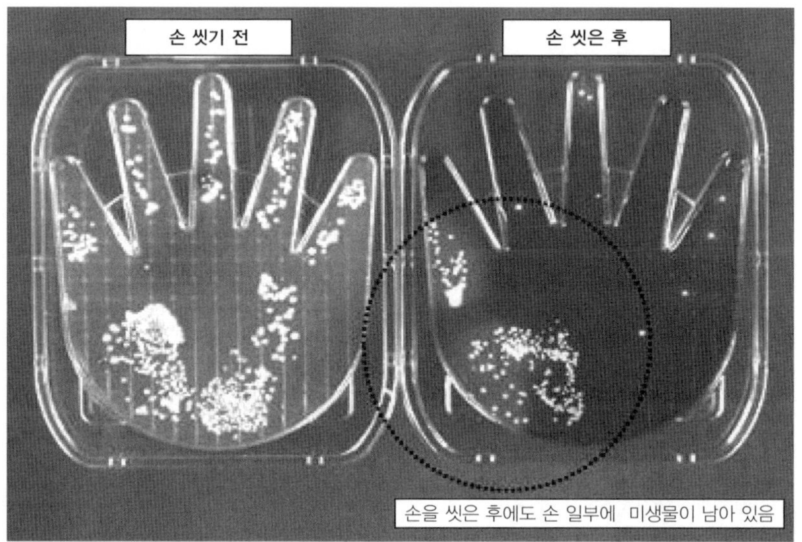

(1) 손에 의한 전파 1단계

① 미생물이 환자의 피부와 피부 주변 표면에 존재한다.

  [황색 포도상구균(S. aureus), 프로테우스속(P. mirabilis), 클렙시엘라 종

(Klebsiella spp), 아시네토박터균(Acinetobacter spp)]

② 일반적으로 100만 개 정도의 미생물이 정상 피부에서 배출된다.

③ 환자 주변의 환경(린넨, 가구, 물품 등)이 환자로부터 배출된 미생물에 의해 오염된다.

④ 배출되는 미생물로는 포도상구균(Staphylococci)과 장구균(Enterococci)이 특히 많다.

(2) 손에 의한 전파 2단계

① 직·간접적인 접촉에 의해 환자의 손에 있던 미생물이 의료진의 손을 오염시킨다.

② 간호사가 청결 행위를 하는 동안 손은 100~1,000CFU의 클렙시엘라 종(Klebsiella spp)으로 오염된다.

③ 청결 행위는 환자를 들거나 맥박, 혈압, 구강 체온을 측정하는 등의 행위를 말한다.

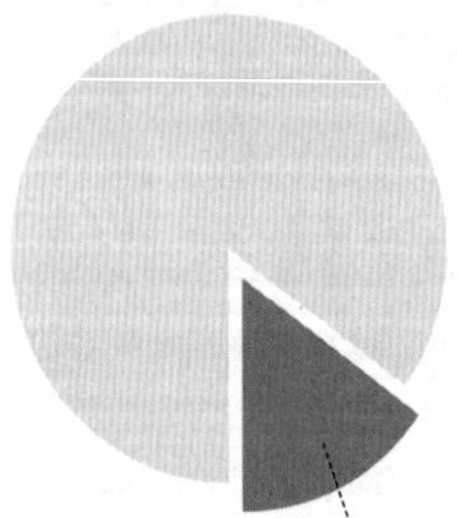

15% 격리 병동에 근무하는 간호사 중 15%의 손에서 10,000CFU의 황색 포도상구균(S. aureus)이 분리됨

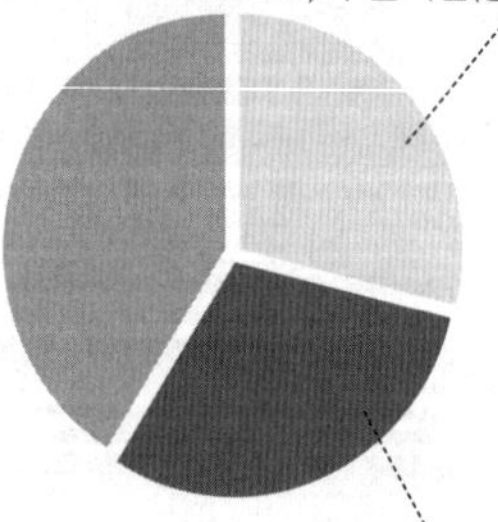

17~30% 일반 의료기관에서 근무하는 간호사 중 17~30%의 손에서 그람 음성균이 분리됨(중앙값 3,400~3,800CFU)

(3) 손에 의한 전파 3단계

① 미생물은 의료진의 손에서 생존 및 증식한다.

② 환자나 오염된 환경과 접촉한 후, 미생물은 의료인의 손에서 종류
나 상황에 따라 2~60분 정도 생존한다.

③ 손 위생을 실시하지 않는 경우, 환자를 더 오래 돌볼수록 손의 오
염도가 높아진다.

(4) 손의 의한 전파 4단계

① 손 위생을 제대로 시행하지 않아 손이 계속 오염된 상태로 있게 된다.

② 손 위생 제제의 불충분한 양과 위생 시간은 손의 오염을 막지 못
한다.

③ 비누와 물을 이용해 손을 씻으면 상재균이 남아 있다.

④ 알코올 제제를 이용한 손 마찰(Handrubbing)은 조심해서 사용하는
것이 더 효과적이다.

(5) 손에 의한 전파 5단계

- 의료진의 손에 의해 A 환자에서 B 환자에게 미생물이 교차로 전파
된다.

(6) 전파 위험의 지리적 개념 : 최적의 손 위생이 수행되어야 한다.

5) 손 위생 지침

손 위생이 필요한 5가지 순간은 환자와 접촉이 일어나는 모든 의료
환경에 적용할 수 있다.

(1) 환자와 접촉하기 전

① 악수, 아이 머리 쓰다듬기

② 환자의 이동 돕기, 세정, 마사지

③ 산소 마스크 적용

④ 맥박 측정, 혈압 측정, 흉부 청진, 복부 촉진

⑤ ECG 검사 등

(2) 청결/무균술을 시행하기 전

① 구강 간호, 안약 점적

② 피부 병변 간호, 상처 드레싱

③ 피하 주사

④ 카데터 삽입, 혈관 또는 배액 시스템 개방

⑤ 분비물 흡인

⑥ 음식, 약물, 의약품, 멸균 물품 준비 등

(3) 체액에 노출될 위험이 있는 상황 이후

① 구강 간호, 안약 점적, 분비물 흡인

② 피부 병변 간호, 상처 드레싱

③ 피하 주사

④ 체액 채취나 조작, 배액 시스템 개방

⑤ 기관 삽관과 제거

⑥ 소변, 대변, 구토물 치우기

⑦ 폐기물 다루기(밴드, 냅킨, 기저귀, 패드 등)

⑧ 오염된 물품이나 표면 청소(오염된 린넨, 화장실, 소변기, 대변기, 의료 기구 등)

(4) 환자와 접촉한 후
① 환자의 이동 돕기, 세정, 마사지
② 산소 마스크 적용
③ 맥박 측정, 혈압 측정, 흉부 청진, 복부 촉진
④ ECG 검사 등

(5) 주변 물품과 닿은 후
① 환자가 없는 상태에서 시트 교환하기
② 수액 주입 속도 조정
③ 모니터 알람 조작
④ 침상 난간 잡기
⑤ 침상 테이블 청소 등

6) 손 위생 방법

(1) 손 소독용 젤을 사용한 손 위생 방법 : 전체 소요 시간 20~30초

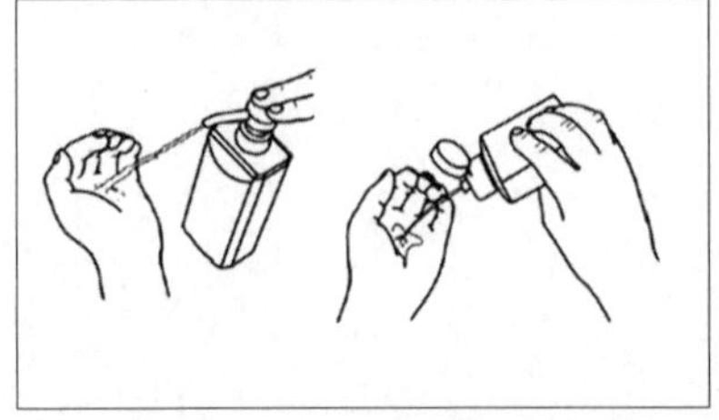

① 알코올 젤을 손바닥에 덜어 낸 후 손의 모든 표면에 묻힌다.

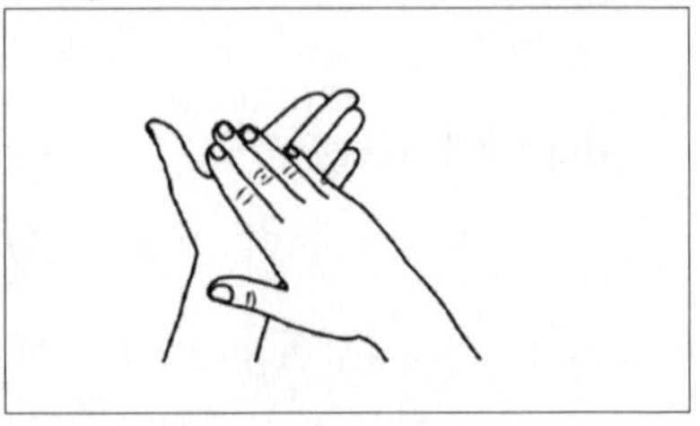

② 양 손바닥을 마찰하여 문지른다.

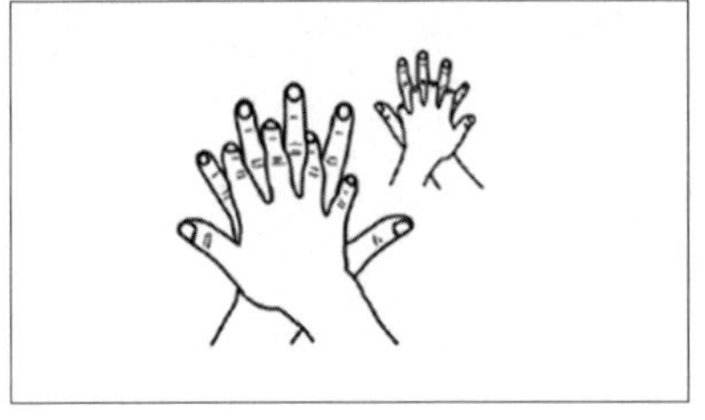

③ 한쪽 손바닥으로 다른 손의 손등을 덮어 문지른다.

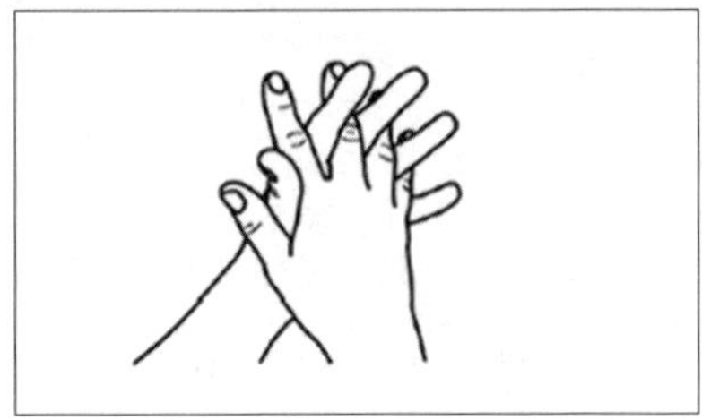

④ 손바닥을 마주 잡고 손가락 사이를 문지른다.

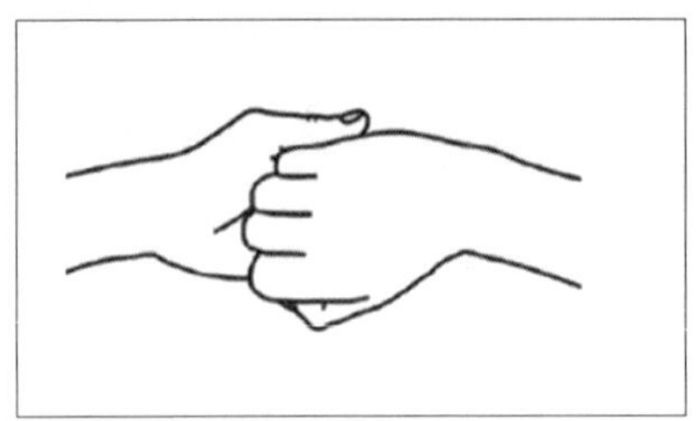

⑤ 두 손을 깍지 낀 다음 비빈다.

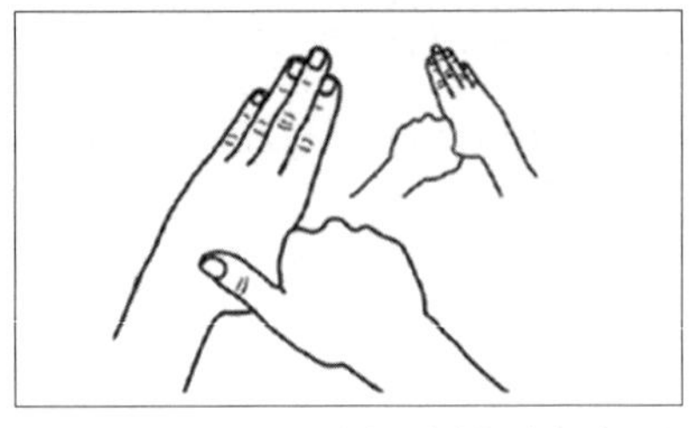

⑥ 한 손에 다른 손의 엄지손가락을 말아 쥐고 손을 돌려가며 문지른다.

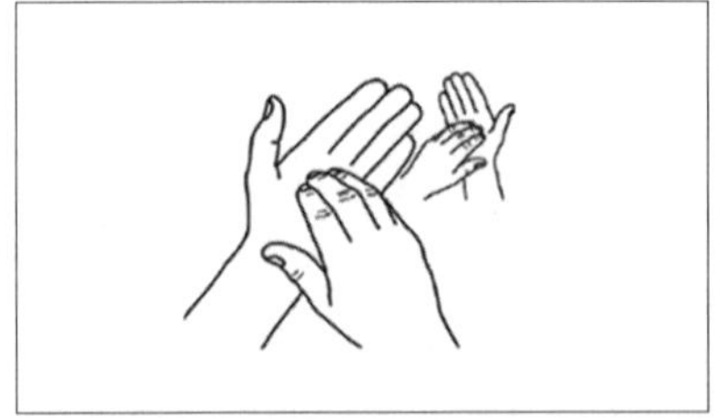

⑦ 손가락 끝으로 다른 손의 손바닥을 비빈다.

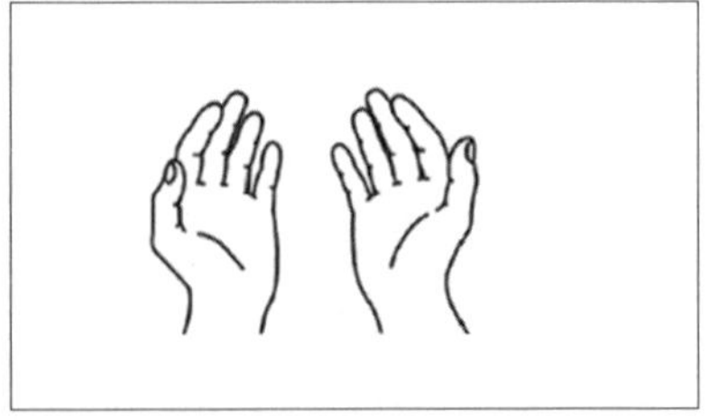

⑧ 손을 완벽하게 건조시켜야 안전하다.

(2) 물과 비누를 이용한 손 씻기 방법 : 전체 소요 시간 40~60초

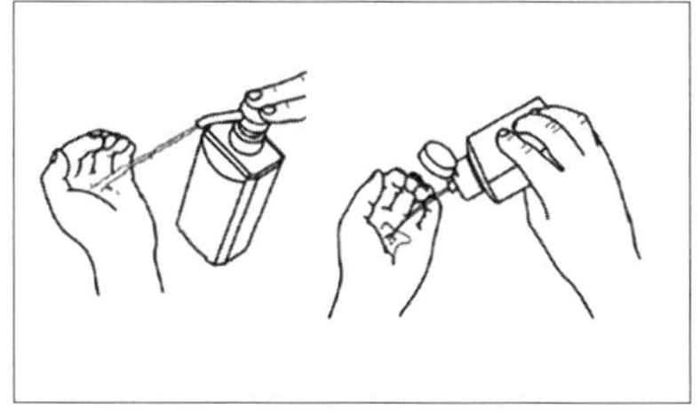

① 흐르는 물에 손부터 팔까지 충분히 적시고, 손의 모든 표면에 충분한 양의 비누를 묻힌다.

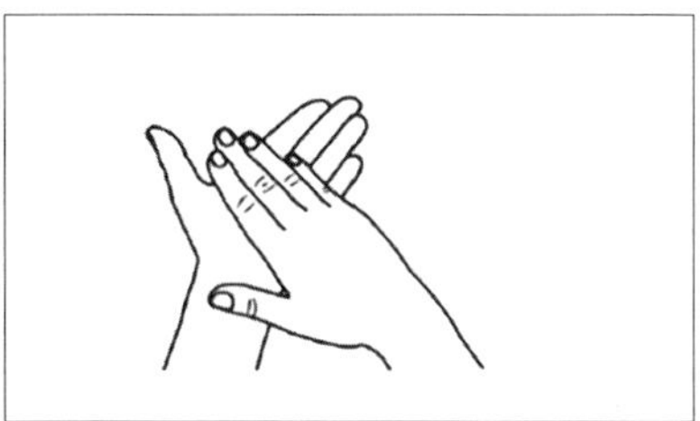

② 양손바닥을 마찰하여 문지른다.

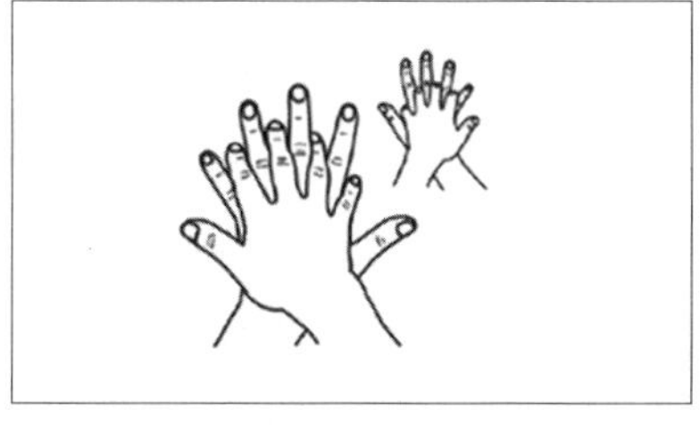

③ 한쪽 손바닥으로 다른 손의 손등을 덮어 문지른다.

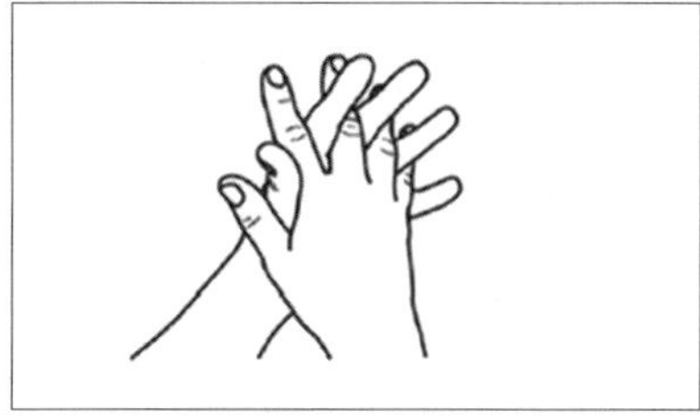

④ 손바닥을 마주 잡고 손가락 사이를 문지른다.

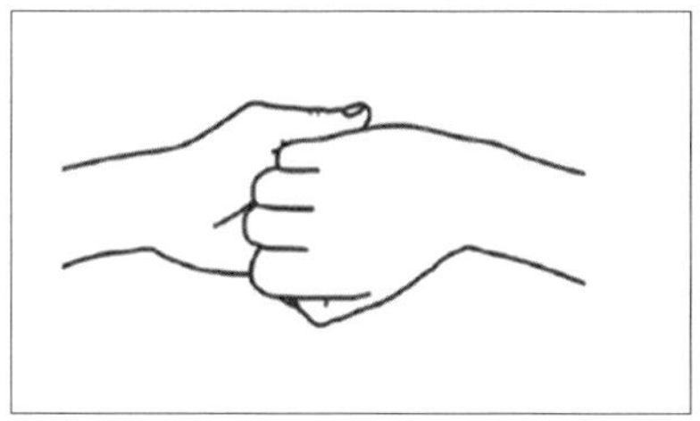

⑤ 두 손을 깍지 낀 다음 비빈다.

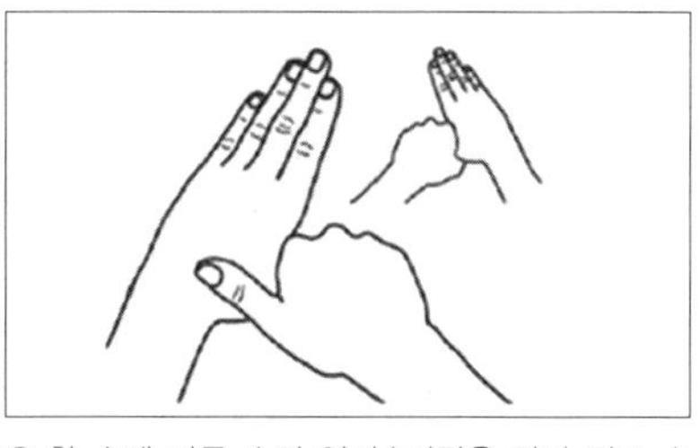

⑥ 한 손에 다른 손의 엄지손가락을 말아 쥐고 손을 돌려가며 문지른다.

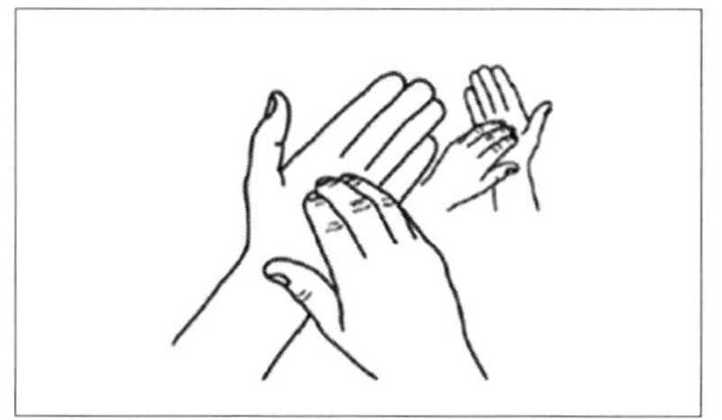

⑦ 손가락 끝으로 다른 손의 손바닥을 비빈다.

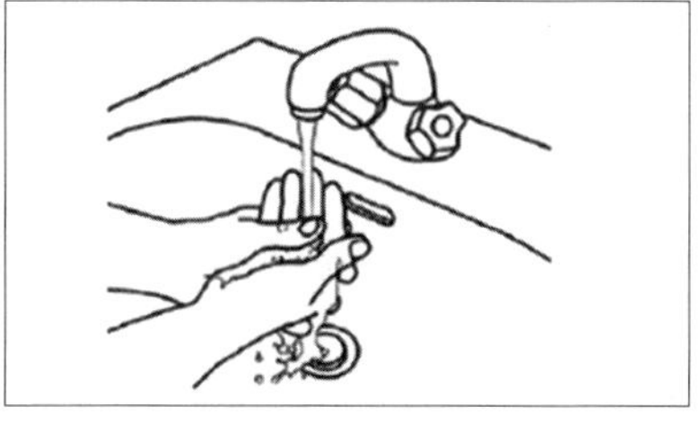

⑧ 흐르는 물에 손을 충분히 헹군다.

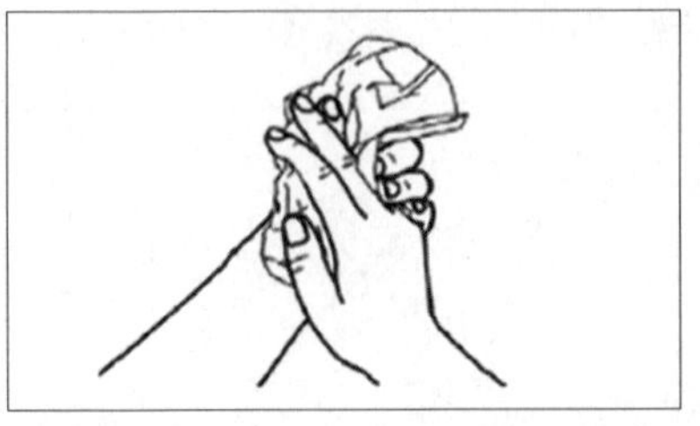

⑨ 일회용 종이 타월을 사용해 손의 물기를 완전히
없앤다.

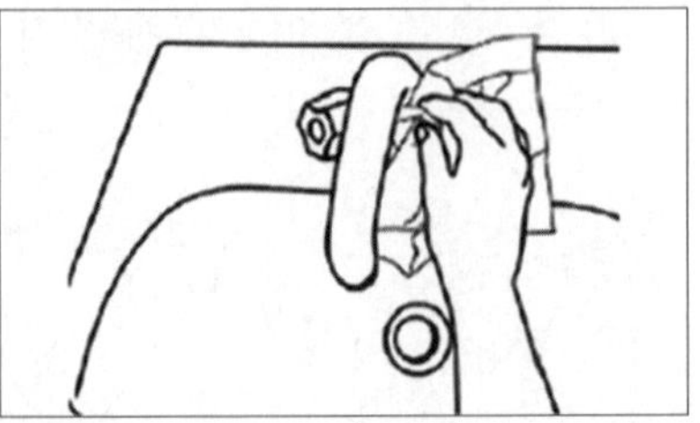

⑩ 사용한 종이 타월을 이용해 수도꼭지를 잠근다.

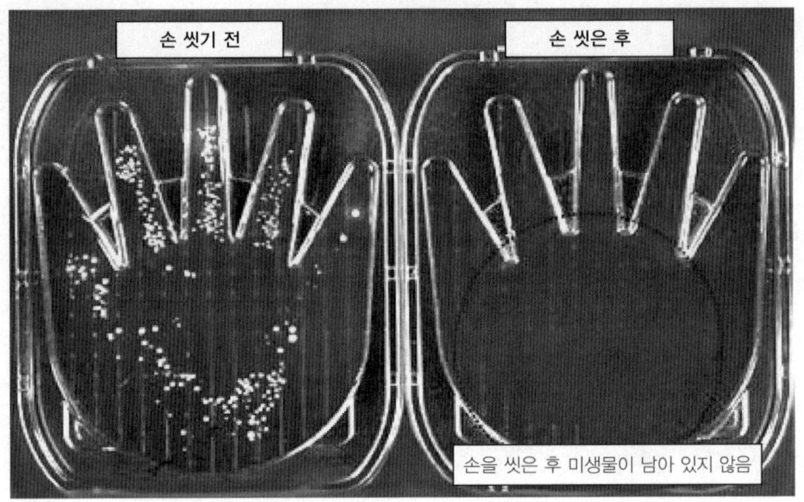

7) 손 위생 제제

(1) 손 위생 제제의 종류

- 일반 비누
- 알코올(Alcohol)
- 클로르헥시딘(Chlorhexidine, CHG)
- 클로로크실레놀(Chlorxylenol)
- 헥사클로로펜(Hexachlorophene)
- 요오드와 아이오도퍼(Iodine and Iodophores)
- 트리클로산(Triclosan)

① 일반 비누

- 세정제(Detergent)에 의해 먼지, 흙, 유기 물질이 제거된다.
- 항균력(Antimicrobial Activity)이 적어 일시적인 균총(Transient Flora)만 소량 제거된다.
- 비누와 물로 15초간 세척해야 한다.
- 병원성 미생물을 모두 제거하지 못한다. 때때로 미생물 수가 늘어나기도 한다.
- 피부를 자극하고 건조하게 만든다.
- 비누 자체가 그람 음성 간균으로 오염될 가능성이 있다.

② 알코올(Alcohol)

- 단백질의 변성으로 살균 작용이 일어난다.
- 농도는 60~95%가 가장 효과적이며, 농도가 높으면 단백질 변성이 어려워 덜 효과적이다.
- 소독 효과가 빠르지만 잔류 효과가 없다. 클로르헥시딘, 트리클로산 등을 첨가하면 잔류 효과가 증가한다.
- 수술 시 손 소독에도 효과적이다.
- 알코올의 건조 작용은 1~3% 글리세롤이나 다른 첨가제에 의해 떨어진다.
- 3㎖ 이상의 충분한 양을 사용해야 한다.

③ 클로르헥시딘(Chlorhexidine, CHG)

- 알코올보다 즉각적인 소독 효과는 느리다.
- 유기 물질에 의해 효과가 떨어지진 않는다.
- 비누, 무기 물질, 비이온 계면 활성제(Nonionic Surfactant), 핸드크림(Hand Cream)에 의해 효과가 떨어진다.

- 2%보다 4%가 더 효과적이다.

- 알코올과 0.5~1% 클로르헥시딘 제제가 혼합된 제품은 알코올만 사용했을 때보다 효과적이다.

④ 클로로크실레놀(Chlorxylenol)

- 미생물의 세포벽을 파괴한다.

- 요오드는 피부를 자극시키고 착색이 일어나기 때문에 아이오도퍼를 많이 사용한다.

- G(+)균, G(-)균, 아포 생성 세균, 결핵균, 바이러스, 진균에 효과적이다.

- 잔류 효과는 30~60분 정도이다.

- 다른 제제보다 피부 손상이 심하다.

- 그람 음성 간균에 오염되어 가성 유행(Pseudo-outbreak)을 일으킨다.

(2) 손 위생 제제 선택 시 주의사항

① 손 위생 제제는 근무 시간 중에 반복해서 사용해야 하므로, 자극이 적고 효과적인 것을 선택해야 한다.

② 사용할 때는 감촉과 냄새, 피부 손상의 정도 등을 고려한다.

③ 구입을 하려고 할 때 비용이 구매의 첫 번째 요소가 되면 안 된다.

④ 피부 관리 제품, 장갑과 함께 사용할 때는 상호 작용이 없어야 한다.

(3) 피부 소독제의 특성

구분		알코올	CHG	아이오다인 화합물	아이오도퍼	PCMX	트리클로산	4급 암모니움
작용 범위	그람 양성 세균	+++	+++	+++	+++	+++	+++	+
	그람 음성 세균	+++	++	+++	+++	+	++	++
	결핵균	+++	+	+++	+	+	+	−
	진균	+++	+	++	++	+	−	−
	바이러스	+++	+++	+++	++	+	+++	+
작용 속도		빠름	중간	중간	중간	중간	중간	느림
지속성		약	강	강		수 시간 지속	강	
유기물에 의한 불활성화		있음	없음	없음	있음	약하게 있음	약하게 있음	
비고		건조 효과 휘발성, 가연성	알러지 반응이 거의 없음	피부 화상 가능, 피부 자극성이 큼	피부 자극성이 요오드보다 작음	비이온 물질에 의해 활동이 억제됨	사람에 따라 적용 가능성이 다양함	알코올과 함께 사용

출처 : Garner JS, Favero MS. CDC guidelines for the prevention and control of nosocomial infections : Guideline for handwashing and hospital environmental control, 1985, AJIC 1986; 14(3) : 110∼129

(4) 손 위생 수행을 위한 규정

손 위생 방법	NO	손 위생이 필요한 상황	손 위생이 필요한 상황의 예 (근무하는 부서에서 손 위생이 필요한 상황에 해당하는 업무 종류를 상세히 기술할 것)
알코올에 기반해 손으로 문지르는 손 소독법 (20∼30초) (알코올 손 소독제로 손을 문질러 소독하는 경우 : 눈에 보이는 오염이 없고 환자 주변 환경에서 일상적인 손 위생이 필요한 경우)	1	환자를 접촉하기 전	환자 진료 전, 환자 V/S&BP 측정 전, 환자 이송 전
	2	환자를 접촉한 후	침상 정리 후, I/O 측정 후
	3	청결/무균 처치를 시행하기 전	IV를 시작하기 전, IV액을 연결하기 전, 드레싱 전, ET 흡인 전
	4	체액, 분비물에 노출될 위험이 있는 행위를 한 후	흉부의 튜브를 만진 후, ET 흡인 후
	5	환자 주변의 기구들에 접촉한 후	격리실 환자의 V/S&BP를 측정한 후
	6	사용한 장갑을 벗은 후	
	7	약을 다루거나 음식을 준비하기 전	먹는 약을 준비하기 전, 주사약 준비 전, 경관 급식 준비 전

손 씻기(40~60초) (물과 비누로 손을 씻어 야 하는 경우)	8	눈에 띄게 손이 더러운 경우	의료 장비를 소독한 후
	9	혈액이나 다른 체액으로 손이 오염된 경우	수혈 후, 상처 분비물을 만진 후
	10	화장실을 사용하고 난 후	
	11	알코올 손 소독을 할 수 없는 경우	
	12	아포 생성균에 노출된 후	클로스트리듐 디피실(C. Difficile) 양성 환자 및 주변 환경과 접촉한 후

근거 : WHO 손 위생 지침, 2009

(5) 손 위생을 수행해야 하는 시점(Guideline for Hand Hygiene in Health-Care Setting, CDC, 2002)

① 손이 눈에 띄게 더러워졌거나 단백질 성분의 물질에 오염된 경우, 또는 혈액이나 다른 체액에 의해 오염된 경우에는 반드시 물로 씻거나 항균제가 포함된 비누와 물을 이용해 씻어야 한다.

② 만약 눈에 띄는 오염이 없는 경우에는 알코올이 함유된 제품을 이용해 손을 마찰시킨다.

③ 환자와 직접 접촉하기 전에 반드시 손의 오염을 제거한다.

④ 중심 정맥관을 삽입하기 위해 멸균 장갑을 끼기 전에 반드시 손의 오염을 제거한다.

⑤ 유치 도뇨관을 삽입하기 전, 말초혈관 카데터를 삽입하기 전, 수술이 필요하지 않은 침습적 기구를 삽입하기 전에는 반드시 손의 오염을 제거한다.

⑥ 환자의 건강한 피부와 접촉한 후에는 손의 오염을 제거한다.

⑦ 환자의 체액, 분비물, 점막이나 손상된 피부와 접촉한 후, 드레싱을 한 후에는 육안으로 보이는 오염이 없더라도 손의 오염을 제거한다.

⑧ 장갑을 벗은 후에는 손의 오염을 제거한다.

⑨ 식사를 하기 전, 화장실을 이용한 뒤에는 항균제가 포함된 비누 또는 포함되지 않은 비누와 물로 손을 씻는다.

⑩ 동일한 환자라도 오염 부위에서 청결 부위로 이동할 때는 손의 오염을 제거한다.

⑪ 환자와 직접적이거나 근접한(의료 장비 포함) 무생물 환경에 접촉한 후에는 손의 오염을 제거한다.

※ 일련의 유사 행위를 수행할 때는 반복적으로 손 위생을 시행할 필요가 없다. 예를 들어, IV 카데터를 삽입하는 일련의 행위를 수행할 때는 삽입 직전에 손 위생을 수행하는 것이 중요하다.

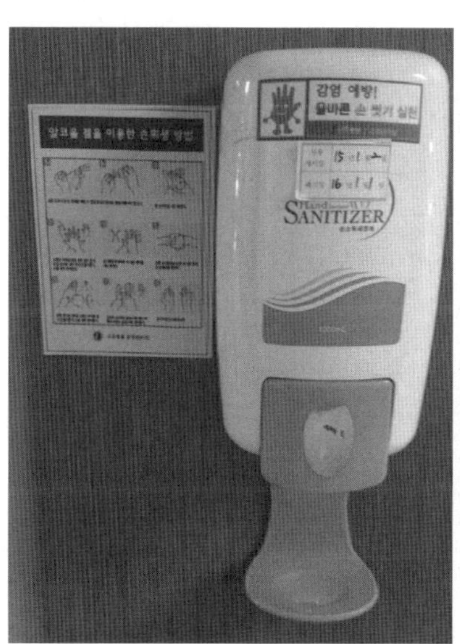
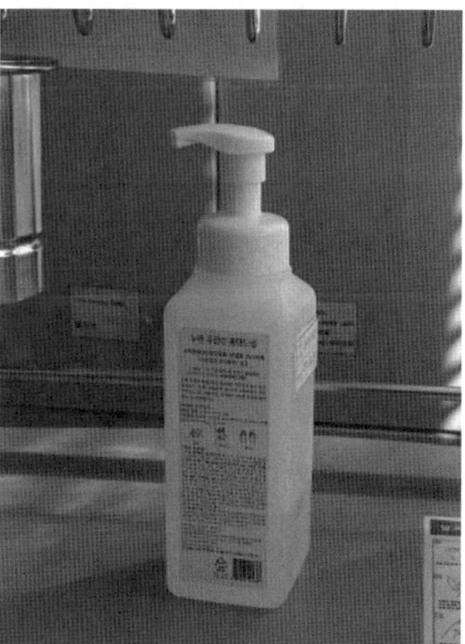

Q&A

Q1. 병원에서 접할 수 있는 병원 감염의 주요 요인들에는 어떤 것들이 있을까요?

위 질문에 대한 의견을 적어보세요.

✳ Summary

1. 병원 감염의 정의 : 입원 당시에는 증상을 보이지 않았고 잠복 상태도 아니었던 감염증이 입원 후에 혹은 퇴원 후에 발생하는 경우를 병원 감염이라고 부른다.

2. 손 위생 지침 : 손 위생을 수행해야 하는 5가지 순간들
   ① 환자 접촉 전
   ② 청결/무균술을 시행하기 전
   ③ 체액에 노출될 위험이 있는 상황 이후
   ④ 환자와 접촉한 후
   ⑤ 주변 물품과 닿은 후

3. 멸균 장갑 착용의 필요성
   ① 환자의 혈액이나 체액, 상처의 분비물, 배설물과 접촉하거나 점막 또는 손상된 피부와 접촉할 때 손이 오염되는 것을 방지한다.
   ② 환자를 치료하거나 침습적 과정을 수행할 때 의료진의 손에 상주하는 균이 환자에게 전파될 가능성을 줄여 준다.

4. 격리 가운을 착용하는 경우
   ① 무균 수술이나 처치를 시행할 때 간호사의 의복에 있는 미생물이 환자의 처치 부위쪽

오염시키지 않도록 해야 할 경우 착용한다.

② 처치나 환자 진료 시 혈액이나 체액, 분비물, 배설물과 접촉이 예상될 경우 착용한다.

다. 소독과 멸균

1. 소독 및 멸균의 목적

적절한 소독과 멸균을 통해 의료 관련 감염을 감소시킨다.

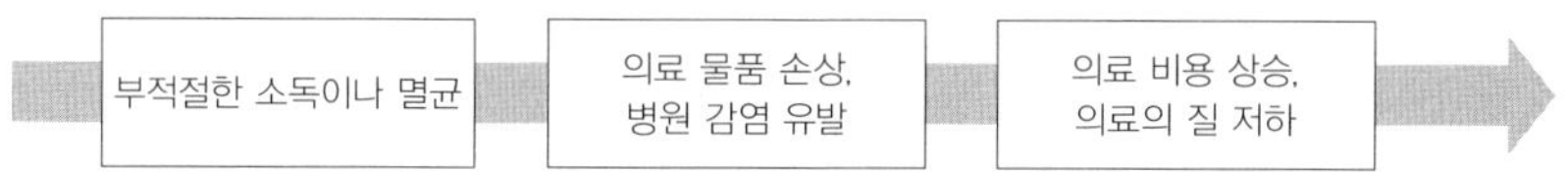

2. 세척, 소독, 멸균 과정

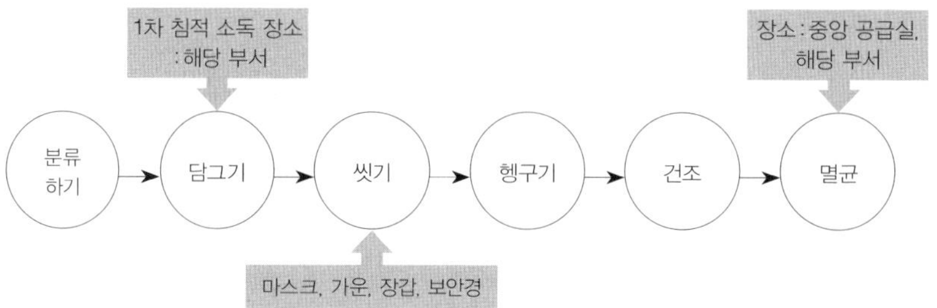

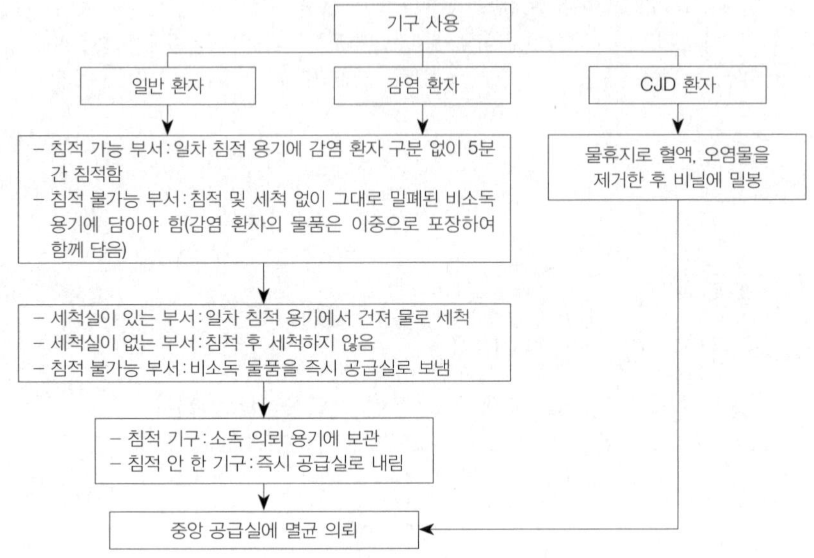

3. 세척

1) 개념

토양, 유기물 등과 같은 모든 종류의 이물질을 제거하는 것이다.

2) 세척 방법

① 일반적으로 물, 기계적인 마찰, 세제를 같이 사용한다.

② 소독, 멸균을 하기 전 단계에서 시행한다.

③ 소독, 멸균 효과를 보기 위해 필수적으로 시행해야 하는 단계이다.

3) 필요성

① 미생물의 양을 감소시킨다.

② 혈액, 점액과 같은 유기물을 감소시킨다.

③ 소독제나 멸균의 효과를 극대화시킨다.

4) 세척 시 주의사항

① 기구에 묻은 오물은 미생물의 성장 배지가 되며 기구를 망가뜨릴 수 있으므로 가능한 빨리 세척한다.

② 오염이 발생한 부서 또는 중앙 공급실에서 시행한다.

③ 방수 앞치마, 장갑, 마스크 등의 보호구를 착용한다.

4. 소독

1) 수준에 따른 소독 분류

높은 수준의 소독 (High Level Disinfection)	중간 수준의 소독 (Intermediate Level Disinfection)	낮은 수준의 소독 (Low Level Disinfection)
• 대부분의 병원성 미생물을 죽일 수 있음 • 증식형 세균, 결핵균, 진균, 바이러스 및 아포의 일부 등	• 저항력 있는 아포는 죽이지 못함 • 증식형 세균, 결핵균, 진균, 바이러스 등	• 결핵균이나 세균의 아포는 죽이지 못함 • 대부분의 증식형 세균, 진균, 지질 바이러스(Lipid Virus) 사멸
발생 부서에서 시행		

2) 의료 기구의 분류

고위험 기구	무균 조직 또는 혈관계에 사용	
	수술 기구, 심도관, 요로 카데터, 이식물, 주사 바늘 등	반드시 멸균

준위험 기구	점막이나 손상된 피부와 접촉	
	호흡기계 치료 기구, 마취 기구, 내시경, 기관지경 등	높은 수준 소독
	구강 및 직장 체온계, 수치료 욕조 등	중간 수준 소독

비위험 기구	손상이 없는 피부와 접촉	
	곡반, 청진기, 침대 난간, 목발, 혈압기 커프, 린넨, 식기 등	낮은 수준 소독

3) 의료 기구 소독제 및 용도

상품명/ 공급 농도	사용 농도/희석 방법	침적 시간	용도	희석액 교환 주기
Cydex-OPA 0.55%	원액 사용	5분	내시경 등 고수준 소독제	세척기 80사이클, 2주
뉴젠 HLD 100%	1%(100배 희석) 뉴젠®10cc＋물 1ℓ	5분	1차 침적	1일
알코올 83%	원액 또는 일회용 스폰지		체온계, 청진기, 바이알, 수액 고무마개	1회
락스 4%	0.04%(100배 희석) 락스 10cc＋물 1ℓ		비위험 기구, 의료 기구 표면, 바닥 등	1일
	0.1%(40배 희석) 락스 25cc＋물 1ℓ	30분	준위험 기구, 호흡기 치료 기구	1일
	0.4%(10배 희석) 락스 10cc＋물 100cc		바닥에 혈액 및 체액이 쏟아졌을 때	1일

5. 멸균

1) 개념：모든 종류의 미생물을 완전히 죽이는 것을 말한다.

2) 멸균 방법 종류：고압 증기 멸균법, 가스 멸균법, 건열 멸균법, 화학

멸균제를 이용한 멸균법

3) 멸균의 원칙

① 멸균 전에는 반드시 세척을 한다(유기물이 남아 있으면 미생물이 죽지 않는다).

② 멸균 후 완전히 건조시킨다.

③ 유독성이 없으면서 멸균제의 침투와 제거가 용이한 포장지를 이용한다.

4) 중앙 공급실에서 시행함

5) 멸균 과정의 확인

(1) 기계적/멸균적 확인(Mechanical/Physical Indicator)

실제로 멸균이 되었는지의 여부를 확인하는 것이 아니라 멸균기의 기능을 확인한다.

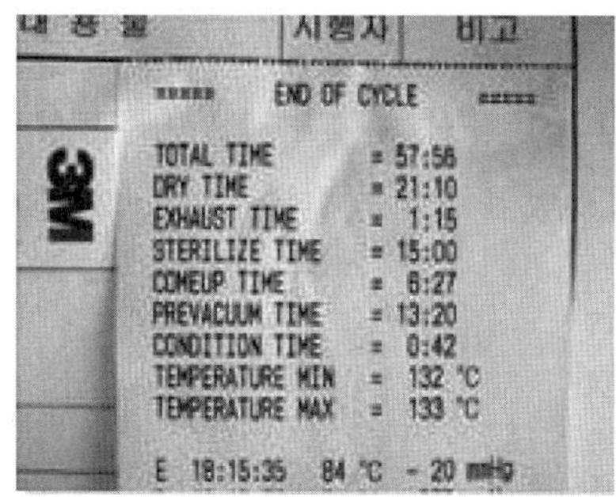
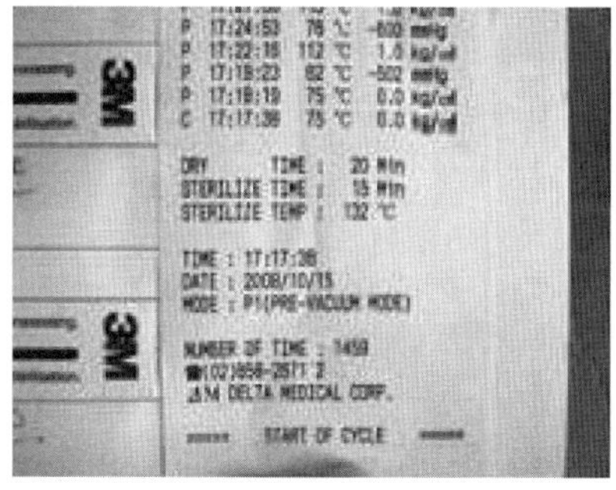

(2) 화학적 확인(Chemical Indicator)

물품이 멸균 과정을 거쳤는지 구별하기 위해 사용한다.

(3) 생물학적 확인(Biological Indicator)

생존한 미생물의 균주를 이용한 멸균 과정 감시 방법이다. 가장 확실하고 신뢰할 수 있는 방법이며, 세균 아포를 이용한다.

① 스팀 멸균용 : 바실루스 스테아로테르모필루스(Bacillus Stearother-mophilus)의 아포로 된 B.I를 주 2회 이상 시행한다.

② EO 가스 멸균용 : 바실러스 서브틸리스(Bacillus Subtils)의 아포로 된 B.I를 사용한다(매 주기마다 사용하는 것이 원칙이다).

6. 소독제 사용법

1) 장소에 따른 소독법

(1) 환경 소독제를 이용한 청소

① 환자의 혈액, 분비물 등과 접촉할 가능성이 있는 장소

② 미생물 검체를 취급해 미생물로 인한 오염이 우려되는 곳(병원, 검사실 등)

(2) 일반적인 청소 : 일반 사무실, 창고 등 환자의 치료와 관련이 없는 곳

2) 환경 소독

① 소독제는 사용 설명서에 따라 희석 농도에 주의해서 사용한다.

   – 사용할 때마다 새로 만들어서 사용하고 자주 교체한다.

② 대걸레의 머리 부분과 걸레는 정기적으로 세척한다. 보관할 때는 건조를 시킨 뒤 넣어 둔다.

③ 혈액이나 감염성 물질에는 10배 희석한 락스를 이용한다(1ℓ : 100cc).

④ 염소계 소독제는 희석액을 매일 새로 준비한다.

3) 소독제 종류

	농도	용도
락스(Sodium Hypochlorite)	1：10 희석 물 1ℓ + 락스 원액 100cc	다량의 혈액 – 스필 키트(Spill Kit) 클로스트리디움 디피실(C. Difficile) 환자의 주변 환경 청소
	1：100 희석 물 1ℓ + 락스 원액 10cc (주사기 이용)	소량의 혈액 – 스필 키트(Spill Kit) ICU, OR, 격리 환자의 병실 환경 청소 네불라이저 키트(Nebulizer Kit), 가습기, 좌욕판 소독
	1：300 희석 물 1ℓ + 락스 원액 3.3cc (주사기 이용)	일반 병실의 환경 청소 냉장고 소독 소변기 소독
		• 희석하기 전에 개인 보호구를 착용한다(쉴드 마스크, PVC 장갑, 비닐 앞치마). • 락스 희석액은 하루만 쓴다(유효 기간 표시). • 희석액이 점막에 튄 경우에는 눈 세척용 응급 세안기(Eye Wash Station)를 이용한다.

다제 내성균 감염 관리 : 반코마이신 내성 장내구균
(Vancomycin resistant Enterococcus, VRE)

A. 반코마이신 내성 장내구균(VRE) 개요

　반코마이신 내성 장내구균은 현재까지 개발된 거의 모든 항생제에 대해 내성을 보인다.

A) 반코마이신 내성 장내구균에 의한 감염이 발생했을 때, 이를 효율적으로 치료할 수 있는 항생제를 선택하기가 어렵다.

B) 반코마이신 내성 장내구균에 있는 반코마이신 저항성 세균 (Vancomycin-resistant Gene)은 다른 G(+)균, 즉 황색 포도상구균 (Staphylococcus Atreus, VRSA)으로 전이될 가능성이 있다. 그렇기 때문에 반코마이신 내성 장내구균에 의한 감염이나 집락화 현상은 매우 심각한 문제이다.

C) 반코마이신 내성 장내구균에 의한 감염이 발생한 장소가 소수 환자
   나 한 개 병동으로 국한되어 있다면 이를 제거하기는 쉽다. 그러나,
   병원 여러 곳으로 퍼져 있으면 노력과 비용이 많이 든다. 그러므로 철
   저한 관리가 필요하며 여러 부서의 적극적인 협력과 관심이 요구된다.

B. 위험 인자 및 전파 경로

A) 반코마이신 내성 장내구균의 위장관 집락 및 감염의 위험 인자는 다
   음과 같다. 3세대 세팔로스포린(Cephalosporin)과 같은 광범위한 항생
   제의 사용, 악성 종양 등의 중증 기저 질환이 있거나 장기 입원이 필
   요한 경우, 중심 정맥관이나 요로 카데터 등의 침습적인 조작 및 반
   코마이신의 사용(경구 > 정맥 투여) 등이 있다.

B) 반코마이신 내성 장내구균의 감염 경로는 반코마이신 내성 장내구
   균 감염에 걸렸던 환자들의 변 검체의 96%에서 반코마이신 내성 장
   내구균이 확인된 바와 같다. 위장관에 군집되어 있던 균주의 내인성
   감염 또는 다른 환자나 병원 직원 등 병원 환경으로부터의 전파가 주
   요 경로로 이해되고 있다. 여러 자료에 따르면, 환경에 의한 오염률
   은 7~30% 정도 된다. 반코마이신 내성 장내구균은 손이나 장갑에서
   60분 이상, 물건에서는 5~7일까지도 생존할 수 있다는 보고가 있다.

C. 감염 관리 지침

   반코마이신 내성 장내구균에 의해 분리되는 환자는 기본적으로 표준

격리(Standard Precaution)를 지키고 접촉 격리를 철저하게 준수한다.

A) 격리 지침

 (a) 방

 − 환자는 1인실에 격리하거나 반코마이신 내성 장내구균으로 분리되
  는 환자들끼리 같은 방을 쓰게 한다(코호트).

 (b) 장갑

 − 환자의 방에 들어갈 때는 반드시 장갑을 착용한다.

 (c) 가운

 − 환자나 환자의 환경과 접촉할 것이라 예상될 때, 환자가 실금을 하
  는 경우, 환자가 장루(Ostomy)를 갖고 있는 경우에는 반드시 가운
  을 착용한다.

 (d) 손 씻기

 − 환자의 방을 나서기 전에는 장갑과 가운을 벗고 반드시 손을 씻는
  다. 손을 닦을 때는 반드시 손 소독제를 사용하도록 한다. 장갑이
  나 가운을 벗은 뒤에 옷이나 손이 환자나 환자의 환경에 직접적으
  로 닿지 않도록 주의한다.

 (e) 마스크

 − 분비물이 공기 중으로 분산되거나 튈 가능성이 있는 상황일 때 착
  용한다.

ⓕ 환자 이동

- 이동을 최대한 제한하고, 검사를 하기 위해 이동할 때는 검사실에 반코마이신 내성 장내구균 환자임을 알린다. 응급 상황이 아니라면 맨 마지막 순서에 검사하도록 하고, 검사실 직원에게 주의사항을 알려 준다.

ⓖ 기타

ⓐ 반코마이신 내성 장내구균 환자에게 사용하는 기구는 가능한 별도로 사용한다(청진기, 체온계, 혈압계 등). 여러 환자와 함께 사용할 때는 다른 환자에게 사용하기 전에 반드시 깨끗이 닦고 소독한 뒤에 쓴다.

ⓑ 사용한 기구이 소독 및 멸균:병원 내 소독 멸균 지침을 따른다. 환자가 사용한 기구 중 중앙 공급실에 소독을 의뢰하는 재사용품 같은 경우는 0.2% TEGO 또는 Clean-TE SOS 용액에 침적한 후 세척하여 공급실로 보낸다. 대야와 같이 크기가 큰 물품인 경우는 세척하지 않고 신문지와 포로 포장한 후, 환자명과 병동명, 균주명을 기재하여 공급실로 보낸다.

ⓒ 환자가 퇴원한 후의 병실 청소 및 소독:병실 환경뿐만 아니라(벽, 바닥 등) 병실 내에 있는 모든 가구, 기구(상두대, 침대, 전화기, 텔레비전, 수액 걸이, 전등 등)에 대한 청결 및 소독을 반드시 수행한 뒤 다른 환자를 입원시켜야 한다.

B) 일반 주의 지침

ⓐ 반코마이신 내성 장내구균이 분리되면 관련 직원에게 알린다.

ⓑ 반코마이신 내성 장내구균에 대한 관리 지침은 즉각적으로 실행한다. 실행이 늦어질수록 반코마이신 내성 장내구균의 제거는 어려워진다.

ⓒ 반코마이신 내성 장내구균에 대한 지속적이고 꾸준한 감시 체계를 갖춘다.

ⓓ 반코마이신 내성 장내구균 환자가 생기면 같이 있던 환자에게 대변 검사나 항문용 면봉을 이용한 검사(Anal Swab)를 시행해야 한다. 검사 후 다른 환자에게 반코마이신 내성 장내구균이 발견되면 격리해야 한다.

ⓔ 반코마이신 내성 장내구균 감염 환자나 집락 환자의 격리 해제는 일주일 간격을 두고 연속적으로 실시한 검사 결과가 3회 이상 음성이어야 가능하다.

ⓕ 반코마이신 내성 장내구균 환자는 퇴원 후에도 집락 현상이 오랫동안 유지된다. 그래서 재입원하는 경우에는 병원 내에 반코마이신 내성 장내구균을 퍼트릴 수 있다. 그러므로, 반코마이신 내성 장내구균 진단을 받은 환자는 이에 대한 정보를 쉽게 찾아볼 수 있도록 환자 차트 앞에 반코마이신 내성 장내구균 스티커를 붙인다.

C) 반코마이신 내성 장내구균의 발생이 지속될 때의 감염 관리

ⓐ 병원 내 반코마이신 내성 장내구균에 의한 유행이 발생할 경우, 중환자실이 반코마이신 내성 장내구균의 보균소이자 전파 경로가 될 가능성이 높으므로 중환자실에 대한 조사를 시작한다.

ⓑ 반코마이신 내성 장내구균 양성 환자를 돌보는 직원은 다른 환자의 간호를 제한하여 환자 간의 전파를 예방한다.

ⓒ 직원의 보균 상태가 역학적으로 반코마이신 내성 장내구균의 유행
과 관련이 있을 때는 보균 상태가 없어질 때까지 반코마이신 내성
장내구균 음성 환자를 돌보지 않도록 한다.

ⓓ 반코마이신 내성 장내구균의 전파에는 오염된 환경이 주요 역할을
하므로 이에 대한 철저한 소독과 관리가 중요하다(침상, 상두대, 침상
가구, 이동용 카트, 차트판, 손잡이, 샤워 꼭지 등).

ⓔ 전파 경로 및 보균 상태 확인을 위해 반코마이신 내성 장내구균에
대한 분자생물학적 검사를 의뢰한다.

D) 반코마이신의 적절한 사용법

(a) 반코마이신을 적절하게 사용한 경우

ⓐ β−락탐(β−lactam)에 내성인 그람 양성균으로 인한 신각한 감염이
발생했을 때 치료에 사용한다. 임상 의사는 β−락탐에 감수성이 있
는 그람 양성균에 반코마이신을 사용하면 β−락탐보다 살균력이 느
리다는 것을 알아야 한다.

ⓑ β−락탐에 심각한 알러지가 있는 환자의 그람 양성균에 의한 감염
을 치료하는 항생제와 관련이 있는 장염(Antibiotic−associated Colitus)
이 심각하고, 생명에 위협을 줄 수 있는 상황에 있는 환자에게 메
트로니다졸(Metronidazole)에 의한 치료가 실패한 경우 사용한다.

ⓒ 미국 심장협회에서 권한 방법으로, 심내막염의 위험이 높은 환자
에게는 보조물이나 기구를 삽입하는 주요 수술(Cardic and Vascular
Procedure, Total Hip Replacement, MRSA나 MRAE에 의한 감염률이 매우
높은 경우) 시 예방적으로 사용한다. 수술이 6시간 이상 걸리지 않
았으면 수술 직전 1회 주입으로도 충분하다. 6시간이 지난 경우에

는 반복해서 주입하도록 한다. 예방적 투약은 최대 2회 용량까지만
허용하도록 한다.

(b) 반코마이신을 적절하게 사용하지 않은 경우

ⓐ β-락탐(β-lactam)에 생명을 위협하는 알러지 반응이 나타나지 않
는 환자에게 일상적으로 수술 전 예방 용도로 사용하는 경우

ⓑ 환자가 그람 양성균에 의해 감염된 경우

- 히크만 카데터(Hickman Catheter)의 삽입 부위 감염이나 병원 내
MRSA에 의한 감염이 증가되었다는 증거가 없는 상황에서, 발열
성 호중구 감소(Neutropenic) 환자에게 경험적 항균제 치료를 하
는 경우

ⓒ 동시에 이루어진 다른 혈액의 배양은 음성이지만 단 하나의 혈액
배양에서 CNS 양성이 나온 경우, 즉 혈액 배양 오염이 예상되는 상
황에서 치료 목적으로 사용하는 경우

ⓓ β-락탐에 내성 (R)인 그람 양성균의 배양이 음성인데도 환자에게
경험적으로, 또는 지속적으로 사용하는 경우

ⓔ 중심 정맥관, 말초혈관 카데터의 감염이나 집락화 예방을 위해 전
신적 또는 국소적으로 사용하는 경우

ⓕ 소화기계의 제균 목적으로 사용하는 경우

ⓖ MRSA 집락화를 제거하기 위해 사용하는 경우

ⓗ AC(Adrenalin, Atropine and Cocaine Antimicrobial Agent-associated
Cilitis)의 일차 치료 목적으로 사용하는 경우

ⓘ 출생 당시 체중이 매우 적게 나가는 신생아에게 사용하는 경우

ⓙ 지속적으로 이동성 복막 투석이나 혈액 투석을 받는 환자에게 일

상적인 예방 용도로 사용하는 경우

ⓚ 신부전 환자의 β-락탐에 감수성을 가진 그람 양성균에 의한 감염 치료에 사용하는 경우

ⓛ 국소 전용이나 세척 용액으로 반코마이신 용액을 사용하는 경우

E) 임상 검사실의 역할

ⓐ 병원 내 반코마이신 내성 장내구균 감염 관리에서 가장 중요한 역할을 하는 부서이다. 반코마이신 내성 장내구균을 정확하고 빠르게 발견하고, 감염 관리 프로그램과 적절한 소통을 유지하는 것이 매우 중요하다.

ⓑ 장구균(Enterococci)의 확인

- 콜로니얼 형태학(Colonial Morphology), 그람 염색, PCR 검사 등을 통해 일차적으로 확인하다. 균종(Species) 수준에서 장구균을 확인하는 것은 내성 패턴을 예측하는 것을 도와준다[예를 들면, 엔테로코쿠스 페슘균(E. Faecium)은 엔테로코쿠스 패칼리스균(E. Faecalis)에 더 내성이 있다]. 또한 역학적 연관성을 결정하는 데 도움이 된다.

D. 반코마이신 내성 장내구균 격리실에 필요한 준비 물품

ⓐ 장갑

ⓑ 가운

ⓒ 마스크 안면 보호대

ⓓ 손 씻기용 소독제, SOS 스프레이

ⓔ 손 씻기용 종이 타월

ⓕ 주사침통

ⓖ 쓰레기통(적출물 박스)

ⓗ 오염 세탁물 수거 햄퍼

ⓘ 환자의 개별 사용 물품(Non Critical Item) – 체온계, 청진기, 혈압계
   (또는 혈압용 커프) 등

ⓙ 기타 감염 관리실의 권고 품목

Q&A

해답은 511쪽

Q2. 외과적 무균술의 3대 원리는 무엇일까요?

* 위 질문에 대한 의견을 적어보세요.

✱ S u m m a r y

1. 무균술
   ① 병원 감염을 줄이기 위해 모든 병원에서 수행해야 하는 중요한 절차를 말한다.
   ② 환자와 환자 사이, 환자와 물품 사이에 병원성 균이 전파되는 것을 예방한다.
   ③ 병원균이나 기타 다른 미생물이 전혀 없는 멸균 상태를 유지하는 것이다.
   ④ 수술실에서 손을 씻거나 멸균 지역을 준비할 때, 드레싱을 교환할 때 시행한다.

2. 의료 기구의 분류

분류	의료 기구 예	소독 방법
고위험 기구 : 무균 조직 또는 혈관계에 사용	수술 기구, 심도관, 요로 카데터, 이식물, 주사 바늘 등	반드시 멸균
준위험 기구 : 점막이나 손상된 피부와 접촉	호흡기계 치료 기구, 마취 기구, 내시경, 기관지경 등	높은 수준 소독
	구강 및 직장 체온계, 수치료 욕조 등	중간 수준 소독
비위험 기구 : : 손상이 없는 피부와 접촉	곡반, 청진기, 침대 난간, 목발, 혈압기 커프, 린넷, 식기 등	낮은 수준 소독

라. 격리

병원 감염은 병원 환경에 의해 감염되는 질병으로, 병원이 대중 치료를 위해 만들어진 후부터 오늘날까지 문제가 되어 왔다.

의료기관은 감염성 질병을 예방하기 위해 18세기부터 천연두, 결핵, 흑사병 같은 전염병 환자들을 격리시켜 왔다. 또한 다른 환자들에게 사용했던 기구들을 소독하고 해충과 오물 등을 정리하는 방법을 통해 감염병 환자가 생기지 않도록 노력하고 있다.

학습목표

1. 격리가 무엇인지를 배우고, 이를 현장에서 올바르게 실천할 수 있다.
2. 병원 감염 예방을 위한 지침을 이해하고 이를 의료 현장에서 적용할 수 있다.
3. 오염 세탁물 및 의료 폐기물에 대한 「폐기물관리법」에 대해 이해하고 이를 의료 현장에 올바르게 적용할 수 있다.

1. 격리 대상

1) 격리하는 경우

① 1군 법정 감염병, 수두, 홍역, 유행성 이하 선염

② 활동성 폐결핵

③ 반코마이신 내성 장내구균(VRE)

④ 생물학적 테러나 새로운 감염 질환으로 전파 경로가 불확실한 경우

⑤ 그 외, 감염성 질환으로 타인에게 전파될 위험이 있는 경우

2) 격리 대상 환자 발생 시

① 감염 관리 지침에 따라 주의 지침을 준수하여 환자를 격리한다.

② 격리 방법에 따라 환자와 보호자에게 교육을 실시한다.

③ 간호 기록을 남긴다.

3) 격리 방법

(1) 표준 주의(Standard Precaution)

(2) 질병 전파 양식별 주의(Transmission-based Precaution)

① 공기 매개 주의(Airborne Precaution)

② 비말 주의(Droplet Precaution)

③ 접촉 주의(Contact Precaution)

2. 표준 주의

1) 개념

혈액으로 전염되는 병원균의 전파를 방지하기 위한 표준 주의 [Universal(Blood&body fluid) Precaution]와 습한 배설물(Moist Body Substance)로부터의 병원균 전파를 방지하기 위한 배설물 주의(Body Substance Precaution)의 특성을 합한 것이다.

2) 지침

- 손 위생, 호흡기 에티켓, 장갑, 마스크, 보호 안경, 가운
- 환자 치료 기구, 병실 배치, 린넨
- 직원 감염 예방, 주사 시 안전 관리

3) 해당 질환

① 모든 환자의 혈액, 체액

② 분비물(혈액이 섞이지 않은 땀은 제외)

③ 점막, 손상된 피부

4) 직원 감염 예방

(1) 주사침 찔림(Needle Stick Injury)

① 주사 바늘을 분리하고, 바늘 뚜껑을 다시 씌우는 행위(Recapping)는 하지 않는다.

② 스쿠프 기술(Scoop Technique)을 사용한다.

③ 샤프 콜렉터(Sharps Collector)는 단단하고 뚜껑이 있는 용기를 사용한다.

(2) 심폐소생술 시 '구강 대 구강' 방법 시행 금지

　① 마우스피스(Mouth Piece), 심폐소생술 백(Resuscitation Bag), 기타 인공 호흡 기구 등을 사용한다.

　② 환자와 직접적인 접촉을 피한다.

5) 주사침에 찔리지 않으려면?

① 바늘 뚜껑을 다시 씌우는 행위(Recapping)는 하지 않는다.

② 바늘을 구부리지 않는다.

③ 바늘을 억지로 빼려하지 않는다.

④ 올바른 방법 : 스쿠프 기술(Scoop Technique)을 사용한다. 바늘을 바닥에 놓고 떠올리듯이 뚜껑을 씌운다.

6) 격리 표식

	접촉 격리 질환 (VRE, 옴 등)	B	B형 간염 양성 환자
	비말 격리 질환 (인플루엔자, 수막 구균 질환 등)	C	C형 간염 양성 환자
	호흡기 격리 질환(폐결핵, 홍역, 수두, 유행성 이하 선염, 풍진 등)	H	HIV 양성 환자
환자 팔찌 및 침상 이름표에 부착		P	항균제 다제 내성균 (VRE, MRSA, CRE 등)

3. 질병 전파 양식별 주의

1) 공기 매개 주의(Airborne Precaution)

(1) 개념

표준 격리에 더하여, 5㎛이하인 크기가 작은 비말, 먼지 입자에 의한 공기 전염을 예방하기 위한 방법이다.

(2) 적용 방법

① 가능하면 1인실 음압 병실을 배정한다(불가피한 경우에는 같은 균을 가진 환자끼리 병실을 함께 사용한다).

② 병실 문은 항상 닫아놓는다.

③ 병실 환자를 진료하거나 접촉해야 할 때는 N95 마스크를 착용한다.

④ 환자와 보호자에게 교육을 실시하고, 호흡기 에티켓과 마스크 착용법, 병실 생활 안내를 시행한다.

⑤ 결핵이나 수두, 홍역 환자에게 주로 적용한다.

2) 비말 주의(Droplet Precaution)

(1) 개념

5㎛ 이상의 크기를 가진 비말이 튀어서 전파되는 것을 예방하기 위한 방법이다. 크기가 큰 비말은 공기 중에 떠다닐 수 없기 때문에 90cm 이내의 거리에 튀어서 전염된다.

(2) 적용 방법

① 감염 환자는 가능하면 1인실을 배정한다. 그렇지 못할 경우, 침상 간격을 1m 이상 유지한다.

② 환자와 1m 이내의 공간에서 진료를 하거나 접촉해야 할 경우, 수

술용 마스크를 착용한다.

③ 보호자 교육을 실시하고, 호흡기 에티켓과 마스크 착용법을 알려
준다.

④ 수막 구균(Meningococcal), 인플루엔자(Influenza), 호흡기 신종 전염
병 등의 환자에게 주로 적용한다.

3) 접촉 주의(Contact Precaution)

(1) 개념

미생물이 직접 또는 간접적인 접촉에 의해 전파되는 것을 예방하기
위해 적용한다.

(2) 적용 방법

① 반코마이신 내성 장내구균(VRE)을 가진 환자는 1인실을 배정하거
나 격리 병실을 사용한다.

② 그 외의 항균제 내성균을 가진 경우는 침상 간격을 1m 이상으로
유지한다.

③ 직·간접적인 접촉이 필요할 때는 보호구를 착용한다.

④ 손 위생을 준수한다.

⑤ 환자 물품과 주변 환경을 관리한다.

⑥ 반코마이신 내성 장내구균 등의 환자에게 주로 적용한다.

4) 보호 격리

(1) 개념

ANC[1]가 500/mm^3 이하인 경우에 적용한다.

(2) 적용 방법

① 가능한 양압 1인실을 배정한다. 부득이한 경우, 일반 1인실을 배정
한다.

② 환자가 사용하는 물품은 소독 및 멸균 과정을 거친 후 사용한다.

③ 손 위생을 준수한다.

④ 환자와 접촉하기 전, 의료진은 가운과 마스크, 장갑 등의 보호구
를 착용한다.

4. 병원 감염 예방을 위한 지침

1) 중심 정맥관 감염 관리

(1) 중심 정맥관 감염 관리 방법

① 중심 정맥관으로 약물을 주입하기 전, 70% 알코올로 루멘(Lumen)
입구를 소독한다.

② 수액 세트는 72시간마다 교체한다[지질(Lipid), 총 비경구적 영양(Total
Parenteral Nutrition, TPN)의 경우 24시간마다 교체한다].

③ 카데터를 제거한 후, 드레싱은 24시간 동안 유지한다.

④ 감염이 의심될 때는 혈액과 카데터 팁(Catheter Tip)을 배양한다.

---

1) ANC = WBC × 호중구(Neutrophil) 개수(%)

(2) 삽입 시 주의사항(Maximal Sterile Barrier Precaution)

① 카데터를 삽입하거나 가이드와이어(Guidewire)를 이용해 교환할 때
   는 모자, 마스크, 멸균 가운, 멸균 장갑, 멸균 대방포를 이용해 무
   균술을 준수한다.

② 폐동맥 카데터(Pulmonary Artery Cath.)를 삽입할 때는 멸균 소매
   (Sterile Sleeve)를 사용한다.

(3) 삽입 부위 관리

① 비경구 영양 요법을 위해 멀티루멘 카데터(Multilumen Cath.)를 사용하
   는 경우, 고영양 요법은 하나의 접속 지점만 고정적으로 사용한다.

② 안티바이오틱 락 솔루션(Antibiotic Lock Solution)을 사용한다.

   - 정규적으로 사용하진 않는다.

   - 특별한 상황에서만 사용한다.

   - 롱-텀 커프트(Long-term Cuffed), 터널드(Tunneled), 포트(Port)에서
     여러 번의 CRBSI가 발생한다.

(4) 카데터 삽입 부위 드레싱

① 카데터 교환 시, 드레싱이 젖었거나 느슨해진 경우, 오염된 경우에
   는 드레싱을 교환하도록 한다.

② 숏 텀(Short Term) CVCs 삽입 부위의 거즈 드레싱은 2일마다, 투명
   드레싱은 적어도 7일마다 교환한다(소아의 경우, 카데터가 이탈할 위험
   이 있으므로 제외한다).

③ 삽입 부위가 다 나을 때까지는 터널드(Tunneled), 임플란티드(Im-
   planted) CVCs 삽입 부위를 일주일에 1회 이상 드레싱하지 않는다.

④ 태어난 지 7일 이하인 신생아 혹은 재태 기간이 26주 이하인 신생
아에게는 클로르헥시딘 스폰지(Chlorhexidine Sponge) 드레싱을 하지
않는다.

2) 유치 도뇨관 감염 관리

(1) 요로 카데터 유지 원칙

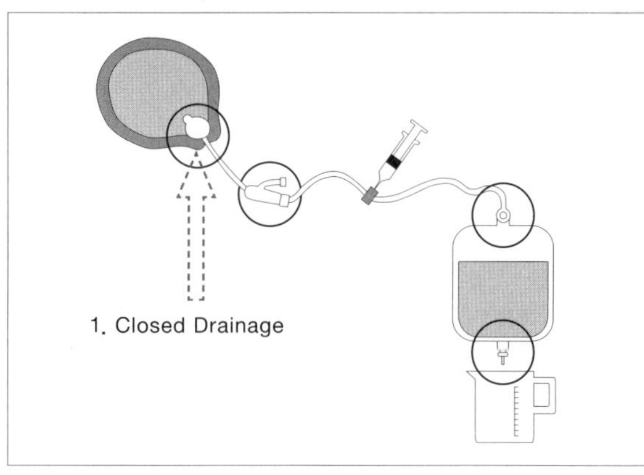

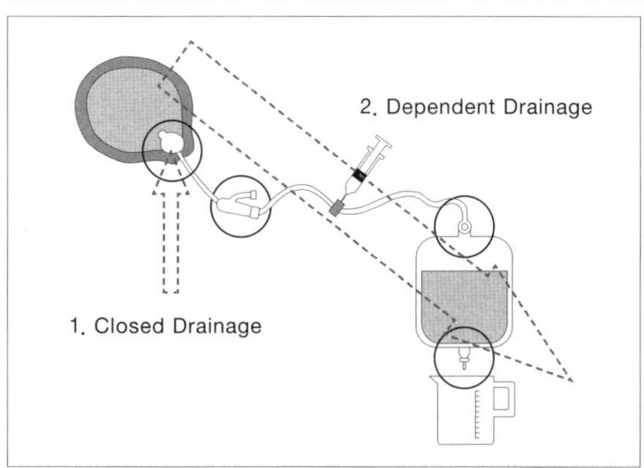

(2) 병원성 요로 감염 예방

검체 채취
• 적은 양-카데터 말단 부위에서 무균적으로 채취한다. • 많은 양-소변 백에서 무균적으로 채취한다. • 상온에서 2시간 이상 방치하지 않도록 한다.

베타딘으로 검체 채취용 포트를 소독한다.	검체 채취용 포트에서 주사기를 이용해 검체를 채취한다.
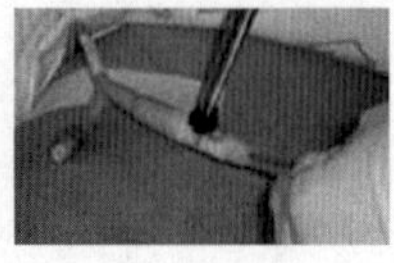	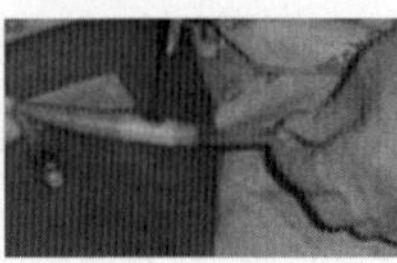

(3) 회음부 간호

① 최소 1일 1회 실시한다.

② 준비물 : 디-세트(D-Set), 멸균 또는 청결 장갑, 0.02% CHG 스폰지(Sponge), N/S 스폰지

③ 매일 시행한다(회음부는 미생물이 자라기 쉬운 환경이다).

④ 요도구 부위에서 항문 부위 방향으로 닦는다.

⑤ 분비물이 많거나 대변이 묻었을 경우에는 물로 깨끗이 닦는다.

3) 호흡기계 감염 관리

(1) 호흡기계 감염 관리 방법

① 수술 후에는 조기 이상과 심호흡 및 기침 관련 교육을 실시한다.

② 일반 가습기를 틀 때는 증류수를 사용한다. 또한 매일 청소하여 관리한다.

(2) 기도 분비물 흡인 시 주의사항

① 잦은 흡인은 교차 감염이 일어날 수 있으며, 기도 손상을 증가시킨다.

② 흡인 카데터와 증류수는 처치할 때마다 매번 교환하도록 한다.

③ 하기도까지 들어가는 카데터 부분은 멸균 상태를 유지하도록 한다.

④ 흡인기의 배액통은 환자마다 소독된 것을 사용한다.

⑤ 기관 절개 부위가 감염됐을 때에는 4~8시간마다 드레싱을 교환한다.

⑥ 흡인 전·후에는 손 소독을 시행하고 장갑을 착용한다.

(3) 기도 흡인 순서

① 흡인 전·후에는 반드시 손 위생을 시행한다.

② 기관 내 삽관을 통해 흡인할 때는 멸균 장갑을 착용한다.

③ 흡인에 사용하는 카데터는 멸균된 일회용 카데터를 사용한다.

④ 흡인 시 사용한 멸균 증류수나 생리 식염수는 흡인이 끝난 후 남기지 않고 버리도록 한다.

⑤ 기관지 흡인은 규칙적으로 시행하는 것보다 분비물이 증가하거나 필요할 때 시행한다.

4) 창상 감염 관리

① 깨끗하지 않거나 감염된 창상은 일차 봉합을 하지 않는다.

② 감염되지 않은 부위의 배액은 폐쇄 흡입 배액을 사용하고, 절개 창상 옆에 배액 구멍을 새로 만들어 배액한다.

③ 창상을 치료하기 전·후에는 손을 씻는다.

④ 개방성 창상을 직접 만져야 할 경우에는 소독 장갑을 착용한다.

⑤ 봉합 창상의 거즈가 젖은 경우, 감염 증상이 나타날 때는 거즈를 제거하고 창상 감염을 관찰한다.

⑥ 감염이 의심되는 배액과 고름은 배양 검사를 실시한다.

마. 오염 세탁물 및 의료 폐기물 관리

1. 의료기관 세탁물 관리

1) 의료기관 세탁물의 개념

의료기관에 종사하는 직원 또는 환자가 사용하는 것으로, 세탁 과정을 거쳐서 재사용하는 물품들을 말한다.

침구류	이불, 담요, 시트, 베개, 베개포 등
의류	환자복, 신생아복, 수술복, 가운 등
린넨류	수술복, 기계포, 마스트, 모자, 수건, 기저귀, 기타 린넨류
기타	커튼, 씌우개류, 수거 자루 등

2) 의료기관 세탁물의 종류

(1) 오염 세탁물

① 세탁물을 사용한 사람으로부터 세탁물을 취급한 사람에게로 감염원이 전달될 가능성이 있는 직물

② 법정 감염병 환자가 사용한 세탁물, 오염이 우려되는 세탁물

③ 환자의 피, 고름, 배설물, 분비물 등에 오염된 세탁물

④ 기타 감염성 병원균에 오염된 세탁물

(2) 더러워진 세탁물 : 비감염 환자들이 사용한 모든 직물

3) 세탁물의 분리수거

(1) 분리수거 시 주의사항

① 오염 세탁물과 일반 세탁물로 분류한 뒤 수거하여 세탁을 의뢰한다.

② 날카로운 기구나 이물질은 섞이지 않도록 주의한다.

③ 햄퍼의 뚜껑은 반드시 닫아 둔다.

(2) 오염 세탁물 분리수거 시 주의사항

① 방수 처리된 분리수거용 햄퍼에 수거한다.

② 젖은 세탁물은 비닐에 넣은 뒤 햄퍼에 수거한다.

③ 햄퍼의 끝을 묶어 별도의 장소에 보관한다.

(3) 일반 세탁물 분리수거 시 주의사항

– 분리수거용 햄퍼에 수거한다.

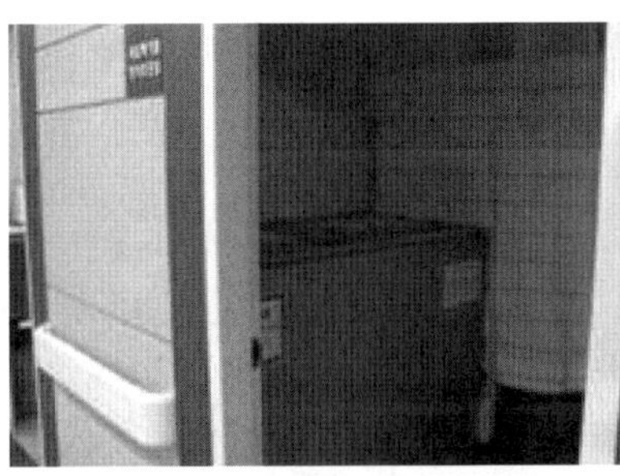
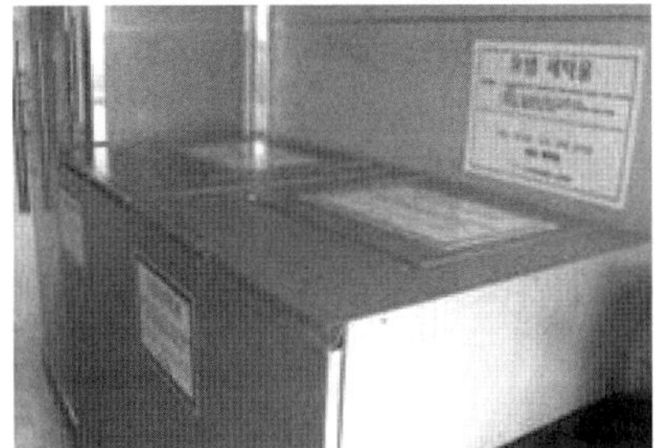
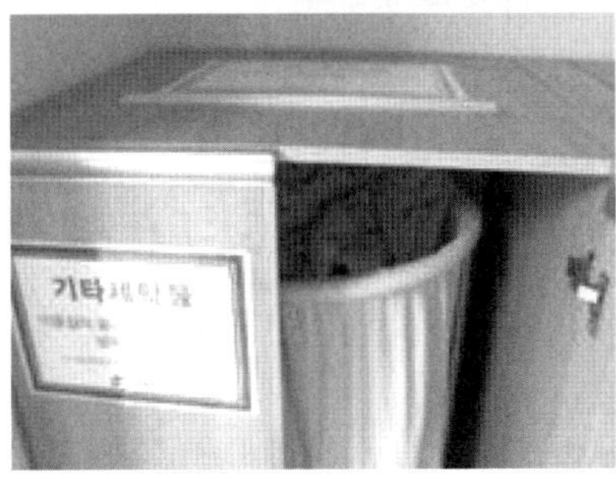
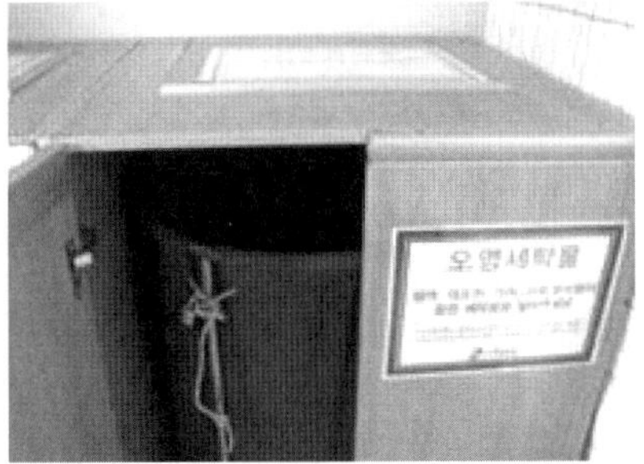

(4) 세탁물 취급 시 유의사항

① 환자가 치료를 받는 공간이나 병동에서 세탁물을 정리하거나 세탁하면 안 된다.

② 세탁된 세탁물과 사용한 세탁물은 각기 다른 운반 통로를 이용한다. 직물은 안전하게 묶은 상태로 운반한다.

③ 오염된 세탁물통은 정기적으로 세척한다.

④ 사용한 세탁물은 매일 1회 이상 수거한다.

⑤ 세탁물 보관 장소는 매일 1회 이상 소독한다.

2. 의료 폐기물 관리

1) 의료 폐기물의 분류

격리 의료 폐기물		「전염병예방법」 제2조 제1항에 명시된 전염병으로부터 타인을 보호하기 위해 격리된 사람을 치료하는 의료 행위 중 발생한 일체의 폐기물	전염병으로 입원한 격리 환자의 각 병동에 해당
위해 의료 폐기물	조직물류 폐기물	인체 또는 동물의 조직, 장기, 기관, 신체 일부, 동물의 사체, 혈액, 고름 및 혈액의 생성물(혈청, 혈장, 혈액 제제)	수술실, 분만실, 임상 연구동, 병리과
	병리계 폐기물	시험, 검사 등에 사용된 배양액, 배양 용기, 보관 균주, 폐시험관, 슬라이드, 커버 글라스, 폐배지, 폐장갑	진단검사의학과, 병리과
	손상성 폐기물	주사 바늘, 봉합 바늘, 수술용 칼날, 한방침, 치과용침, 파손된 유리 재질의 시험 기구	병실, 외래, 검사실
	생물, 화학 폐기물	폐백신, 폐항암제, 폐화학 치료제	약제부
	혈액 오염 폐기물	폐혈액 백, 투석 시 사용된 폐기물, 기타 혈액의 양이 유출될 정도로 포함되어 있어 특별한 관리가 필요한 폐기물	혈액 투석 병동 인공신장실
일반 의료 폐기물		혈액, 체액, 분비물, 배설물이 포함되어 있는 탈지면, 붕대, 거즈, 일회용 기저귀, 생리대, 일회용 주사기, 수액 세트	병실, 외래, 검사실

2) 의료 폐기물의 종류별 보관 기준

폐기물 종류		보관 용기	보관 기준	보관 상태	관련 부서
격리 의료 폐기물		합성수지	7일	냉장 보관	감염병 환자가 입원한 각 병동에 해당
위해 의료 폐기물	조직물류 폐기물	합성수지	15일	냉장 보관	수술실, 분만실, 병리과, 임상 연구동
	병리계 폐기물	골판지	15일	상온 가능	진단검사의학과, 병리과
	손상성 폐기물	합성수지	30일	상온 가능	병실, 외래, 치과, 검사실, 진료 지원 부서
	생물, 화학 폐기물	골판지	15일	상온 가능	약제부
	혈액 오염 폐기물	골판지	15일	상온 가능	인공 신장실
일반 의료 폐기물		골판지	15일	상온 가능	병실, 외래, 치과 검사실, 진료 지원 부서

3) 의료 폐기물의 종류

	인체 조직물 중 태반 (재활용하는 경우) 도형 색상(녹색)		격리 의료 폐기물 도형 색상(붉은색)
	위해 의료 폐기물 도형 색상(노란색)		일반 의료 폐기물 도형 색상(검은색)

※ 폐기물의 종류에 따라 폐기함을 비치한다. 소량의 혈액 백 등은 일반 의료 폐기물에 함께 폐기해도 된다.

4) 의료 폐기물 전용 용기

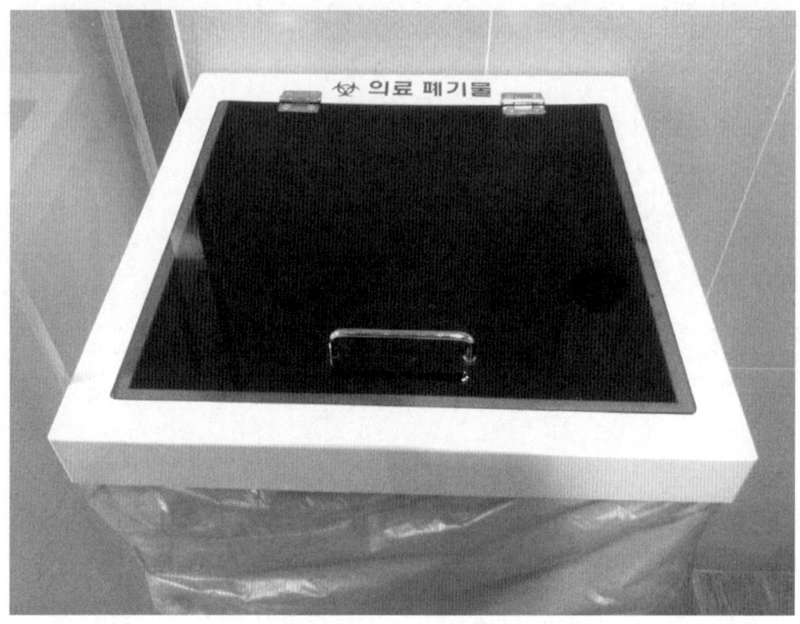

5) 격리 의료 폐기물 전용 용기 및 내피 비닐

<table>
<tr><td>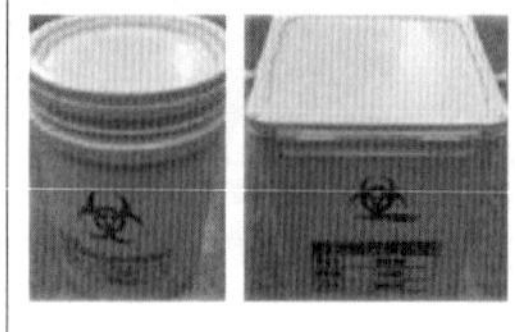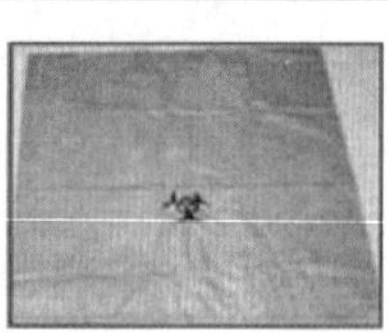</td><td>〈환경부 지정 기관·단체〉
한국환경공단
한국화학융합시험연구원
한국건설생활환경시험연구원
국립환경과학원장이 인정하여 고시한 기관</td></tr>
</table>

Extra Lesson

「폐기물관리법」 관련 자료

A. 「폐기물관리법」 자료 1

[별표 2] 〈개정 2007. 12. 28〉

의료폐기물의 종류(제4조 관련)

1. 격리의료폐기물:「감염병의 예방 및 관리에 관한 법률」제2조 제1항에 따른 전염병으로부터 타인을 보호하기 위하여 격리된 사람에 대한 의료행위에서 발생한 일체의 폐기물

2. 위해의료폐기물

가. 조직물류폐기물:인체 또는 동물의 조직·장기·기관·신체의 일부, 동물의 사체, 혈액·고름 및 혈액생성물(혈청, 혈장, 혈액 제제)

나. 병리계폐기물:시험·검사 등에 사용된 배양액, 배양용기, 보관균주, 폐시험관, 슬라이드, 커버글라스, 폐배지, 폐장갑

다. 손상성폐기물:주사바늘, 봉합바늘, 수술용 칼날, 한방침, 치과용침, 파손된 유리재질의 시험기구

라. 생물·화학폐기물: 폐백신, 폐항암제, 폐화학치료제

마. 혈액오염폐기물: 폐혈액백, 혈액투석 시 사용된 폐기물, 그 밖에 혈액
   이 유출될 정도로 포함되어 있어 특별한 관리가 필요한 폐기물

3. 일반의료폐기물: 혈액·체액·분비물·배설물이 함유되어 있는 탈지면,
   붕대, 거즈, 일회용 기저귀, 생리대, 일회용 주사기, 수액세트

비고: 의료폐기물이 아닌 폐기물로서 의료폐기물과 혼합되거나 접촉된 폐기물은
혼합되거나 접촉된 의료폐기물과 같은 폐기물로 본다.

B. 「폐기물관리법」 자료 2

[별표 5] 〈개정 2012. 11. 1〉

폐기물의 처리에 관한 구체적 기준 및 방법(제14조 관련)

5. 지정폐기물 중 의료폐기물의 기준 및 방법

가. 공통사항

1) 의료폐기물(인체조직물과 동물의 사체만을 말한다)은 본인(본인이 의사표시를
   할 수 없는 경우에는 그 친권자 또는 후견인을 말한다. 이하 같다)이나 그 동물
   의 주인이 요구하면 본인이나 그 동물의 주인에게 인도하여 다음 각 호
   의 구분에 따라 처리할 수 있다. 이 경우 의료폐기물을 인도한 자는 이
   를 상세히 기록하여 3년간 보존하여야 한다.
   가) 인체조직물은 「장상 등에 관한 법률」 제15조에 따른 묘지 등의 설
       치제한지역이 아닌 곳으로서 같은 법 제13조 제1항에 따른 공설묘
       지 중 시·도지사가 인정한 장소에 1미터 이상의 깊이로 파묻을 수
       있다.
   나) 동물의 사체는 「동물보호법」 제15조 제2항에 따른 동물장묘업의 등

록을 한 자가 설치·운영하는 동물장묘시설에서 처리할 수 있다.

2) 의료폐기물 중 태반을 재활용하기 위하여 배출자, 폐기물 수집·운반업자, 폐기물 재활용업자가 태반을 인계·인수하는 경우에는 제5호 다목 1)의 규정에도 불구하고 전용용기를 풀어서 수량, 무게(g)를 확인한 후 그 내용을 전자정보처리프로그램에 입력하여야 한다.

나. 의료폐기물 전용용기 사용의 경우

1) 삭제 〈2011.9.29〉

2) 한번 사용한 전용용기는 다시 사용하여서는 아니 된다.

3) 의료폐기물은 발생한 때(해당 진찰·치료 및 시험·검사행위가 끝났을 때를 말한다. 이하 같다)부터 전용용기에 넣어 내용물이 새어 나오지 아니하도록 보관하여야 하며, 의료폐기물의 투입이 끝난 전용용기는 밀폐 포장하여야 한다. 다만, 대형 조직물류폐기물과 같이 전용용기에 넣기 어려운 의료폐기물은 내용물이 보이지 아니하도록 개별 포장하여 내용물이 새어 나오지 아니하도록 밀폐 포상하여야 한다.

4) 전용용기는 봉투형 용기 및 상자형 용기로 구분하되, 봉투형 용기의 재질은 합성수지류로 하고 상자형 용기의 재질은 골판지류 또는 합성수지류로 한다.

5) 의료폐기물의 종류별로 사용하는 전용용기는 다음의 구분에 따른다.

　가) 격리의료폐기물, 위해의료폐기물 중 조직물류폐기물(치아는 제외한다) 및 손상성폐기물과 액체상태의 폐기물 : 합성수지류 상자형 용기

　나) 그 밖의 의료폐기물 : 봉투형 용기 또는 골판지류 상자형 용기

6) 5)에도 불구하고 전용용기에는 다른 종류의 의료폐기물을 혼합하여 보관할 수 있다. 다만, 봉투형 용기 또는 골판지류 상자형 용기에는 5) 가)에 따라 합성수지류 상자형 용기를 사용하여야 하는 의료폐기물을 혼합하여 보관하여서는 아니 된다.

7) 봉투형 용기에는 그 용량의 75퍼센트 미만으로 의료폐기물을 넣어야 한다.

8) 의료폐기물을 넣은 봉투형 용기를 이동할 때에는 반드시 뚜껑이 있고 견고한 전용 운반구를 사용하여야 하며, 사용한 전용 운반구는 약물로 소독하여야 한다.

9) 봉투형 용기에 담은 의료폐기물의 처리를 위탁하는 경우에는 상자형 용기에 다시 담아 위탁하여야 한다.

10) 골판지류 상자형 용기의 내부에는 봉투형 용기 또는 내부 주머니를 붙이거나 넣어서 사용하여야 한다.

11) 전용용기 및 3) 단서에 따른 포장의 바깥쪽에는 의료폐기물임을 나타내는 다음의 도형 및 취급 시 주의사항을 표시하여야 한다.

가) 도형

의료폐기물의 종류		도형 색상	
격리 의료폐기물		붉은색	
위해 의료폐기물(재활용하는 태반은 제외한다) 및 일반 의료폐기물	봉투형 용기	검정색	
	상자형 용기	노란색	
재활용하는 태반		녹색	

비고 : 붉은색으로 표시하여야 하는 의료폐기물과 노란색으로 표시하여야 하는 의료폐기물을 6)에 따라 혼합 보관할 때는 붉은색으로 표시하여야 한다.

나) 취급 시 주의사항

이 폐기물은 감염의 위험성이 있으므로 주의하여 취급하시기 바랍니다.			
배출자		종류 및 성질과 상태	
사용개시 연월일	0000.00.00	수거자	

비고 : 사용개시 연월일은 의료폐기물을 전용용기에 최초로 넣은 날을 적어야 한다. 다만, 9)에 따라 봉투형 용기에 담은 의료폐기물을 상자형 용기에 다시 담아 위탁하는 경우에는 봉투형 용기를 상자형 용기에 최초로 담은 날을 적을 수 있다.

다. 보관의 경우

1) 의료폐기물을 위탁처리하는 배출자는 의료폐기물의 종류별로 다음의 구분에 따른 보관기간을 초과하여 보관하여서는 아니 된다. 다만, 천재

지변, 휴업, 시설의 보수, 그 밖의 부득이한 경우로서 시·도지사나 지방
환경관서의 장이 인정하는 경우에는 그러하지 아니하다.

가) 격리의료폐기물 : 7일

나) 위해의료폐기물 중 조직물류폐기물(치아는 제외한다), 병리계폐기물,
생물·화학폐기물 및 혈액오염폐기물과 바)를 제외한 일반의료폐기
물 : 15일

다) 위해의료폐기물 중 손상성폐기물 : 30일

라) 위해의료폐기물 중 조직물류폐기물(치아만 해당한다) : 60일

마) 나목 6)에 따라 혼합 보관된 의료폐기물 : 혼합 보관된 각각의 의료
폐기물의 보관기간 중 가장 짧은 기간

바) 일반의료폐기물(「의료법」 제3조에 따른 의료기관 중 입원실이 없는 의원,
치과의원 및 한의원에서 발생하는 것으로서 섭씨 4도 이하로 냉장보관하는
것만 해당한다) : 30일

2) 의료폐기물의 종류별 보관시설은 다음 각 호의 구분에 따른다.

가) 격리의료폐기물 중 성질과 상태가 조직물류폐기물과 같은 폐기물
과 위해의료폐기물 중 조직물류폐기물은 전용의 냉장시설에서 섭
씨 4도 이하로 보관하여야 한다. 다만, 치아 및 방부제에 담근 폐기
물은 그러하지 아니하다.

나) 그 밖의 의료폐기물은 밀폐된 전용의 보관창고에 보관하여야 한다.
다만, 별표 3 제1호 중 의원, 제2호 중 보건지소, 제3호부터 제7호,
제9호부터 제14호까지의 기관은 밀폐된 전용의 보관창고가 아닌
별도의 보관장소에 보관할 수 있다.

Q&A

Q3. 격리 대상은 누구일까요?　　　　　* 위 질문에 대한 의견을 적어보세요.

*Summary

1. 의료 기구의 분류

분류	의료 기구의 예	소독 방법
고위험 기구 : 무균 조직 또는 혈관계에 사용	수술 기구, 심도관, 요도 카데터, 이식물, 주사 바늘 등	반드시 멸균
준위험 기구 : 점막이나 손상된 피부와 접촉	호흡기계, 마취 기구, 내시경, 기관지경 등	높은 수준 소독
	구강 및 직장 체온계, 수치료 욕조 등	중간 수준 소독
비위험 기구 : 손상 없는 피부와 접촉	곡반, 청진기, 침대 난간, 목발, 혈압계 커프, 린넨, 식기 등	낮은 수준 소독

2. 격리 대상

① 1군 법정 감염병, 수두, 홍역, 유행성 이하 선염

② 활동성 폐결핵

③ 반코마이신 내성 장알균(VRE)

④ 생물학적 테러나 새로운 감염 질환으로 인해 전파 경로가 불확실한 경우

⑤ 그 외, 감염성 질환으로 타인에게 전파될 위험이 있는 경우

⑥ 격리 대상 환자 발생 시

3. 격리 방법

① 감염 관리 지침에 따라 주의 지침을 준수하여 환자를 격리한다.

② 격리 방법에 따라 환자와 보호자를 교육시킨다.

③ 간호 기록을 남긴다.

4. 표준 주의(Standard Precaution)

① 혈액으로 전염되는 병원균의 전파 방지를 위한 표준 주의와 습한 배설물로부터 병원균의 전파를 방지하기 위한 배설물 주의의 특성을 합한 것이다.

② 지침:손 위생, 호흡기 에티켓, 장갑, 마스크, 보호 안경, 가운, 환자 치료 기구, 병실 배치, 린넨, 직원 감염 예방, 주사 시 안전 관리

③ 해당 질환:모든 환자의 혈액, 체액, 분비물(혈액이 섞이지 않은 땀은 제외), 점막, 손상된 피부

5. 중심 정맥관 감염 관리

중심 정맥관으로 약물을 주입하기 전, 70% 알코올로 루멘(Lumen) 입구를 소독한다. 폐동맥 카테터(Pulmonary Artery Cath.)를 삽입할 때는 멸균 소매(Sterile Sleeve)를 사용한다.

6. 병원성 요로 감염의 예방

① 환자 간 전파를 방지한다.

② 원내 요로 감염의 15%는 의료진에 의한 전파이다.

    - 요도 주위, 도뇨관, 소변, 환자의 피부 등에 균이 존재한다.

③ 특정 위험 지역(중환자실 등)은 감시 배양한다.

    - 감염 유행을 막을 수 있다.

④ 장갑을 착용한다.

⑤ 환자와 접촉한 후에는 항상 손을 씻는다.

    - 손에 정착된 균을 제거하기 위해서는 일반 비누가 아닌 소독제 사용을 고려한다.

⑥ 환자마다 별도의 용기를 사용하고, 정기적으로 비우도록 한다.

⑦ 배액 꼭지와 소변 수집통이 서로 닿지 않도록 주의한다.

⑧ 소변 백은 방광보다 아래에 위치하도록 한다.

⑨ 배액 꼭지는 70% 알코올로 소독한 후 끼운다.

7. 호흡기계 감염 관리

　① 수술 후에는 조기 이상과 심호흡 및 기침 관련 교육을 실시한다.

　② 일반 가습기를 틀 때는 증류수를 사용한다. 또한 매일 청소하여 관리한다.

　③ 기도 분비물 흡인 시 주의사항

　　－ 잦은 흡인은 교차 감염을 발생시킬 수 있으며, 기도 손상을 증가시킨다.

　　－ 흡인 카데터와 증류수는 처치할 때마다 매번 교환하도록 한다.

　　－ 하기도까지 들어가는 카데터 부분은 멸균 상태를 유지한다.

　　－ 흡인기의 배액통은 환자마다 소독된 것을 사용한다.

　　－ 기관 절개 부위가 감염됐을 때에는 4～8시간마다 드레싱을 교환한다.

　　－ 흡인 전·후에는 손 소독을 하고 장갑을 착용한다.

8. 세탁물의 분리수거

　(1) 분리수거 주의사항

　　① 오염 세탁물과 일반 세탁물로 나눈 뒤 수거하여 세탁을 의뢰한다.

　　② 날카로운 기구나 이물질이 섞이지 않도록 주의한다.

　　③ 햄퍼의 뚜껑은 반드시 닫아 둔다.

　(2) 오염 세탁물 분리수거 시 주의사항

　　① 방수 처리된 분리수거용 햄퍼에 수거한다.

　　② 젖은 세탁물은 비닐에 넣은 뒤 햄퍼에 수거한다.

　　③ 햄퍼의 끝을 묶어 별도의 장소에 보관한다.

　(3) 일반 세탁물 분리수거 시 주의사항

　　－ 분리수거용 햄퍼에 수거한다.

바. 직원 감염 관리

1. 직원 감염 관리의 필요성

　① 환자와 접촉하거나 검체를 다루는 과정에서 병원성 미생물에 노출
　　될 위험이 높다.

② 직원이 지역 사회 유행 감염병에 걸린 채 출근하면 다른 직원이나 환자에게 병원체를 전파시킬 위험이 있다.

③ 환자에서 직원, 직원에서 환자에게로 감염성 질환이 전파될 위험을 최소화하여 직원과 환자 모두를 보호하기 위함이다.

2. 직원이 감염됐을 시 발생하는 문제점

① 감염된 직원에게는 신체적·정신적 고통, 경제적 손실, 직원 만족도 저하가 발생한다.

② 감염된 직원이 새로운 감염원으로 작용하여 환자안전에도 문제가 발생한다.

3. 직원 감염 관리 프로그램

건강 진단	예방 접종 상태, 전염병과 관련된 과거력 등 항목 : 신체 검진, 검사실 검사, 항체 검사 등을 포함
건강 교육 및 안전 교육	감염 질환에 걸렸을 시 처리 방법, 병원 정책, 감염 관리 지침, 구체적 시행 방법
예방 접종	A형 감염, B형 감염, 인플루엔자, 홍역, 볼거리, 풍진, 파상풍, 백일해, 수두
직무와 관련된 질병에 대한 대책	감염 위험에 노출된 직원에 대한 예방적 조치, 근무 제한, 건강 상담, 기록 유지 및 관리

4. 병원 직원이 감염에 노출됐을 시의 관리 방법

1) 병원 직원이 근무를 하는 중 감염을 일으킬 수 있는 질병은 호흡기, 혈액이나 체액을 통한 노출 등 여러 경로를 통해 감염이 가능하다.

2) 감염성 질환에 노출됐을 때는 이차 감염이 발생하지 않도록 업무 제
한을 고려한다.

3) 미국 HICPAC(Hospital Infection Control Practice Advisory Committee) 지침
을 적용한다.

① 관련 근거 1 : 「산업안전보건기준에 관한 규칙」 제8장

제3절 혈액매개 감염 노출 위험작업 시 조치기준

제597조(혈액노출 예방 조치)

① 사업주는 근로자가 혈액노출의 위험이 있는 작업을 하는 경우에 다음
각 호의 조치를 하여야 한다.

  1. 혈액노출의 가능성이 있는 장소에서는 음식물을 먹거나 담배를 피
우는 행위, 화장 및 콘택트렌즈의 교환 등을 금지할 것

  2. 혈액 또는 환자의 혈액으로 오염된 가검물, 주사침, 각종 의료 기구,
솜 등의 혈액오염물(이하 "혈액오염물"이라 한다)이 보관되어 있는 냉장
고 등에 음식물 보관을 금지할 것

  3. 혈액 등으로 오염된 장소나 혈액오염물은 적절한 방법으로 소독할 것

  4. 혈액오염물은 별도로 표기된 용기에 담아서 운반할 것

  5. 혈액노출 근로자는 즉시 소독약품이 포함된 세척제로 접촉 부위를
씻도록 할 것

② 사업주는 근로자가 주사 및 채혈 작업을 하는 경우에 다음 각 호의 조
치를 하여야 한다.

  1. 안정되고 편안한 자세로 주사 및 채혈을 할 수 있는 장소를 제공할 것

  2. 채취한 혈액을 검사 용기에 옮기는 경우에는 주사침 사용을 금지하
도록 할 것

  3. 사용한 주사침은 바늘을 구부리거나, 자르거나, 뚜껑을 다시 씌우는
등의 행위를 금지할 것(부득이하게 뚜껑을 다시 씌워야 하는 경우에는 한

손으로 씌우도록 한다)

  4. 사용한 주사침은 안전한 전용 수거용기에 모아 튼튼한 용기를 사용하여 폐기할 것

③ 근로자는 제1항에 따라 흡연 또는 음식물 등의 섭취 등이 금지된 장소에서 흡연 또는 음식물 섭취 등의 행위를 해서는 아니 된다.

제598조(혈액노출 조사 등)

① 사업주는 혈액노출과 관련된 사고가 발생한 경우에 즉시 다음 각 호의 사항을 조사하고 이를 기록하여 보존하여야 한다.

  1. 노출자의 인적사항

  2. 노출 현황

  3. 노출 원인제공자(환자)의 상태

  4. 노출자의 처치 내용

  5. 노출자의 검사 결과

② 사업주는 제1항에 따른 사고조사 결과에 따라 혈액에 노출된 근로자의 면역상태를 파악하여 별표 14에 따른 조치를 하고, 혈액매개 감염의 우려가 있는 근로자는 별표 15에 따라 조치하여야 한다.

③ 사업주는 제1항과 제2항에 따른 조사 결과와 조치 내용을 즉시 해당 근로자에게 알려야 한다.

④ 사업주는 제1항과 제2항에 따른 조사 결과와 조치 내용을 감염병 예방을 위한 조치 외에 해당 근로자에게 불이익을 주거나 다른 목적으로 이용해서는 아니 된다.

제600조(개인보호구의 지급 등)

① 사업주는 근로자가 혈액노출이 우려되는 작업을 하는 경우에 다음 각 호에 따른 보호구를 지급하고 착용하도록 하여야 한다.

  1. 혈액이 분출되거나 분무될 가능성이 있는 작업 : 보안경과 보호마스크

2. 혈액 또는 혈액오염물을 취급하는 작업 : 보호장갑

3. 다량의 혈액이 의복을 적시고 피부에 노출될 우려가 있는 작업 : 보호앞치마

② 근로자는 제1항에 따라 지급된 보호구를 사업주의 지시에 따라 착용하여야 한다.

② 관련 근거 2 : 의료기관 평가 인증제, 병원 신임 평가

1.2 직원 안전 관리 활동⑴[필수]

[조사 목적]

의료기관은 직원의 건강 유지와 업무와 관련된 직원의 안전사고를 최소화하기 위해 안전 관리 활동을 계획한다. 이를 위해 의료기관은 직원들의 건강 관리에 대한 요구도를 파악한다. 또한 감염성 질환 노출 등 직원의 안전사고에 대한 조사, 상담 및 추후 관리를 통한 직원 건강 유지, 감염성 질환 전파 감소를 위한 활동을 수행한다.

조사 항목(S, P, O)

1. 직원 건강 유지 및 안전 관리 활동을 위한 규정이 있다(S)
     – 1주기 : 절차, 직원의 안전사고 관리 포함
     – 2주기 : 규정, 직원의 안전사고 관리 규정 분리(ME4)

2. 직원 건강 유지 및 안전 관리 활동을 계획한다(S)   – 계획 : 시행 시기와 예산을 포함하여 수립
3. 직원 건강 유지와 안전 관리 활동을 수행한다(P)   – 개별 환자 추적 조사(Individual Tracer, IT) 시 직원 면담도 이루어짐 : 예방 접종 여부 등

• 직원 건강 유지 및 안전 관리 활동 계획 수립

– 직원의 건강검진, 직원의 예방 접종, 직원의 안전 및 보건 유지와 증진, 유해 물질 및 유해 환경 관리, 직원의 건강 증진 프로그램 운영

• 직원 건강검진 : 신규 및 재직 직원

– 특수 부서 근무자에 대한 정기 건강검진 및 관리

– 부서 배치 시 고려해야 할 사전 건강검진 및 정기 검진

- 직원의 예방 접종

- 직원의 안전 및 보건 유지·증진

– 신체적 피로 및 정신적 스트레스 등으로 인한 건강 장해 예방

– 직장 내 폭언 및 폭행 금지, 직장 내 성희롱 금지

- 유해 물질 및 유해 환경 관리：작업 환경 측정

- 직원의 건강 증진 프로그램 운영(예：금연, 절주, 영양, 운동 등)

1.2 직원 안전 관리 활동(2)[필수]

[조사 목적]

의료기관은 직원의 건강 유지와 업무와 관련된 직원의 안전사고를 최소화하기 위해 안전 관리 활동을 계획한다. 이를 위해 의료기관은 직원들의 건강 관리에 대한 요구도를 파악한다. 또한 감염성 질환 노출 등 직원의 안전사고에 대한 조사, 상담 및 추후 관리를 통한 직원 건강 유지, 감염성 질환 전파 감소를 위한 활동을 수행한다.

조사 항목(S, P, O)
4. 직원의 안전사고에 관한 규정이 있다(S) [추가] 　– 직원의 안전사고 관리 규정：'업무 중 감염 노출' 포함
5. 직원에게 안전사고가 발생했을 시 보고 체계에 따라 보고한다(P)
6. 직원의 안전사고를 분석하여 지속적으로 관리한다(O) [추가]
7. 직원의 안전사고 분석 및 개선 활동 결과를 경영진에게 보고한다(P) 　– 경영진 인터뷰도 이루어진다. 　예) 부서 배치 전환이 있었는지 또는 직원에게 감염 노출 사례가 있었는지 등을 감염 관리 　　시스템 추적 조사(System Tracer, ST) 시 담당 직원이 확인한 후 경영진 인터뷰를 할 때 　　확인한다.
8. 직원의 안전사고 분석 및 개선 활동 결과를 관련 직원과 공유한다(P) [추가]

- 감염 노출을 포함한 직원의 안전사고 관리 규정
  - 직원의 안전사고 예방 활동
  - 직원에게 안전사고 발생 시 치료 및 관리
  - 직원에게 안전사고 발생 시 보고 체계
  - 직원에게 발생한 안전사고 결과 분석 및 개선 활동
- 감염 노출을 포함한 직원의 안전사고 발생 시 보고 체계
  - 직원에게 안전사고가 발생했을 때 따라야 할 보고 체계는 전 직원이 알 수 있도록 공지
  - 직원에게 안전사고 발생 시 절차에 따라 보고
- 감염 노출을 포함한 직원의 안전사고 분석 및 성과 관리
  - 감염 노출을 포함한 직원의 안전사고 분석
  - 분석된 결과에 따른 개선 활동 수행
  - 분석 및 개선 활동에 대한 성과를 경영진에게 보고, 관련 직원과 결과 공유

* 팁:용역 직원의 건강 및 안전 관리 책임은 의료기관에 있으며, 환자 진료 과정에서 투입되는 용역 직원도 포함된다. 의료기관은 용역 직원까지 확실하게 관리하고 있음을 증명해야 한다.

출처:2주기 인증제 설명 및 인증 기준 교육 자료, 의료기관 평가 인증원, 2014

5. 의료인에게 권장하는 예방접종

의료직과 관계없이 시행하는 예방 접종(표준 예방 접종표 참조)	
파상풍-디프테리아(Td)	10년마다
인유두종 바이러스	10대~26세 여성
A형 감염	30세 미만은 검사 없이 접종. 30세 이상은 검사 후 항체가 음성이면 접종
의료직에 종사하기로 했을 때 병력으로 면역을 확인할 수 없으면 항체 검사 시행, 음성일 때는 접종 시행	

B형 감염	입사할 때 항체 검사를 받는다 : 음성이면 3회 접종 시행, 1~2개월 후 항체 확인 → 음성이면 3회 재접종 시행 → 1~2개월 뒤 항체 검사를 시행한 후에도 음성이면 재접종은 필요 없음
수두	1970년 이후 출생자*는 근무를 시작할 때 검사를 받는다 : 음성이면 2회(0.1~2개월) 접종
의료직에 종사하기로 했을 때 검사 없이 접종 시행	
인플루엔자 파상풍-디프테리아-백일해(Tdap) MMR	매년 1회 1967년 이후 출생자**는 근무 시작 전 2회 접종을 실시한다.
병원 내 유행 시 또는 실험실 근무자에게 추가로 적용되는 예방 접종	
4가 단백 결합 수막알균 백신	

* 국내에서 따르고 있는 나이 기준은 연구된 바가 없어 정하기 어렵지만 40세로 한다.
** 2회 예방 접종을 받은 의무기록, 홍역-볼거리-풍진에 대한 의사의 진단이 있으면 항체 검사 또는 접종을 받을 필요가 없다.

출처 : 〈성인 예방 접종〉, 대한감염학회, 2012

1) B형 간염

(1) 혈액이나 체액에 노출되기 쉬운 모든 사람

(2) 0,1,6M 또는 0,1,2M을 3회 접종한다.

(3) 접종 후 1~2개월이 지난 뒤 항체 형성 검사를 시행한다.

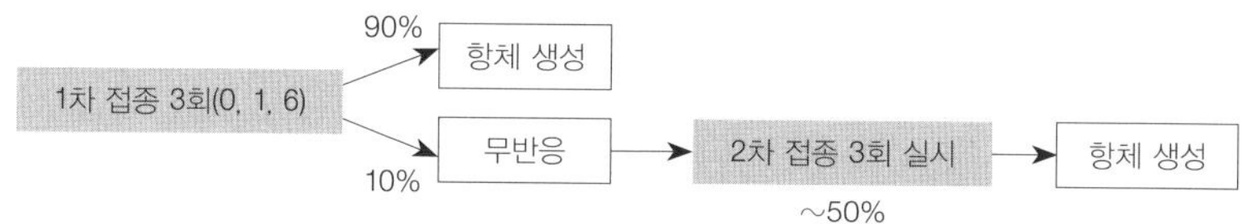

- Anti-HBs Ab

  ① 양성 반응(> 10mIU/㎖) : 백신 접종 불필요

  ② 음성 반응(< 10mIU/㎖) : 백신 3회 접종 필요

- 무반응자

  ① 3차까지 접종을 2회 실시한 뒤에도 항체가 생성되지 않는 경우

  ② 감염에 노출되면 B형 간염 면역 글로불린(Hepatitis B Immune

Globulin, HBIG)을 투여한다.

2) 인플루엔자

　(1) 에어로졸에 의해 작은 입자가 전파된다.

　(2) 전파 가능 기간:증상 시작 후 5일, 소아의 경우 7일까지 가능하다.

　(3) 병원 외부에서 집단 감염이 발생해 환자가 입원할 때 흔히 발생한다.

　(4) 감염이 유행할 때 예방 접종을 받지 않은 의료인의 25%까지 인플루엔자에 걸릴 수 있어 원내 전파가 가능하다.

　(5) 고위험군에게 감염이 전파되는 것을 예방하기 위해 모든 의료인에게 예방 접종을 권고한다.

　(6) 집단 감염이 발생했을 시

　　① 인플루엔자 예방 접종을 받는다.

　　② 환자와 접촉한 경우, 예방 접종 후 2주까지 항바이러스제를 제공한다.

3) A형 간염

　(1) A형 간염 위험 인자는 다음과 같다.

　　① A형 간염자를 간호하는 경우

　　② 환자나 의료진이 음식이나 음료수, 담배를 공유하는 경우

　　③ 손톱을 깨무는 행동

　　④ 적절한 주의 없이 담즙을 다루는 경우

　　⑤ 감염자를 간호할 때 손을 씻지 않거나 장갑을 끼지 않는 경우

　(2) 20~30대 성인에게 예방 접종을 권고한다.

　　① 30세 미만:항체 검사 없이 접종을 시행한다.

② 30세 이상 : 항체가 음성을 나타내면 접종을 시행한다.

(3) 집단 감염 시 감염원에 노출된 후 : 2주 이내에 면역 글로불린을 투여 받는다.

4) 홍역, 풍진, 볼거리

(1) 홍역 : 공기 전파

(2) 볼거리, 풍진 : 비말 전파

(3) 성인에게서 발생하면 증상과 합병증의 정도가 심각하다.

(4) 홍역 : 2회 접종한다.

(5) 볼거리, 풍진 : 1회 접종한다.

(6) 면역력이 있다고 판단되는 경우는 다음과 같다.

① 1957년 이전 출생자

② 항체 검사를 시행한 경우

③ 의사에게 진단 받은 과거력(홍역, 볼거리)

④ 적절한 예방 접종을 받았다는 증거

- 노출 후 처치 방법(홍역)

처치	기간
백신 면역 글로불린	72시간 이내 6일 이내 0.25㎖/10kg(최대 15㎖) : 임신부, 면역 저하 의료인

5) 수두

(1) 공기 매개 감염이 이루어지거나 병변 접촉 시 발생한다.

(2) 성인에게서 발생하면 증상과 합병증의 정도가 심각하다.

(3) 약독화된 생백신 0.5㎖를 삼각근에 피하 주사한다.

(4) 4주 간격으로 2회 접종한다. 항체 형성 여부 확인은 안 해도 된다.

(5) 입사 시 항체 여부 검사를 받도록 한다(비용 대비 효과적).

6) 백일해

(1) 호흡기 비말을 통해 전파되는 급성 호흡기 감염증이다.

(2) 병원에서 근무하는 직원의 경우, 일반인과 비교했을 때 1.7배의 감염 위험성이 있다.

(3) 발작적 기침이 2주 이상 나타난다.

(4) 전염성이 높다.

(5) 면역력이 없는 가족의 경우, 구성원의 80%에게서 발병한다.

(6) 예방 방법

① 신생아와 임산부에게 병을 전파시킬 가능성이 있는 의료인, 1세 이하의 환아를 돌보는 의료인, 응급실, 산과, 호흡기, 감염, 중환자실 근무자가 접종 대상이다.

② 파상풍(Td) 접종 여부와 관계없이 백일해(Tdap) 1회 접종을 권한다.

6. 혈액 및 체액 노출 시 관리

1) 노출 사례

(1) 사례 1

① 1992년 9월, 미국 펜실베이니아 주의 병원 중환자실(ICU)에서 린다 아놀드(Lynda Arnold)에게 주사침 찔림 사고가 발생했다.

② 노출원 : HIV 혈액

- 노출 당시 환자 차트가 도착하지 않은 상태였으므로 환자 정보를 정확하게 확인하지 못했다.

③ 노출 경로

- 환자에게 20G 혈관 카데터(Angio Catheter)를 삽입한 후 환자가 팔로 쳐서 주사 바늘에 찔렸다.

④ 노출 3주 후 발열과 발진, 인후통 증상이 나타났다.

⑤ 노출 6개월 후 HIV 진단을 받았다.

⑥ 린다는 결국 병원을 퇴사하고 약혼자와의 결혼을 포기하였다.

⑦ 현재 린다는 주사침 찔림 사고 예방 활동 홍보에 참여하고 있다.

⑧ 이 사고는 직원 감염에 대한 새로운 인식을 할 수 있는 계기가 되었다. 이후 국가 및 의료기관에서 직원 감염 관리가 강화되었다.

(2) 사례 2

① 1984년 4월~1985년 2월 사이, 미국 인디애나 주의 한 치과에서 9명의 B형 감염 환자 발생했다(과거 평균에 비해 20배 증가한 수치).

② B형 감염에 걸린 9명의 환자 중 2명은 급성 간부전(Fulminant Hepatitis)으로 사망하였다.

③ 9명의 환자 모두, 질병이 발생하기 2~5개월 전에 같은 치과에서 진료를 받았다는 사실을 확인하였다.

④ 조사 결과, 치과 의사는 분비물이 많은 경우를 제외하고 일반적인 치료를 할 때 장갑을 착용하지 않았다는 사실을 밝혀냈다. 또한 손 씻기를 하루 30~40회 정도 시행했음을 알아냈다.

⑤ 치과 기구는 초음파 세척기로 세척한 후 오토클레이브(Autoclave)로 멸균하였다.

⑥ 모든 주사 바늘은 한 번 사용한 후 버렸다.

⑦ 치과 의사를 검사한 결과, 간염(HBsAg&HBeAg)이 양성으로 나타났으며, 증상이 없는 상태였다.

⑧ 추가적으로 해당 치과의 진료 환자를 조사한 결과, 15명에게서 혈청 변환(Seroconversion)이 발견되었고 증상이 없는 상태였다.

⑨ 이후 치과 의사는 치료를 중단했다.

2) 혈액, 체액의 노출 경로

① 비경구적 노출(Parenteral Exposure) : 주사 바늘, 날카로운 물체에 찔리거나 베이는 경우

② 점막에의 노출(Mucous Membrane Exposure) : 눈, 코, 입에 튀는 경우

③ 피부 노출(Cutaneous Exposure) : 손상된 피부와 접촉하는 경우

④ 기타 : 물림 등

전파 가능성이 있는 체액	전파 가능성이 희박하거나 없는 체액
혈액	대변, 소변
정액	콧물
질 분비물	가래
모유, 양수	땀
조직	눈물
뇌척수액	토사물
늑막액, 복막액	침
기타 혈액이 섞인 체액	* 단, 혈액이 섞이지 않아야 함

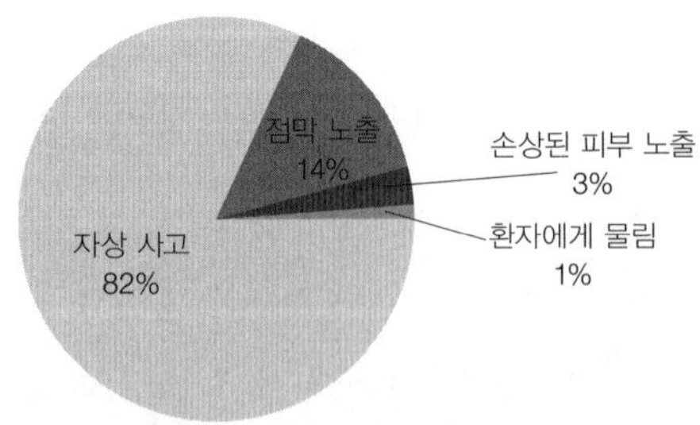

혈액 매개 감염 질환의 노출 경로 - 미국 NIOSH(2004)의 보고

3) 혈액, 체액 노출의 역학적 특성

  (1) 발생 빈도 : 6백만 명~8백만 명/년(미국)

  (2) 발생 빈도(NIOSH, 2004)

    - 주사 바늘과 같은 날카로운 기구에 의한 손상(82%)

    - 코, 눈, 입 등의 점막이 노출되는 경우(14%)

    - 손상된 피부에 노출되는 경우(3%)

    - 환자에게 물리는 경우(1%)

  (3) 직종별 특성(EPINet, 2003)

    - 간호사(37.8%), 의사, 외과 수술 참여자

    - 노출 관련 업무(미국, 2003)

    - 경피적 노출 : 정맥 절개술(25%), 근육 혹은 피하 주사(19%), 정맥
      관 삽입(14%), 정맥 주사(14%), 채혈(6%)

4) 경피적 자상 사고 발생의 역학적 특성

  (1) 노출 직원의 직종 : 간호사가 가장 높은 비율을 차지한다.

  (2) 사고 발생 장소 : 환자 병실, 수술장, 병동, 응급실, 외래

  (3) 원인 기구 : 일회용 주사기 바늘, 나비 바늘, 정맥 주사 카데터, 메
      스, 봉합 바늘, 스칼펠(Scalpel), 란셋, 진공 튜브, 검체 용기

5) 주사침 손상

(1) 직종별 주사침 손상 발생률의 연도별 비교

직종	상해 건수(연간 추정치)*				발생률(건/100명당, 연간 추정치)*				
	2009	2010	2011	2012	2009	2010	2011	2012	2013
교수/전임의	68	79	90	216	1.94	1.99	1.35	2.24	2.25
전공의	76	106	171	280	3.00	3.67	3.74	4.16	4.17
인턴	128	168	330	452	18.66	23.17	29.52	27.10	31.18
간호사	684	523	1,110	1,712	6.66	4.26	5.22	5.73	5.55
진료 조무원**	144	149	189	224	4.86	4.18	4.25	3.46	3.63
임상 병리사	80	79	69	124	7.12	5.93	2.90	3.75	3.49
의료 기사	36	48	39	100	2.00	1.84	0.97	1.69	1.53
청소(미화)원	64	84	144	344	4.08	4.65	5.33	8.66	6.71

* 일정 기간(2009년 3개월, 2010년 5개월, 2011년 4개월, 2012년 3개월) 동안 자료를 수집한 후 12개월로 환산하여 계산하였다. 2013년은 12개월간(2012년 7월~2013년 6월) 수집된 자료다.
** 진료 조무원은 간호조무사를 포함한 간호 보조 인력을 통틀어 가리킨다.

출처 : 2013 주사침 손상 감시 체계 소식지, p.9

(2) 주사침 손상 발생 장소별 현황

구분	2009.7~9 (N=327)		2010.6~10 (N=544)		2011.5~8 (N=691)		2012.7~9 (N=936)		2012.7 ~2013.6 (N=3,607)	
	n	%	n	%	n	%	n	%	n	%
병실	87	26.6	115	21.1	177	25.6	229	24.5	867	24.0
병동(병실 제외)	40	12.2	62	11.4	75	10.9	108	11.5	425	11.8
응급실	24	7.3	49	9.0	87	12.6	105	11.2	438	12.1
중환자실	38	11.6	52	9.6	93	13.5	106	11.3	441	12.2
수술실/회복실	61	18.7	108	19.9	101	14.6	172	18.4	659	18.3
외래(투석실 제외)	22	6.7	58	10.7	55	8.0	72	7.7	247	6.8

출처 : NS net 뉴스레터 2013년 9월호, p.7

(3) 직종별 주사침 손상 발생률의 연도별 비교

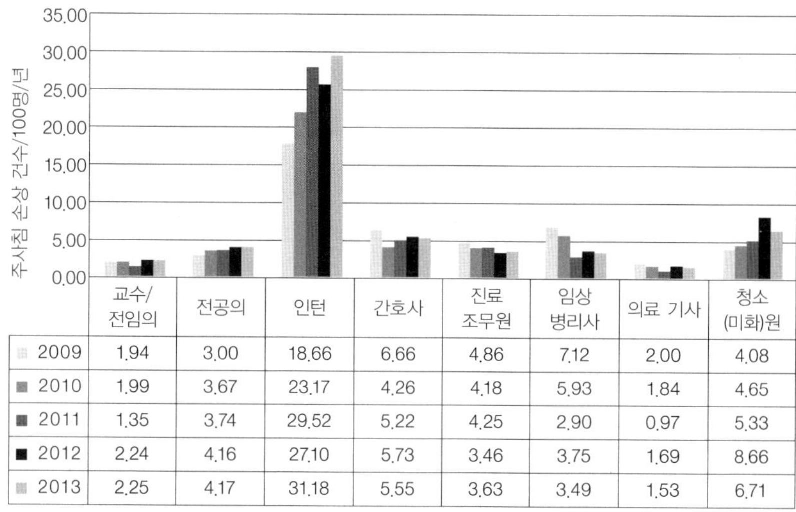

	교수/ 전임의	전공의	인턴	간호사	진료 조무원	임상 병리사	의료 기사	청소 (미화)원
2009	1.94	3.00	18.66	6.66	4.86	7.12	2.00	4.08
2010	1.99	3.67	23.17	4.26	4.18	5.93	1.84	4.65
2011	1.35	3.74	29.52	5.22	4.25	2.90	0.97	5.33
2012	2.24	4.16	27.10	5.73	3.46	3.75	1.69	8.66
2013	2.25	4.17	31.18	5.55	3.63	3.49	1.53	6.71

출처 : NS net 뉴스레터 2013년 9월호, p.9

(4) 수술장/회복실의 주사침 손상 사고 발생 현황

① 유해·위험 요인

- 수술을 시행하기 위한 준비, 재료 관리, 소독 등의 과정에서 날카로운 도구에 베임 또는 찔림

- 장시간 근무로 인한 피로 발생

- 피수술자의 혈액이나 미생물에 노출되어 감염 위험

② 재해 예방 대책(주요 점검 및 조치사항)

- 일정 시간마다 적절한 휴식을 취할 수 있도록 휴게 시설 설치 및 휴식 시간 부여(「산업안전보건기준에 관한 규칙」 제79조)

- 혈액 매개 감염 노출 예방 조치(「산업안전보건기준에 관한 규칙」 제597조~제600조) : 착용하기 쉬운 보안경, 보호 마스크, 보호 장갑 및 앞치마 등 구비, 비치

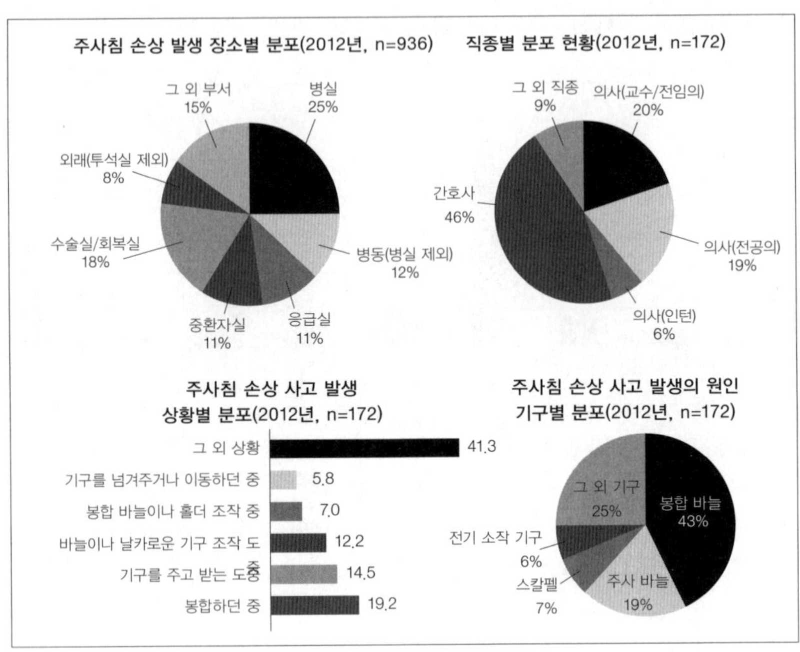

출처 : Ns net 뉴스레터 2013년 9월호, p.8

(5) 국내 주사침 찔림 사고 조발생률

구분	발생률
의료 종사자당 발생률 　총 병원 직원 수(병원 50곳) 　주사침 상해 건수(4개월)* 　주사침 상해 건수(연간 추정치)** 　직원 100명당 주사침 상해 발생률/년 　(95% 신뢰 구간)	60,703명 691(759)***건 2,277건 3.75건/100명/년 (3.60~3.90)
입원 병상 수당 발생률 　총 입원 병상 수(병원 50곳) 　주사침 상해 건수(4개월)* 　주사침 상해 건수(연간 추정치)** 　병상 100개당 주사침 상해 발생률/년 　(95% 신뢰 구간)	30, 516병상 691(759)***건 2,277건 7.46건/100병상/년 (7.17~7.76)

* 　병원 1곳은 2개월만 자료를 수집하여 4개월로 가정한 뒤 연간 추정치를 산정하였다.

** 　4개월간 자료를 수집한 뒤 12개월로 환산하였다.

*** ( ) 안은 병원 1곳에서 2개월간만 수집한 자료를 4개월로 가정하여 추정한 수치와 병원 49곳에서 4개월간 발생한 주사침 상해 건수의 합계를 가리킨다.

출처 : 〈주사침 상해 감시 체계 구축 운용〉, 2011년 사업 결과 보고서

6) 감염 위험에 영향을 미치는 요인

(1) 환자의 질병 상태

① AIDS 환자나 HIV에 의한 급성 원발성 감염증 환자는 증상이 없는 HIV 감염자에 비해 바이러스 농도가 100~1000배 정도 더 높다.

② HIV 감염자에게 노출된 148명 중 감염된 의료인은 없었으나 AIDS 환자에 노출된 889명 중에서는 4명이 감염되었다는 보고가 있다.

(2) 감염 노출과 관련된 혈액의 양 : 혈액량이 많을수록 감염될 확률이 높다.

(3) 찔린 바늘의 굵기 : 바늘이 굵을수록 감염될 확률이 높다.

(4) 비늘에 찔린 깊이 : 깊이 찔릴수록 김염될 확률이 높다.

(5) 바늘의 특성 : 홀로-보어 바늘(Hollow-bore Needle) > 외과 봉합 바늘(Surgical Suture Needle)

7) 노출 후 관리

(1) 노출 위험 정도 판단

① 노출원의 특성 : 혈액, 혈액과 섞인 체액, 잠재적 감염 조직/액체의 바이러스 양 등

② 노출 형태 : 경피적 노출, 점막 노출 등

(2) 감염원 평가 : 활용 가능한 정보를 이용한 감염 위험 정도 평가

① 감염원을 아는 경우 : HBs Ag, Anti-HCV, Anti-HIV 확인 검사

② 감염원을 모르는 경우 : HBV, HCV, HIV 감염 노출의 위험 정도 평가

③ 버려진 바늘이나 주사기를 이용한 검사는 하지 않아야 한다.

(3) 노출자 평가 : HBV에 대한 면역 상태

(4) 예방약 투여

(5) 추후 검사 및 상담 : 예방약 투여 후 독성 관찰, 추후 검사

8) 혈액 매개 감염에 노출된 후의 감염 위험성

바이러스	피부를 통한 감염의 위험률
B형 간염 바이러스(HBV) C형 간염 바이러스(HCV) 인간 면역 결핍 바이러스(HIV)	6~30%* 대략 2% 0.3%

* 위험률은 예방 접종을 받지 않은 직원에 한한다.

9) 혈액에 노출된 근로자에 대한 조치사항

(「산업안전 보건기준에 관한 규칙」 제598조 제2항 관련)

노출된 근로자 상태[1]		노출된 혈액의 상태에 따른 치료 방침		
		HBsAg 양성	HBsAg 음성	검사를 할 수 없거나 모르는 경우
예방 접종[2] 미실시		HBIG[3] 1회 투여 및 B형 간염 예방 접종 실시	B형 간염 예방 접종 실시	B형 간염 예방 접종 실시
예방 접종 실시	항체 형성 HBsAb(+)	치료하지 않음	치료하지 않음	치료하지 않음
	항체 미형성 HBsAb(−)	HBIG 2회 투여[4] 또는 HBIG 1회 투여 및 B형 간염 예방 접종 재실시	치료하지 않음	고위험 감염원인 경우 HBsAg가 양성 경우와 같이 치료함
	모름	항체(HBsAb) 검사 1. 적절[5] : 치료하지 않음 2. 부적절 : HBIG 1회 투여 및 B형 간염 백신 추가 접종	치료하지 않음	항체(HBsAb) 검사 1. 적절 : 치료하지 않음 2. 부적절 : B형 간염 백신 추가 접종, 1~2개월 후 항체 역가 검사

1) 과거에 B형 간염을 앓았던 사람은 면역이 되어 있으므로 예방 접종이 필요하지 않다.
2) 예방 접종은 B형 간염 백신의 3회 접종 완료를 의미한다.
3) HBIG(B형 간염 면역 글로불린)는 가능한 한 24시간 이내에 0.06㎖/kg을 근육 주사한다.
4) HBIG 2회 투여는 예방 접종을 2회 실시하였지만 항체가 형성되지 않은 사람, 또는 예방 접종을 2회
   실시하지 않았거나 2회 차 접종이 완료되지 않은 사람에게 투여하는 것을 의미한다.
5) 항체가 적절하다는 것은 혈청 내 항체(Anti–HBs)가 10㎖ IU/㎖ 이상임을 의미한다.
6) HBsAg(Hepatitis B Antigen) : B형 간염 항원

감염병	추적 관리 내용 및 시기
B형 간염 바이러스	HBsAg : 노출 후 3개월, 6개월
C형 간염 바이러스	Anti-HCV RNA : 4~6주 Anti-HCV : 4~6개월
인간 면역 결핍 바이러스	Anti-HIV : 6주, 12주, 6개월

(1) C형 간염

① 역학(미국)

- 1995년 의료진 중 500~1000명이 감염되었다.

- 의료진의 1~2%가 HCV 항체 반응에서 양성 소견을 보였다.

② 특성

- 감염 경로 : 수혈, 주사기 공유, 장기 이식, 감염된 임신부에 의한 태아 감염, 성생활 등을 통한 감염, 업무 중 혈액 노출로 인한 감염

- 증상이 없다.

- 잠복기 : 6~7주(2~24주)

③ 진단

- Anti-HCV, HCV RNA를 이용한 검사

④ 감염 위험성 : 1.8%(0~7%)

- 환자의 혈액이 많이 묻은 경우 전파 위험성이 높다.

- 점막이나 손상된 피부에 노출된 경우는 전파 위험성이 낮다.

⑤ C형 간염에 노출된 후의 관리

• 노출 후 예방적 투여

- 노출이 된 후에는 면역 글로불린(Immunoglobulin) 투여와 항바이러스제(Antiviral Agent) 투여를 권장하지 않는다.

- 노출이 됐을 때에는 초기에 질병을 확인하는 것이 중요하다.

- HCV 감염이 의심될 때는 적절한 치료가 필요하다.
- 추후 검사
  - 노출됐을 때 Anti-HCV(항체)&ALT 검사를 시행한다.
  - 6개월 후 다시 한 번 검사를 시행한다.
- 노출자 상담
  - 감염에 노출된 직원은 이차 감염 전파를 예방하기 위해 혈액, 혈장, 기관 조직, 정액 공여를 금지한다.
  - 수유를 금지할 필요는 없다.
  - 근무를 제한할 필요는 없다.
  - 감염이 발생했을 때는 적절한 치료가 필요하다.

(2) 인간 면역 결핍 바이러스(HIV)

① 특성

- 감염된 환자의 혈액이나 체액이 성생활, 수혈, 오염된 주사기의 재사용, 병원 직원의 업무 중 노출 등으로 인해 전파된다.

② 진단

- 항체 선별 검사(Anti-HIV)
- 초기 : 핵산 증폭 검사

③ 감염 가능성

- 경피적 노출 0.3%
- 점막 노출 0.09%
- 손상된 피부 노출 : 수치화된 자료는 없으나 점막보다 낮을 것으로 추정된다.

④ 예방약 투여

- 노출 후 24시간 내 항레트로 바이러스 제제를 투여한다.

- 노출 상황과 원인 제공자의 HIV 감염 상태에 따라 투-드럭 피이피 레지멘(Two-drug PEP Regimen)이나 쓰리-드럭 피이피 레지멘(Three-drug PEP Regimen)을 시행한다.

■ 혈액 노출 근로자에 대한 조치사항(「산업안전 보건기준에 관한 규칙」 제598조 제2항 관련)

| 노출 형태 | 침습적 노출 | | 점막 및 피부 노출 | |
혈액의 감염 상태	심한 노출[5]	가벼운 노출[6]	다량 노출[7]	소량 노출[8]
인간 면역 결핍 바이러스 양성 -1급[1]	확장 3제 예방 요법[9]		확장 3제 예방 요법	기본 2제 예방 요법
인간 면역 결핍 바이러스 양성 -2급[2]	확장 3제 예방 요법	기본 2제 예방 요법	기본 2제 예방 요법[10]	
혈액이 인간 면역 결핍 바이러스에 감염된 상태인지 모름[3]	예방 요법이 필요 없음. 그러나 인간 면역 결핍 바이러스 위험 요인이 있으면 기본 2제 예방 요법을 고려해야 함.			
노출된 혈액을 확인할 수 없음[4]	예방 요법이 필요 없음. 그러나 인간 면역 결핍 바이러스 환자의 것으로 추정되면 기본 2제 예방 요법을 고려해야 함.			
인간 면역 결핍 바이러스 음성	예방 요법 필요 없음.			

1) 다량의 바이러스(1,500 RNA Copies/㎖ 이상), 감염 증상, 후천성 면역 결핍증 등이 있는 경우다.
2) 무증상 또는 소량의 바이러스다.
3) 노출된 혈액이 사망한 사람의 혈액이거나 추적이 불가능한 경우 등 검사를 할 수 없는 경우다.
4) 폐기한 혈액 또는 주사침 등에 의한 노출로 혈액원을 파악할 수 없는 경우 등이다.
5) 환자의 근육 또는 혈관에 사용한 주사침, 육안으로 도구에 혈액이 묻어 있음을 확인할 수 있는 경우 등이다.
6) 피상적 손상이나 주사침에 혈액에 보이지 않는 경우 등이다.
7) 혈액이 뿌려지거나 흩어진 경우 등이다.
8) 혈액이 몇 방울 정도 묻은 경우 등이다.
9, 10) 해당 전문가의 견해에 따라 결정한다.

⑤ HIV 노출 후 관리

• 추후 관리

- 노출 즉시, 6주, 12주, 6개월 후에 HIV 항체 검사를 시행한다.

- 약물 독성 확인 및 관리:기초 검사를 시행하고 투약한 지 2주가 지난 후에는 CBC, 신장과 간 기능 검사를 시행한다.

• 노출자 상담

  - 장기, 조직, 혈액, 혈장, 정액 기증을 금지한다.

  - 콘돔을 사용해야 한다.

  - 임신은 하지 않도록 한다.

  - 수유를 금지한다.

  - 근무 제한은 하지 않아도 된다.

(3) 매독

① 감염 경로

  - 매독 환자와의 성 접촉, 수혈, 태아에게로 수직 감염되는 경우에
    일어날 수 있다. 의료기관에서는 주사 바늘 찔림으로 감염될 가
    능성에 대해 감염 가능성이 있다는 주장과 가능성이 거의 없다
    는 의견으로 나뉜다(오명돈, 2000; Mandell, 2000; Mayhall, 1999).

② 노출되었을 때의 조치사항

  - 환자가 VDRL(+)이며, 증상이 없는 경우: 노출 당시와 감염된 지
    6주가 지난 후에 검사를 시행한다. 6주 후 검사에서 VDRL(+)이
    나오면 벤자틴 페니실린(Benzathin-penicillin) 240만 단위를 근육
    주사(IV)한다.

  - 환자가 VDRL(+)이며, 이차 감염이나 중추 신경계 감염 증상이
    있는 경우: 즉시 벤자틴 페니실린(Benzathin-penicillin) 240만 단
    위를 근육 주사(IV)한다.

10) 노출 후 처리 절차

<table>
<tr><td>1단계 : 응급조치</td><td>2단계 : 평가 후 처치</td><td>3단계 : 추후 관리</td></tr>
<tr><td>응급조치
보고</td><td>노출 위험도 평가
감염원 평가
노출 후 처치 수준 평가
처치</td><td>노출 관리자 추후 관리
감염원 추적</td></tr>
</table>

(1) 노출 직후 발생 장소에서 처치하는 방법

① 주사 바늘 찔림 사고가 발생한 후

 - 발생 즉시 혈액이 충분히 흘러나오도록 하며(짜내지 않는다) 물과 비누로 씻어낸 후 알코올이나 베타딘으로 소독한다.

② 피부에 노출됐을 때

 - 흐르는 물과 비누로 씻는다.

③ 점막(눈, 코, 입 등)에 튄 경우

 - 생리 식염수나 흐르는 물로 1~2분간 세척한다.

(2) 주사침 자상 사고가 발생한 직원의 관리 절차

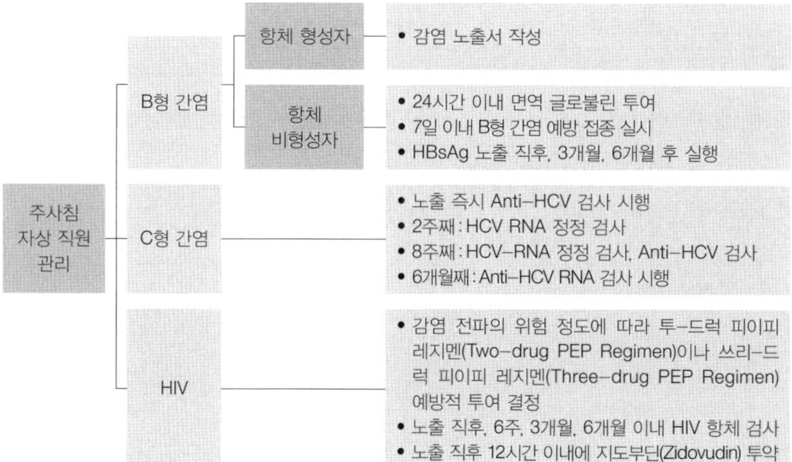

(3) 감염 노출 보고서 양식

① 노출자의 인적사항

성명		주민번호		
부서/직위		경력/연월일		입사일

② 노출 현황

발생일/ 보고일		발생 장소		노출된 신체 부위	
노출 시 업무	□ 주사	□ 처치 및 검사	□ 체혈과 관련	□ 의료 행위 후 정리	
	□ 기타(구체적 진술) :				
노출 경로	□ 사용한 바늘	□ 사용한 칼날	□ 혈액	□ 체액	
	□ 접촉	□ 호흡한 공기	□ 호흡기 분비물	□ 기타	
	양, 시간, 깊이, … ( )				

③ 노출 원인 제공자(환자)의 상태

성명		성별/나이		병록 번호	
진료과		병실 호수			
진단명					
감염 상태	□ HBV(+)		□ HCV(+)		□ HIV(+)
	□ VDRL(+)		□ AFB(+)		□ CHICKEN POX
	□ Rubella		□ 모름		□ 기타

④ 노출자의 처치 내용

노출 감염에 대한 직원의 면역력 상태		
검사		기타
투약		
추후 관리 계획		

⑤ 노출자의 검사 결과

검사 종류	발생 당시 결과 (.)	1차 F/U (. .)	2차 F/U (. .)	3차 F/U (. .)
HBs Ag				
HBs Ab				
Anti-HCV				
HIV				
VDRL				

확인자 진료과장:　　　　　(인)
노출 시 목격자:　　　　　(인)

(4) 감염 노출 보고서를 작성하는 범위

① B형 간염 혈액에 노출된 경우

② 어느 환자에게 사용되었는지 모르는 바늘에 찔린 경우

③ HIV 의심 환자(ELISA 양성) 혹은 양성 환자(Western Blot 확진)의 혈액에 노출된 경우

④ VDRL(FTA-ABS 또는 TPHA 양성)의 혈액에 노출된 경우

⑤ C형 간염 혈액에 노출된 경우

⑥ 수막 구균병(Meningococcal Disease) 환자의 비말에 감염된 경우

⑦ 기타

(5) 주사침에 찔리지 않으려면

① 주사 바늘은 전용 용기에 버린다.

② 채혈과 주사 시 주사 바늘 전용 용기를 같이 준비한다.

③ 주사침통은 2/3가 차기 전에 교체한다.

④ 피하 주사 바늘, 혈당 측정 바늘, 나비 바늘(Scalp Needle)을 폐기할

때는 특히 주의한다.

⑤ 날카로운 기구를 주고받을 때는 포셉(Forcep) 등을 이용한다.

5장. 심폐소생술

심폐소생술은 여러 가지 원인에 의해 심장 박동이 멈추고, 숨을 쉬지 않는 사람에게 인공적으로 호흡을 불어넣고 가슴을 압박하는 행위이다. 산소가 포함된 혈액을 심장으로부터 짜내어 신체에서 가장 필요하고 중요한 장기가 기능을 유지하게 만든다.

기본 심폐소생술에 대해 알고 이를 필요로 하는 의료현장에서 환자에게 적용하도록 한다.

학습목표

1. CPR의 개념을 이해하고 이를 설명할 수 있다.

2. 기본 소생술을 이해하고 이를 현장에서 직접 적용할 수 있다.

3. 제세동기 사용법에 대해 알고 현장에서 필요시 이를 사용할 수 있다.

4. 인공 기도삽관에 대해 알고 이를 현장에서 시행해 보조 업무를 할 수 있다.

가. 기본 소생술

1. 심폐소생술이란

심폐소생술은 자발 순환이 정지된 환자에게 시행하는 행위이다. 환자의 자발 순환이 유지 또는 회복되도록 시행하는 흉부 압박, 인공호흡, 투약 등의 술기 및 처치를 뜻한다.

1) 심폐소생술(CPR) 종류

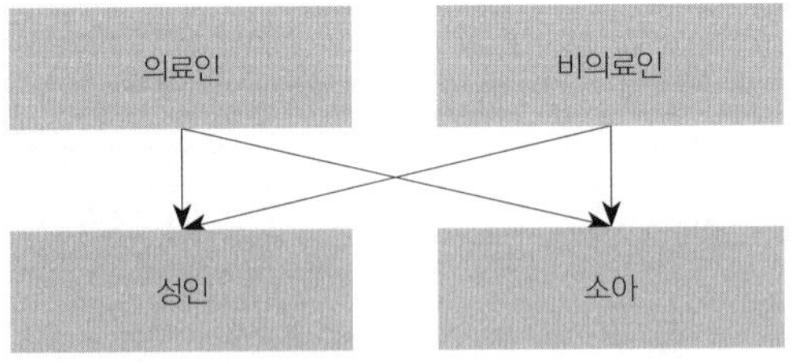

① 기본 소생술(Basic Life Support, BLS) : 간단한 호흡 및 기도 보조기는 사용할 수 있으나, 원칙적으로는 약물이나 장비를 사용하지 않고

시행하는 소생술

② 전문 심장 소생술(Advanced Cardiac Life Support, ACLS)

③ 기본 소생술과 전문 소생술의 비교

기본 소생술	전문 심장 소생술
− 심정지 환자를 발견하는 즉시 인공호흡과 인공 순환을 시행하는 초기 단계이다. − 주로 병원 처치 이전 단계를 일컫는다. − 순서는 C, A, B, D	의료인이 도착하여 응급 장비와 약물을 사용해 시행하는 전문적인 단계이다.

- 성인과 소아, 영아(분만실 신생아)로 나뉜다.
- 소생술을 시행할 때 성인과 소아를 나누는 기준 : 의료인의 경우 1세부터 사춘기 시기 전까지를 소아로 본다.

cf : 비의료인의 경우 1~8세를 소아로 본다.

- 영아 : 1세 미만
  cf : 분만실 신생아의 소생술은 따로 다룬다.

2. 일반인 구조자에 의한 심폐소생술 순서

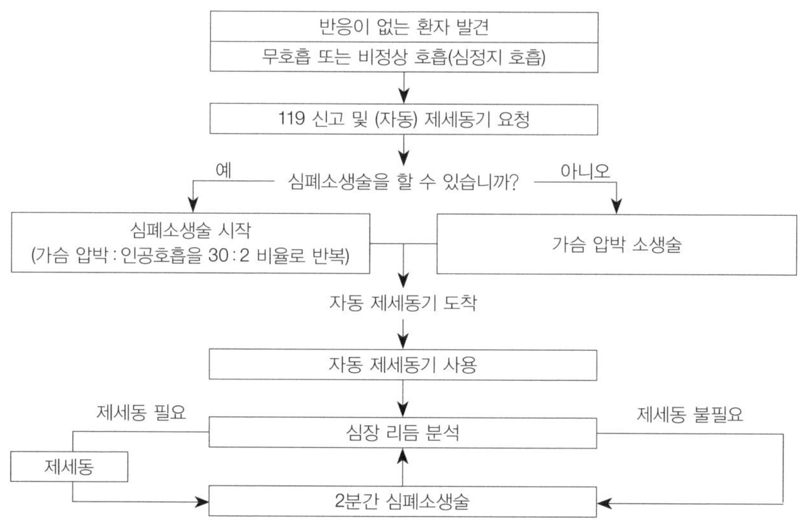

출처 : 〈한국 심폐소생술 지침〉, 대한심폐소생협회, 2011

3. 응급 의료 종사자에 의한 심폐소생술 순서

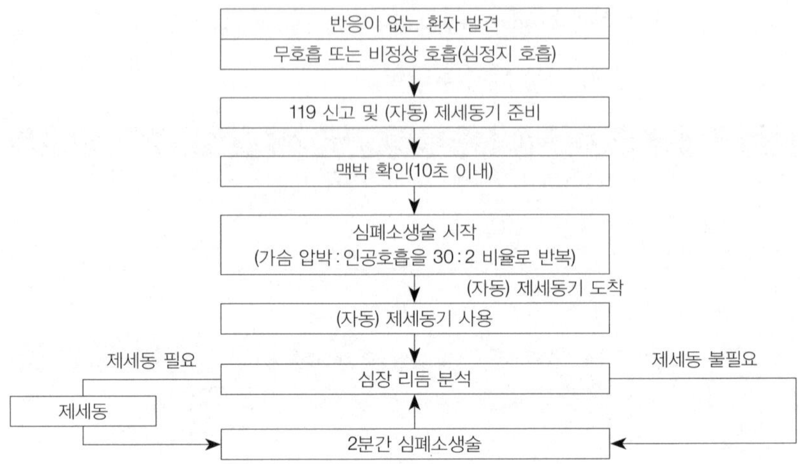

출처 : 〈한국 심폐소생술 지침〉, 대한심폐소생협회, 2011

4. 기본 소생술의 요점 정리

	성인	소아	영아
심정지 확인	무반응, 무호흡 또는 심정지 호흡 10초 이내에 확인된 무맥박(의료인만 해당)		
심폐소생술 순서	가슴 압박－기도 유지－인공호흡		
가슴 압박 속도	최저 : 분당 100회 이상(최고 : 분당 120회 미만)		
가슴 압박 깊이	최소 5cm 이상 (최대 6cm)	가슴 깊이의 1/3(5cm)	가슴 깊이의 1/3(4cm)
가슴 이완	가슴 압박 사이에는 완전한 가슴 이완		
가슴 압박 중단	가슴 압박 중단은 최소화(불가피하게 중단해야 할 때에는 10초 이내)		
기도 유지	머리 젖히고 턱 들기(Head Tilt－Chin Lift)		
가슴 압박 대 인공호흡 비율			
전문 기도 확보 이전	30 : 2	30 : 2(1인 구조자) 15 : 2(2인 구조자)	
전문 기도 확보 이후	가슴 압박과 상관없이 6〜8초마다 인공호흡(분당 8〜10회)		
심폐소생술 교육을 받지 않았거나 할 수 없는 일반인 구조자	'가슴 압박 소생술' 시행		

출처 : 〈한국 심폐소생술 지침〉, 대한심폐소생협회, 2011

5. 자동 제세동기의 사용 순서

① 전원을 켠다.

②두 개의 패드를 부착한다.

③ 심장 리듬을 분석한다.

④ 제세동기를 작동시킨다.

⑤ 즉시 심폐소생술을 다시 시작한다.

나. 전문 심장 소생술

1. 성인 전문 소생술의 알고리즘

① CPR 또는 응급(Emergency) 상황이 발생했을 때 근무 시간 내 2~3명
의 간호사가 근무하고 있다면, 우선 담당 간호사(혹은 발견한 사람)
가 "응급 상황(Emergency)!"이라고 외친 후 주위의 도움을 받도록
한다.

② 각 간호사마다 책임 한계를 정하여 신속하고 정확하게 응급 상황
에 대처하도록 한다.

2. 성인 심정지 환자의 전문 심장 소생술 과정

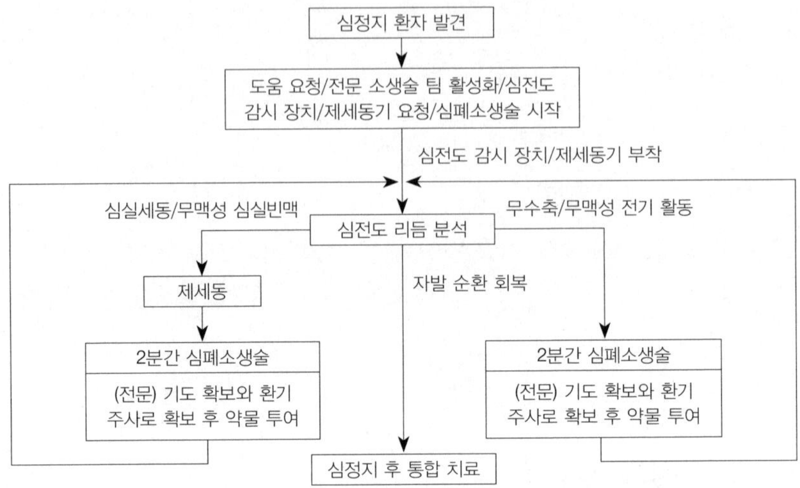

출처 : 〈한국 심폐소생술 지침〉, 대한심폐소생협회, 2011

3. 전문 심장 소생술 과정 참고표

치료		내용
심전도 리듬 분석		2분간 가슴 압박 후 심전도 리듬 확인과 압박자 교대
제세동		이상파형 제세동기 120~200J(제조사에 따라 다름), 단상파형 제세동기 360J
가슴 압박		압박 깊이 5~6cm, 압박 속도 분당 100~120회 호기말 이산화탄소 분압 > 10mmHg, 이완기 동맥압 > 20mmHg 유지
주사로 확보		정맥 또는 골내 주사로를 확보하여 전문 기도 유지술보다 우선적으로 시도
전문 기도 유지술과 인공호흡		전문 기도 유지술이 시행되기 전까지는 백–마스크 인공호흡 실시 전문 기도기 삽관 후부터 6~8초마다 1회 환기(분당 8~10회), 과한 환기는 금지
약물 투여	모든 심정지 환자	에피네프린 : 3~5분(가슴 압박 두 번 교대 : 4분)마다 1mg 바소프레신 : 40IU(첫 번째 또는 두 번째 에피네프린의 대체 투여)
	제세동 후에도 지속되는 심실세동/무맥성 심실빈맥	아미오다론 300mg(첫 번째 용량), 150mg(두 번째 용량) 아미오다론이 없는 경우 리도카인 1~1.5mg/kg(첫 번째 용량), 0.5~0.75mg/kg(추가 용량)
심정지 원인 조사 및 치료		저혈량혈증, 저산소증, 산증, 저/고칼륨혈증, 저체온증, 폐혈전색전증, 심근경색증, 긴장성 기흉, 심장눌림증, 약물 중독

출처 : 〈한국 심폐소생술 지침〉, 대한심폐소생협회, 2011

4. 심정지 후 치료 과정 참고표

치료	내용
폐 환기	분당 10~20회 환기, 과한 환기는 금지 적정 호기말 이산화탄소 분압(35~40mmHg) 또는 동맥혈 이산화탄소압 (40~45mmHg) 유지
산소 투여 농도	동맥혈 산소포화도 ≥ 94% 유지
약물 투여	에피네프린 : 1분당 0.1~0.5mcg/kg 도파민 : 1분당 5~10mcg/kg/분 노르에피네프린 : 1분당 0.1~0.5mcg/kg
심정지 원인 조사 및 치료	저혈량혈증, 저산소증, 산증, 저/고칼륨혈증, 저체온증, 폐혈전색전증, 심근경색, 긴장성 기흉, 심장눌림증, 약물 중독

출처 : 〈한국 심폐소생술 지침〉, 대한심폐소생협회, 2011

5. 심정지 후 치료 과정

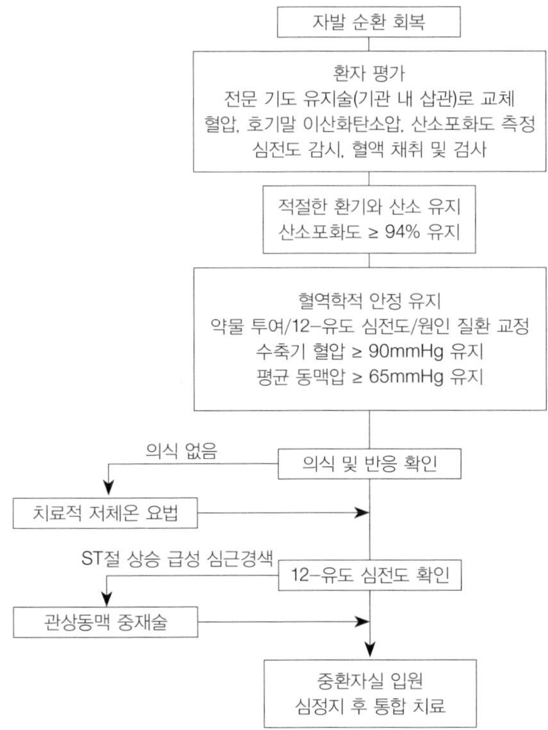

출처 : 〈한국 심폐소생술 지침〉, 대한심폐소생협회, 2011

6. CPR 발생 시 팀 활성화 및 제세동기 이동 현황

1) CPR 발생 시 연락 체계(예시)

  (1) 주간

  ① 평일 9am~6pm, 토요일 9am~1pm

  ② 원내 CPR 방송 요청(의료기관마다 정해진 내선 번호 사용)

    - 방송 즉시 CPR팀을 활성화시킨다.

    - CPR 팀원은 예외 없이 CPR 발생 장소로 바로 집결한다.

    예) 각 의료기관의 정해진 규정에 따른다.

〈방송 담당 부서＋응급 컬러 코드〉

"부서명＋코드 블루" 순으로 3회 방송

"OO병동 코드 블루", "OO병동 코드 블루", "OO병동 코드 블루"

  (2) 야간 및 공휴일

  ① 방송을 하지 않는다.

  ② 응급센터에 유선으로 연락하거나 중환자실에 연락한다.

  ③ 인접 병동에 지원을 요청한다.

2) CPR 팀 활성화 : 연락을 받은 CPR 팀의 팀원은 즉시 CPR 발생 장소로
   모인다.

    - 응급 카트 및 제세동기가 비치되어 있지 않은 부서에서 CPR이 발생
      했을 시, 지정된 인접 병동의 간호사가 응급 카트와 제세동기를 가
      지고 온다.

    - 의료기관의 사정에 따라 응급 카트 및 제세동기의 이동 동선이 계

획되어 있어야 한다. 또한 직원은 이를 숙지하고 있어야 한다(심폐소
생술 규정).

3) CPR 발생 시 팀원의 역할

간호사 1 (Charge)	간호사 2 (Acting)	간호사 3 또는 간호 조무사(NA)
의사 도착 전		
• CPR 발생 시 방송을 하고 주치의에게 연락한다. • 제세동기(Defibrillator)를 준비하고 모니터를 연결한다. • 기관 내 삽관 및 석션(Suction)을 준비한다. • 산소를 연결하여 앰부 배깅(Ambu-bagging)하면서 CPR 상황을 지휘한다.	• 응급 카트(Emergency Cart)를 끌고 간다. • V/S를 확인한다. • 가슴 압박(Chest Compression)을 실시한다(의사가 올 때까지 30 : 2 비율로 시행한다).	• IV 루트(IV Route)를 확보한다. • 보호자를 통제하고 검체를 운반한다. • 전반적으로 물품과 주변 환경을 정리한다. • 다른 환자를 간호한다.
의사 도착 후		
• IV 루트(IV Route)를 확보한다. • 의사의 처방에 따라 응급 약물(Emergency Medication)을 준비하고 투약한다. • 활력 증후와 동공 반사(Pupil Reflex)를 확인한다. • 보호자를 대기시킨다. • 기록을 남긴다.	• 기관 내 삽관(Intubation)을 준비한다(석션을 준비한다). • IV 루트(IV Route)를 확보한다. • 의사의 처방에 따라 응급 약물(Emergency Medication)을 준비하고 투약한다. • 활력 증후와 동공 반사(Pupil Reflex)를 확인한다.	• 보호자를 통제하고 검체를 운반한다. • 전반적으로 물품과 주변 환경을 정리한다. • 다른 환자들의 진료 순서를 조정한다. • 중환자실에 연락한다. • 승강기를 확보한다.

4) 심폐소생술 기록 내용

① CPR 발생 시 환자 상태 : V/S, 의식 상태, 동공 반응

② 의사 연락 여부, CPR 방송 여부

③ CPR 팀의 도착 및 처치 내용

④ CPR 시작&종료 시각

⑤ 매 약물 투여 및 처치 시간 : 원인, 과정, 결과 순

⑥ 기관 내 삽관 : 시간, 튜브 사이즈, 고정 위치, 공기 주입량

⑦ 보호자 연락 여부 확인 및 의사와 보호자의 면담 여부 등

⑧ CPR 결과(사망 또는 중환자실 이송, 후송 상태 등)

⑨ CPR 진행 중 환자에게 나타난 변화와 활력 증상

⑩ 환자의 상태에 변화가 없어도 기록해야 함

5) 심폐소생술 후 평가

② 심폐소생술 종료 후 응급 카트 내 약품 및 물품을 표준대로 보충한다.

② CPCR 종료 후 평가서 작성 및 소생술 평가를 분석하여 팀원에게 피드백한다.

[CPCR 평가지] 예시

※ 해당 항목에 표기해 주시고, 밑줄이 있는 부분은 이유 및 내용을 상세히 적어 주십시오.

등록 번호	
이름	
성별/연령	
진료과/간호 단위	

진단명: ________________________________
심정지 발견 시각:201 년__월__일 AM, PM____시___분
기본 CPR 시각 :201 년__월__일 AM, PM____시___분
종료 일시:201 년__월__일 AM, PM____시___분
종료 이유:1) 소생 2) 중환자실로 이송 3) 사망 4) 기타______________
담당 간호사/기록 간호사: ________________________

1. 응급 상황은 누구에 의하여 발견되었는가?
  1) 의사   2) 간호사   3) 보호자   4) 기타

2. 응급 상황이 발견된 시기는?

  1) 즉시   2) 5분 이내   3) 발생 후 (   )분 이내

3. 응급 상황이 발생한 장소는?

  1) 병실 ____인용   2) 복도   3) 화장실   4) 치료실   5) 기타

4. 응급 상황 발견 시 환자의 상태는?

  1) 기도 폐쇄   2) 발작   3) 호흡 정지   4) 심정지   5) 기타

  의식____ BP ____/____ PR____/min

5. 응급 상황 발견 시 간호사가 제일 먼저 시행한 것은?

  ____

6. CPR 시 연락은?

  1) 예 (   )

  (1) 요청은 누가?   ① 간호사   ② 의사   ③ 기타 _________________

  (2) 요청 시간   ① 즉시   ② 발견 후 (   )분 이내

  (3) 제일 먼저 도착한 사람

      ① 간호사   ② 인턴   ③ 주치의   ④ 응급의학과장   ⑤ 기타

  (4) 도착 시간

      ① 즉시   ② 3분 이내   ③ 5분 이내   ④ 요청 후 (   )분 이내   ⑤ 기타

  2) 아니오 (   ) _______________________________________

7. CPR 절차는(잘된 항목 : O, 해당 없는 항목 : △, 부족한 항목 : X 표기를 해주시
   고 부족한 항목은 그 이유를 적어 주십시오)?

  1) 기도 유지   (   ) _______________________________

  (기도 내 이물 제거, 헤드-틸트&넥 리프트[Head-tilt&Neck-lift] 또는 헤드 리프
  트&친-리프트 매뉴버[Head-lift&Chin-lift maneuver], 에어웨이[Airway] 삽입)

  2) 앰부 백 준비   (   ) _______________________________

  3) 산소 준비   (   ) _______________________________

  4) 기관 내 삽관(Intubation) 준비   (   ) _______________________

5) 석션(Suction) 준비　　　　　　( )　________________________

6) EKG 모니터링(Monitoring) 작동　( )　________________________

7) 심장 마사지(Cardiac Massage)　( )　________________________

　　(하드 보드 여부, 손의 위치 및 팔의 각도, 흉부 압박법)

8) 제세동기(Defibrillator) 준비　　( )　________________________

9) IV 루트 확보　　　　　　　　　( )　________________________

10) 응급약 준비, 투여　　　　　　( )　________________________

11) 활력 증후는 5분마다 측정　　( )　________________________

12) 기록　　　　　　　　　　　　( )　________________________

13) 응급 카트 사용상 그 외 문제는 없었는가?　① 예( )　② 아니오( )

8. CPR 수행 시 간호사의 업무 분담은 잘되었는가?　간호사 ______명

　　1) 예( )　2) 아니오( )______________

9. CPR 과정 중 주변 환경 정리는 잘되었는가?

　　1) 예( )　2) 아니오( )______________

10. 사용한 약품 및 물품 보충은 언제 되었는가?

　　1) 즉시　2) 끝난 후 ( )시간 이내

11. CPR 중 발생한 문제점 및 건의사항이 있으면 적어 주십시오.

　　1) 문제점　____

　　2) 건의사항　____

6) 기관 내 삽관(Intubation)

(1) 앰부 배깅(Ambu Bagging)

① 머리를 신전시킨 후 앰부 배깅을 시행하여 산소를 충분히 공급한
다(100%).

② 환자의 의치나 구강 내 이물질은 미리 제거한다.

(2) 준비물

• 에어웨이(Air Way) • 이-튜브(E-Tube) • 후두경(Laryngoscope-hand&Blade) • 스타일렛(Stylet) • 10cc 주사기(Syringe)	• 1L 크린조 • 장갑 • 석션 카데터 • 석션 밸브 • 반창고(20cm 이상의 반창고를 2개 정도 잘라 놓는다)

(3) 후두경 준비(Laryngoscope Setting)

① 후두경을 준비해 의사에게 건넨다(밝기 확인).

② 의사가 확인하고 환자에게 삽입한다.

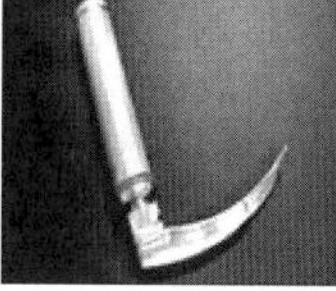 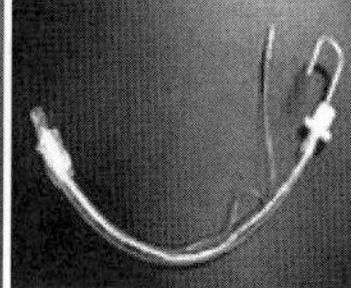

(4) 이-튜브(E-tube) 준비

① 필요에 따라 성인용 또는 소아용으로 준비할 수 있어야 한다.

  – 성인 : 남자 : 7.5~8.0mm, 여자 : 7.0~7.5mm

  – 소아 : 환아의 새끼손가락 굵기(신생아 : 2.5~3.5mm, 영아 : 3.5~4.0mm, 소아 : 4.0~6.0mm) → 4+(나이÷4)

② 삽입 길이 : 앞니를 기준으로 하여 21~23cm의 표시가 보이도록 삽입한다(의사 처방에 따름).

③ 스타일렛은 튜브보다 1.5cm 짧게 삽입한 후 끝을 구부린다.

④ 준비된 이-튜브를 크린조에 담가 벌루닝(Ballooning : 주사기로 8~10cc의 공기 주입)한 후 새는 곳이 없는지 확인한다. 새는 곳이 없으면 공기를 제거한 후 의사에게 건넨다.

(5) 체위 준비

- 스니핑 자세(Sniffing Position)

  - 머리를 과하게 신전시키지 않고 베개나 시트를 이용하여 약간만 올린다. 머리는 신전시키고 목에는 굴곡이 생기게 한다.
  - 환자의 입, 인두, 기관이 일직선상에 놓일 수 있도록 한다.

(6) 기관 내 튜브 삽입 : 의사가 튜브를 삽입한다.

(7) 이-튜브(E-Tube) 고정

① 에어웨이(Air Way)를 넣고 스타일렛(Stylet)을 제거한다. 벌루닝(Ballooning : 주사기로 8~10cc의 공기 주입)을 하고 난 후 이-튜브를 고정시킬 수 있다.

② 반창고를 이용해 환자의 볼에 튜브를 고정시킨다(성인 21~23cm).

(8) 튜브(Tube) 위치 확인

① 청진과 엑스레이(X-Ray) 촬영으로 기관 내 관의 위치를 확인한다.

② 기관 내 관의 끝은 좌, 우 기관지의 분기점인 용골(Carina)에서 약 3cm 떨어진 곳에 위치해야 한다.

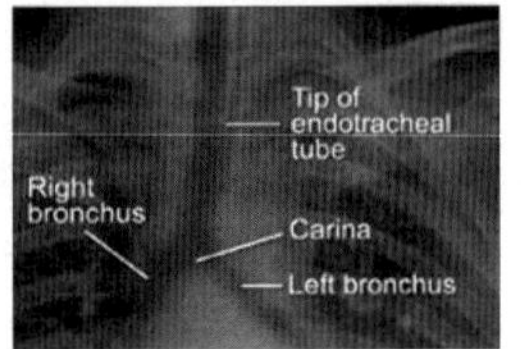

(9) 기록

① 호흡음을 청진한다.

② 삽입한 튜브의 사이즈, 삽입 깊이, 공기 주입량, 호흡음, 환자의

반응을 기록한다.

7. 신속 기도 삽관술
(Rapid Sequence Intubation, RSI) 관련 그림

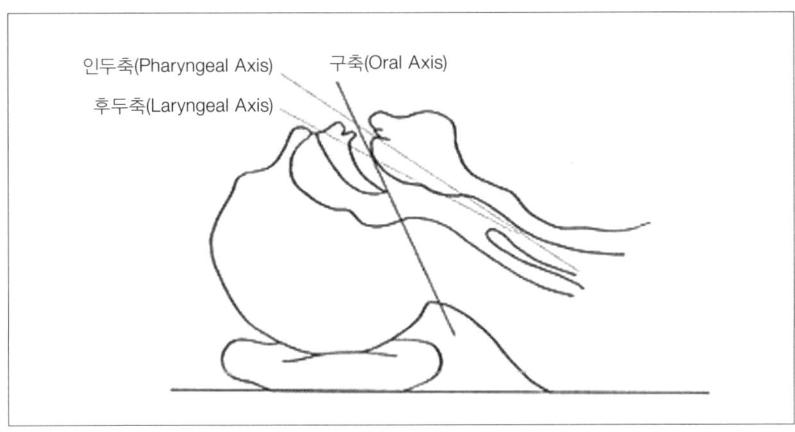

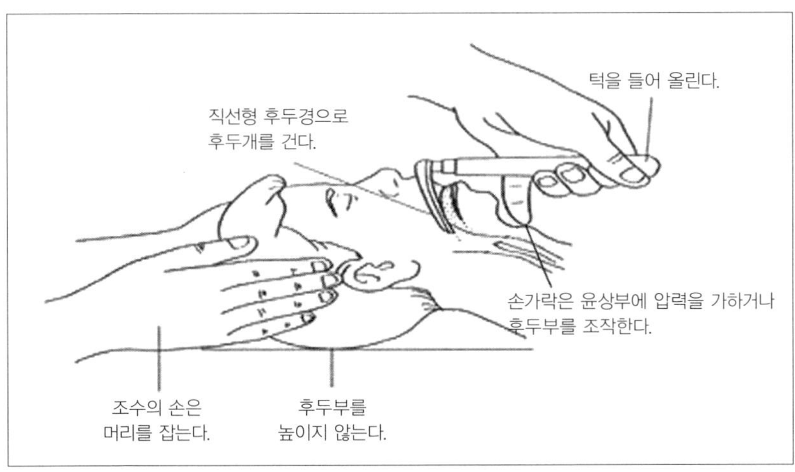

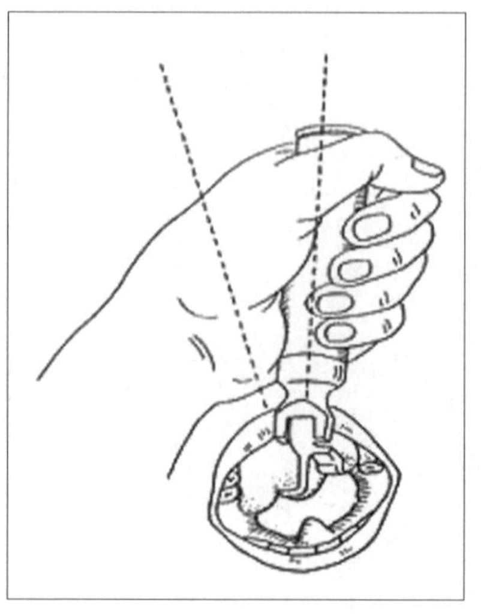
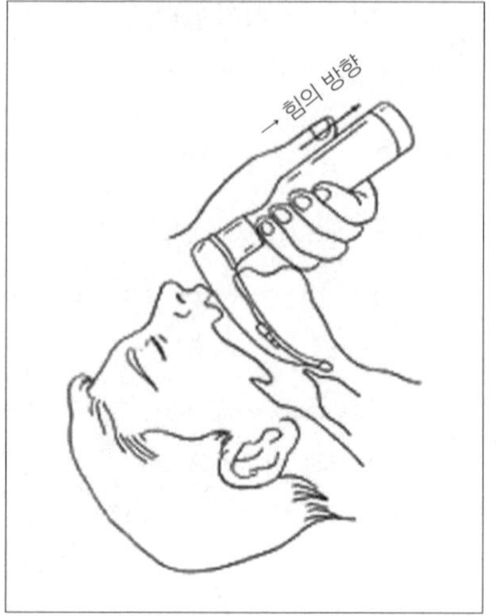

8. 제세동기 사용법

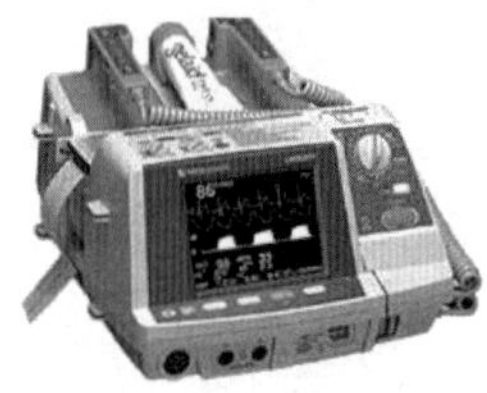
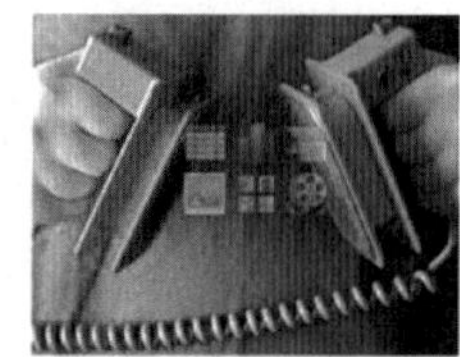

① 제세동기의 'on' 버튼을 누른다.

② EKG 리드(Lead)를 붙인다(Lead Ⅱ확인).

③ 패들(Paddle)에 충분한 양의 젤리(전도 물질)를 바른다(피부 화상 예방).

※ **에너지(Energy) 선택**

- 성인 : 150～200J(Biphasic)

    360J(Monophasic)

- 소아 : 2J/kg에서 4J/kg까지 늘린다.

---

④ 패들이나 본체의 '차지(Charge)' 버튼을 눌러 충전한다.

⑤ 충전 상태를 확인한 후(충전이 끝나면 "삐"하는 소리가 난다) 다른 사람이 접촉하지 않도록 경고하고, 자신도 떨어져 있음을 확인다.

⑥ "비키세요!"를 주변에 3회 정도 외친 후 '디스차지(Discharge)' 버튼을 눌러 쇼크(Shock)를 시행한다.

⑦ 정확한 위치에 패들을 댄다.

- Sternum : 우측 쇄골과 흉골이 만나는 부위

- Apex : 좌측 유두 왼쪽과 액와 중앙선이 만나는 지점

⑧ 패들을 건네받은 의사가 환자에게 쇼크(Shock)를 시행한다.

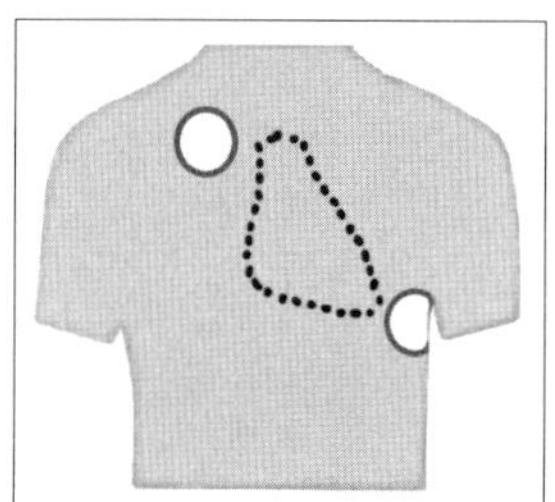

9. 자동 제세동기 사용법

1) 전원 켜기

① 자동 제세동기는 반응이 없고 정상적인 호흡을 하지 못하는 심정지 환자에게만 사용해야 한다.

② 심폐소생술을 시행하던 중 자동 제세동기가 도착하면 지체 없이 적용하도록 한다.

③ 먼저, 자동 제세동기를 심폐소생술에 방해되지 않는 위치에 놓고 전원 버튼을 누른다.

2) 두 개의 패드 부착

　① 패드 1은 오른쪽 빗장뼈 바로 아래, 패드 2는 왼쪽 젖꼭지 옆 겨드
　　랑이에 부착한다.

　② 패드 부착 부위에 이물질이 있으면 제거한다.

　③ 패드와 제세동기 본체가 분리되어 있는 경우에는 연결하도록 한다.

3) 심장 리듬 분석

　① "분석 중…"이라는 음성 지시가 나오면 심폐소생술을 멈추고 환자
　　에게서 손을 뗀다.

　② 제세동이 필요한 경우, "제세동이 필요합니다"라는 음성 지시와 함
　　께 자동 제세동기가 스스로 설정한 에너지로 충전을 시작한다.

　③ 자동 제세동기 충전은 수 초 이상 소요되므로 가능하면 가슴 압박
　　을 시행한다.

　④ 제세동이 필요 없는 경우에는 "환자의 상태를 확인하고 심폐소생
　　술을 계속 하십시오"라는 음성 지시가 나온다.

　⑤ 이 경우에는 곧바로 심폐소생술을 다시 시작한다.

4) 제세동 시행

　① 제세동이 필요한 경우에만 제세동 버튼이 깜박이기 시작한다. 깜
　　박이는 제세동 버튼을 눌러 제세동을 시행한다.

　② 제세동 버튼을 누르기 전에는 반드시 다른 사람이 환자에게서 떨
　　어져 있는지 한 번 더 확인한다.

5) 즉시 심폐소생술 다시 시행

① 제세동을 실시한 뒤에는 즉시 가슴 압박과 인공호흡을 30:2 비율
로 하여 심폐소생술을 다시 시작한다.

② 자동 제세동기는 2분마다 심장 리듬 분석을 반복하여 시행한다.
이러한 자동 제세동기 사용 및 심폐소생술 시행은 119 구급대가
현장에 도착할 때까지 지속되어야 한다.

10. 응급 카트(Emergency Cart) 예시

- 1단 : 응급 약물 목록
- 2단 : 제세동기 물품
- 3단 : 기관 내 삽관 준비 물품
- 4단 : 수액 및 IV 재료
- 5단 : 산소 요법 기구

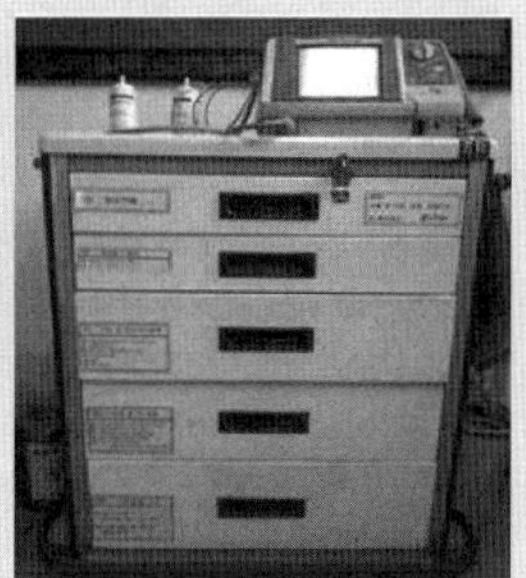

1) 1단 : 응급 약물 목록

1단 : 응급 약물 목록					
	바소프레신(냉장고)	석시콜린(냉장고)	코티캡	니트로 경구	
하이드랄라진	라베신	이솝틴	디곡신	베이비블록	
탄산수소나트륨	글루콘산칼슘	황산마그네슘	니트로		라식스
에피네프린	아트로핀	아미아다론(코다론)	아데노코	N/S 20cc	노르에피네프린

① 물품명 기재와 개수 기재

② 약품명과 유효 기간 확인

③ 파손 방지를 위한 정리 정돈

2) 2단 : 제세동기 물품

- 제세동기용 용지
- 이-데스(E-Des)
- 젤리(Jelly)
- EB
- 사이즈별 티-튜브(T-Tube)

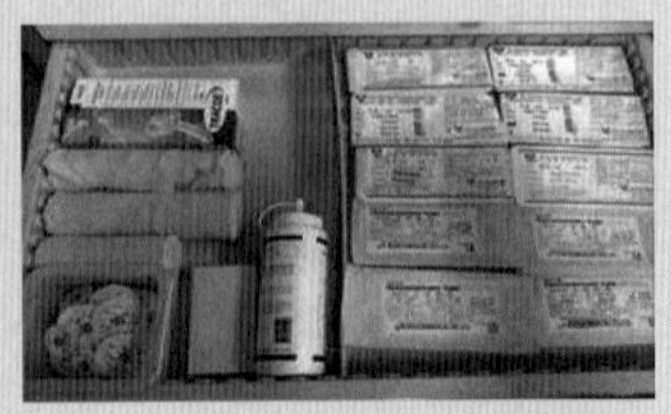

3) 3단 : 기관 내 삽관 준비 물품

- 후두경(Laryngoscope-hand&blade) : 성인, 소아
- 에어웨이(Air Way)
- 스타일렛(Stylet)
- 석션 카데터
- 석션 밸브
- 건전지 대 1쌍
- 사이즈별 티-튜브(E-Tube) : 성인, 소아
- 장갑, 혈압계

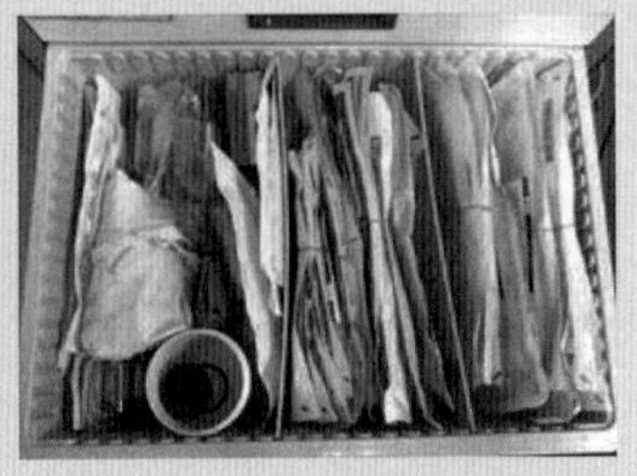

4) 4단 : 수액 및 IV 재료

- 주사기, 채혈기
- 1회용 바늘, 젤코(Jellco)
- 일회용 반창고, 토니켓, 알코올 솜
- 스리웨이 샘플 병(3-way Sample Bottle)
- N/S 500, 수액
- 응급용 수액 세트
- 확장 튜브(Extension Tude) 등

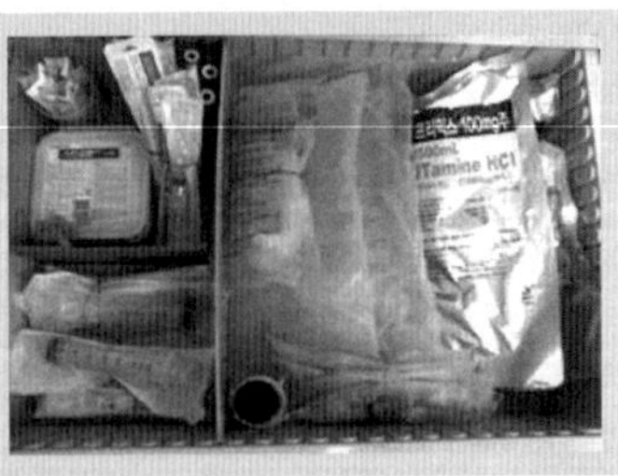

5) 5단 : 산소 요법 기구

- 앰부와 마스크(Ambu&Mask) : 사이즈별(성인, 소아, 유아)
- 간편 마스크
- 산소 연결 라인
- 나잘-프롱(Nasal-Prong)

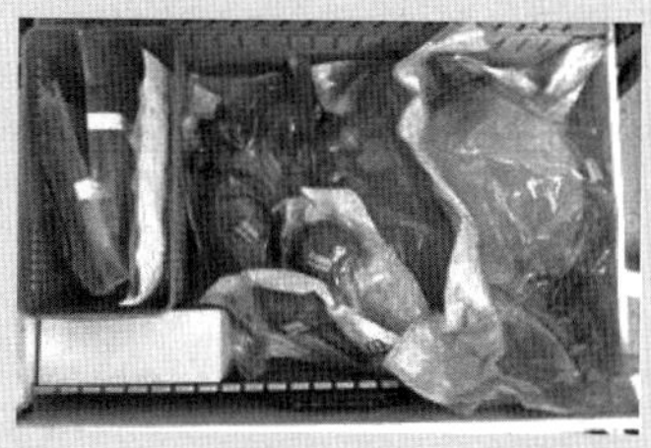

동맥혈 가스 분석 검사
(Arterial Blood Gas Analysis, ABGA)

A. 검사 목적

ⓐ 혈액 pH와 pCO_2를 측정하여 체액 pH의 항상성과 산·염기 평형을 판정한다.

ⓑ pCO_2와 pO_2를 측정하여 폐의 가스 교환 상태를 판정한다.

ⓒ 산·염기 평형 장애나 호흡 장애가 있는 환자가 반드시 특정한 임상 증세를 보이는 것은 아니다.

ⓓ 전신 상태나 호흡 상태를 반영하여 증상이 악화되거나 급변, 신부전, 스테로이드 장기 투여, 전해질 이상이 나타날 시에는 우선적으로 ABGA를 분석해야 한다.

ⓔ 치료나 경과에 따라 환자 상태가 시시각각 변하기 때문에 자주 검사할 필요가 있다.

ⓕ 혈액 pCO_2에 대한 정보가 필요 없는 경우에는 정맥혈로도 혐기적으로 취급하여 산·염기 평형을 조사한다.

ⓖ 일반적으로 정맥혈은 동맥혈보다 pH가 0.03~0.04로 낮고, pCO_2 는 7~8mmHg 높다. HCO_3^- 농도는 32mEq/ℓ 정도 높다.

B. 기준 참고치

pH	7.35~7.45
pO_2	80~100mmHg
pCO_2	35~45mmHg
SaO_2	> 95%
중탄산염(Bicarbonate)	22~26mmol/ℓ
총 이산화탄소량(Total CO_2)	23~27mmol/ℓ
산소 내용물(O_2 Content)	18~22㎖/㎗
염기 과잉(Base Excess)	−2~+2mmol/ℓ

C. 동맥혈 가스 검사 분석

A) 급성 대사성 산증(Acute Metabolic Acidosis)

ⓐ 혈중 HCO_3^-의 감소와 H^+의 증가로 산혈증(Acidemia)이 발생한 상태다.

ⓑ pH : 감소

ⓒ $PaCO_2$: 정상

ⓓ HCO_3^- : 감소

B) 만성 대사성 산증(Chronic Metabolic Acidosis)

ⓐ 혈중 HCO_3^-의 감소와 H^+의 증가로 산혈증(Acidemia)이 발생한 상태다. 보상성 과호흡으로 $PaCO_2$는 감소된다.

ⓑ pH : 감소 또는 정상

ⓒ $PaCO_2$: 감소

ⓓ HCO_3^- : 감소

C) 급성 대사성 알칼리증(Acute Metabolic Alkalosis)

ⓐ 혈중 HCO_3^-의 증가로 알칼리혈증(Alkalemia)이 발생한 상태다.

ⓑ pH : 상승

ⓒ $PaCO_2$: 정상

ⓓ HCO_3^- : 상승

D) 만성 대사성 알칼리증(Chronic Metabolic Alkalosis)

ⓐ 혈중 HCO_3^-의 증가로 알칼리혈증(Alkalemia)이 발생한 상태다. 보상성 기전(호흡 저하)으로 $PaCO_2$는 증가된다.

ⓑ pH : 상승 또는 정상

ⓒ $PaCO_2$: 상승

ⓓ HCO_3^- : 상승

Q&A

해답은 512쪽

Q1. 기본 심폐소생술(BLS)이란 무엇일까요?　　* 위 질문에 대한 의견을 적어보세요.

6장. 환자의 권리와 존중

가. '환자의 권리와 존중'에 대한 관련법의 이해

의료인과 의료기관은 환자가 진료를 제공 받는 모든 과정에서 환자의 권리를 존중하고 보호해야 한다는 기본 정신을 갖춰야 한다. 또한 병원의 진료 및 업무 체계를 구축하여 건전한 관계를 유지하고 편의를 증진시키기 위한 노력을 기울여야 한다.

이와 같은 내용은 「의료법」 및 「보건의료기본법」에 다음과 같이 명시되어 있다.

> • 의료인과 의료기관의 장의 의무(「의료법」 제4조 3항)
>
> 의료기관의 장은 「보건의료기본법」 제6조·제12조 및 제13조에 따른 환자의 권리 등 보건복지부령으로 정하는 사항을 환자가 쉽게 볼 수 있도록 의료기관 내에 게시하여야 한다.

- 환자 및 보건의료인의 권리(「보건의료기본법」 제6조)

  ① 모든 환자는 자신의 건강보호와 증진을 위하여 적절한 보건의료서비스를 받을 권리를 가진다.

  ② 보건의료인은 보건의료서비스를 제공할 때에 학식과 경험, 양심에 따라 환자의 건강보호를 위하여 적절한 보건의료기술과 치료재료 등을 선택할 권리를 가진다. 다만, 이 법 또는 다른 법률에 특별한 규정이 있는 경우에는 그러하지 아니하다.

- 보건의료서비스에 관한 자기결정권(「보건의료기본법」 제12조)

  모든 국민은 보건의료인으로부터 자신의 질병에 대한 치료 방법, 의학적 연구 대상 여부, 장기이식(臟器移植) 여부 등에 관하여 충분한 설명을 들은 후 이에 관한 동의 여부를 결정할 권리를 가진다.

- 비밀 보장(「보건의료기본법」 제13조)

  모든 국민은 보건의료와 관련하여 자신의 신체상·건강상의 비밀과 사생활의 비밀을 침해받지 아니한다.

- 환자의 권리 등의 게시(「의료법 시행규칙」 제1조의 2)

  ① 「의료법」 제4조 제3항과 "「보건의료기본법」 제6조·제12조 및 제13조에 따른 환자의 권리 등 보건복지부령으로 정하는 사항"이란 별표 1과 같다.

  ② 의료기관의 장은 「의료법」 제4조 제3항 후단에 따라 제1항(의료인과 의료기관의 장은 의료의 질을 높이고 병원감염을 예방하며 의료기술을 발전시키는 등 환자에게 최선의 의료서비스를 제공하기 위하여 노력하여야 한다)에 따른 사항을 접수창구나 대기실 등 환자 또는 환자의 보호자가 쉽게 볼 수 있는 장소에 게시하여야 한다.

[별표 1]

환자의 권리와 의무(「의료법 시행규칙」 제1조의 2 제1항 관련)

1. 환자의 권리

   가. 진료받을 권리

   환자는 자신의 건강보호와 증진을 위하여 적절한 보건의료서비스를 받을 권리를 갖고, 성별·나이·종교·신분 및 경제적 사정 등을 이유로 건강에 관한 권리를 침해받지 아니하며, 의료인은 정당한 사유 없이 진료를 거부하지 못한다.

   나. 알권리 및 자기결정권

   환자는 담당 의사·간호사 등으로부터 질병 상태, 치료 방법, 의학적 연구 대상 여부, 장기이식 여부, 부작용 등 예상 결과 및 진료 비용에 관하여 충분한 설명을 듣고 자세히 물어볼 수 있으며, 이에 관한 동의 여부를 결정할 권리를 가진다.

   다. 비밀을 보호받을 권리

   환자는 진료와 관련된 신체상·건강상의 비밀과 사생활의 비밀을 침해받지 아니하며, 의료인과 의료기관은 환자의 동의를 받거나 범죄 수사 등 법률에서 정한 경우 외에는 비밀을 누설·발표하지 못한다.

   라. 상담·조정을 신청할 권리

   환자는 의료서비스 관련 분쟁이 발생한 경우, 한국의료분쟁조정중재원 등에 상담 및 조정 신청을 할 수 있다.

2. 환자의 의무

   가. 의료인에 대한 신뢰·존중 의무

   환자는 자신의 건강 관련 정보를 의료인에게 정확히 알리고, 의료인의 치료계획을 신뢰하고 존중하여야 한다.

   나. 부정한 방법으로 진료를 받지 않을 의무

   환자는 진료 전에 본인의 신분을 밝혀야 하고, 다른 사람의 명의로 진료를 받는 등 거짓이나 부정한 방법으로 진료를 받지 아니한다.

1. '환자 권리 존중'에 관한 세부사항

1) 환자가 본인 질병에 대해 의료진으로부터 충분한 설명을 듣고 알 수 있도록 도와야 한다.

2) 치료·검사·수술·입원 등의 의료 행위에 대한 설명을 듣고 환자가 시행 여부를 선택하도록 기회를 제공한다.

3) 환자를 진료하면서 알게 된 환자 개인의 비밀을 누설하면 안 된다. 오로지 진료상의 목적으로만 활용하도록 한다.

4) 작성된 의무기록은 「의료법」이 규정한 대상자 이외에는 열람 또는 복사 등의 행위를 하지 못하도록 제한한다. 진료나 업무상으로만 취급할 수 있게 보관·관리한다.

5) 환자를 진료하면서 알게 된 사실로 환자나 그 가족의 인격을 무시하거나 외면하면 안 된다. 환자의 존엄과 가치를 보장해야 한다.

6) 환자가 빠르게 사회로 복귀할 수 있도록 최적의 치료를 제공한다.

7) 진료와 관련한 일련의 절차를 밟는 과정에서 사회적 지위나 경제적 여건으로 인한 차별 대우를 하지 않아야 한다. 환자에게 최대한의 편의를 제공하기 위해 힘쓴다.

8) 환자가 병원 시설을 자유롭게 이용하고 사생활이 보호될 수 있도록 조치한다. 또한 청결하고 위생적인 환경을 조성하여 사람다운 대접을 받도록 한다.

9) 의료 장비나 각종 시설이 항상 정상적으로 작동되도록 유지·관리한다. 그래서 환자가 그 시설을 이용할 때 불편함이 없도록 관리한다.

10) 환자나 그 가족에게 불만 및 고충사항이 있으면 여러 경로로 병원에 접수할 수 있음을 알린다. 의견 제시나 병원 관계자와의 면담이 손쉽게 이루어지도록 돕는다.

11) 환자나 그 가족의 불만 및 고충사항을 알게 된 경우에는 그 문제를 해결하기 위해 최선을 다한다. 곧바로 해결하기 어려운 사안일 경우, 예정사항만이라도 알리고 추후에 그 결과를 통보함으로써 성의를 다한다.

12) 환자나 그 가족이 진료나 업무 절차와 관련해 잘 모르는 사항이 있으면 쉽게 이해할 수 있도록 구체적으로 자세하게 설명하고자 노력한다.

13) 경제적으로 어려움이 있는 환자가 병원을 이용할 때 도움을 받을 수 있도록 각종 보장 제도나 건강보험 제도에 대해 설명해 준다. 또한 관련 혜택을 받을 수 있도록 돕는다.

14) 취약 환자(장애 환자 등) 등을 위한 체계 및 절차를 마련한다. 그들이 내원했을 때 즉각적으로 도움을 줄 수 있도록 노력한다.

나. 환자 정보 보호

의무기록의 정보화가 진행되면서 환자의 개인 정보를 보호하는 문제는 더욱 중요시되고 있다. 여기서는 환자 개인 정보와 관련된 기본 개념과 정보 보호의 필요성, 정보 보호를 위해 구성원이 해야 할 행동에 대해 살펴볼 것이다. 또한, 정보 시스템의 정보 보호를 어렵게 하는 보안 위협의 종류와 이에 대처하기 위한 보안 기술에 대해서도 알아보고자 한다.

1. 환자 개인 정보의 개요

환자 개인의 건강 정보는 사적인 영역의 매우 민감한 정보다. 따라서

개인의 프라이버시를 보호하기 위한 병원의 조직적이고 체계적인 노력이
필요하다.

1) 개인 건강 정보와 프라이버시의 정의

① 「공공기관의 개인정보보호에 관한 법률」에서는 개인 정보란 '생존
하는 개인에 관한 정보로서 당해 정보에 포함된 성명, 주민등록번
호 등의 사항에 의해 당해 개인을 식별할 수 있는 정보(당해 정보만
으로는 특정 개인을 식별할 수 없더라도 다른 정보와 용이하게 결합하여 식
별할 수 있는 것을 포함)'라고 정의하고 있다.

② 개인 건강 정보는 개인 정보 중에서 국민의 건강을 보호하고 증진하
기 위해 국가나 지방 자치단체, 병원, 보건 의료인 등이 행하는 의
료 행위와 관련된 정보를 말한다. 일반적으로 의사가 환자에게 의
료 행위를 행하면서 수집한 자료와 이 자료를 기초로 연구·분석된
정보를 포함한다. 즉, 질병이나 부상에 대한 예방, 진단, 치료, 재활
과 출산, 사망 및 건강 증진에 관한 지식 또는 부호, 숫자, 문자, 음
성, 음향, 영상 등으로 표현되는 모든 자료의 종류를 일컫는다.

③ 프라이버시라는 용어는 '사람의 눈을 피하다'는 의미의 라틴어
'Privatun'에서 유래되었다. 브리태니커 백과사전에는 '사생활에 대
해 타인의 눈길로부터 떨어져 있는 상태, 은거하는 장소나 은밀한
장소, 타인으로부터 독립하여 사적인 비밀이 보장된 분위기, 타인
에게 알려지기를 꺼리는 개인적인 사건, 사적인 친척 관계나 친밀
한 관계와 같이 은밀한 관계 등을 뜻한다'고 기술되어 있다.

④ 정보 보호 관점에서 프라이버시란 '통제되어야 하는 개인이나 조직
이 소유하는 자료 및 정보에 대한 개인이나 조직의 권리'를 의미한

다. 통제되어야 하는 개인이나 조직이 소유하는 자료 및 정보는 허가 없이 수집되거나 사용되어서는 안 된다. 또한 개인의 신상 정보는 인사나 고용, 조직에서 규정하고 있는 업무, 서비스 제공 등과 관련이 없는 개인이나 조직 사이에서 부당하게 수집, 배포되거나 사용될 수 없다.

2) 개인 건강 정보 보호의 필요성

개인 건강 정보는 개인의 신체적·정신적·기능적 상태에 대한 예방, 진단, 치료 및 재활과 관련된 의무기록, 연구 결과 정보, 의학 정보 및 원무 정보 모두를 포함한다. 따라서 개인 건강 정보는 사적인 영역의 매우 민감한 정보이다. 병원은 개인의 프라이버시를 보호하기 위해 조직적이고 체계적인 노력을 할 필요가 있다.

특히 임상 기록 정보는 기밀 정보로 인식된다. 정보의 분실이나 파괴, 권한 없는 사용으로부터 정보를 보호할 필요가 있다. 또한 문서화된 규정사항에는 정보 공개를 위한 절차 및 기록의 열람과 삭제를 통제하는 내용도 포함되어야 한다. 개인의 건강 정보가 침해되면 환자의 프라이버시가 침해될 뿐만 아니라 정보의 무결성이 훼손돼 부정확한 정보를 제공할 수 있기 때문이다. 이는 진료에 큰 위험을 가져올 수 있다.

2. 정보 시스템의 보안 위협

디지털 정보 통신 기술이 적용된 정보 시스템의 보안 위협은 크게 '컴퓨터 보안 위협', '네트워크 보안 위협', '사용자 인증 시의 보안 위협'으로 구분할 수 있다.

1) 컴퓨터 보안 위협

컴퓨터 보안 위협은 크게 서버, PC 시스템 등의 하드웨어 장비에 대한 직접적인 위협과 잘못된 응용 프로그램, 악성 코드 또는 스팸 메일 등으로 인한 소프트웨어적인 위협, 시스템에 저장되어 있는 정보들의 유출로 인한 위협으로 구분할 수 있다. 악성 코드는 컴퓨터 보안에 특히 많은 위협이 되고 있다.

최근의 악성 코드는 첨부된 파일을 실행하지 않거나 시스템 패치가 수행되지 않아도, 메일을 읽지 않아도 감염을 일으킨다. 또한 메일이나 메신저 등의 네트워크를 통해 급속하게 퍼져서 네트워크 자체를 마비시키는 등 갈수록 지능화·다양화·복잡화되고 있다. 이런 상황은 복합적이면서도 치명적인 보안 사고로 이어지기도 한다. 사용자가 요청하지 않은 불필요한 메일, 즉 스팸 메일은 사용자가 단순히 불편함을 느끼는 정도를 넘어선다. 대량 메일 발송으로 인해 시스템이나 네트워크를 마비시키는 위협도 안고 있다.

2) 네트워크 보안 위협

네트워크 보안 위협은 잘못된 네트워크 구성과 무선 네트워크의 취약점, Dos(Denial of Service Attack, 서비스 거부 공격) 및 DDos(Distributed Denial of Service Attack, 분산 서비스 거부 공격) 공격 등으로 분류할 수 있다. 잘못된 네트워크의 구성에 따른 불필요한 데이터 전송으로 보안 위협이 발생하는 경우는 단순히 네트워크 대역폭을 낭비하는 정도로 여기기 쉽다. 하지만 네트워크 과부하를 일으켜 서비스 가용성을 해치는 위협 요소로 작용할 수도 있다. 무선 네트워크는 공격이 발생한 위치를 파악하기가 쉽지 않다. 또한 케이블 연결 없이도 건물 외부에서 무선 구간 데이터를 가로채는 것이 가능하다. 네트워크 보안 위협으로 최근 가장 두드러지는 위협은 Dos로, 생명을 다루는 의료 서비스에는 매우 치명적인 위협이 될 수 있다.

3) 사용자 인증 시의 보안 위협

병원에서는 사용자가 누구인지를 식별하고 확인하는 과정인 사용자 인증이 완료된 후 정보 자산에 대한 읽기 또는 수정을 허용한다. 이때 병원 내의 정보 자산을 보호하고 정보 서비스를 제공할 때의 보안에 대한 기초적인 과정을 '사용자 인증 과정'이라 말한다. 사용자 인증 과정에서 쓸 수 있는 인증 수단으로는 기존의 ID 및 비밀번호 외에도 OTP(One Time Password, 일회용 패스워드), 인증서, 지문 등의 생체 정보가 있다. 또한, 보안성을 강화하기 위해 두 가지 이상이 인증 수단을 결합하여 사용하기도 한다. 접촉식 또는 비접촉식 스마트 카드, USB(Universal Serial Bus) 토큰 등의 하드웨어 장치에 저장하는 방법도 있다.

하지만 다양한 인증 수단을 활용하더라도 여러 보안 위협으로부터 정보의 안전을 보장할 수는 없다. 내·외부로부터 불법적으로 사용자 인증 정보를 알아내기 위해 사용자 인증 정보가 저장된 서버를 공격하거나, 네트워크를 모니터링하고 수집해 인증 정보를 유추하거나 알아내는 보안 위협이 있을 수 있기 때문이다. 또한 사용자 인증용 하드웨어 장치를 불법 도용하거나 분실된 장치에 위협이 있을 수도 있다. 별도의 하드웨어 보안 공격 장치와 기법을 활용해 하드웨어 내의 사용자 인증 정보를 알아내는 등의 공격이 가능하다.

3. 정보 보안 실천

병원은 환자의 개인 정보를 보호하고 환자 진료 서비스의 안전성을 확보하기 위해 다음과 같이 조직적으로 실천해야 한다.

① 〈환자 개인 정보 보호 및 보안에 대한 관리 규정〉을 문서화하여 시행한다.

② 환자의 개인 정보, 접근 통제 구역과 정보 시스템에 대한 접근 권한을 관리한다.

③ 병원 종사자 모두에게 '환자 개인 정보 보안 서약서'를 작성하게 하고 이를 위반할 시 엄격히 처벌한다.

④ 컴퓨터 보안 위협, 네트워크 보안 위협, 사용자 인증 시의 보안 위협 등 정보 시스템의 보안 위협을 해결할 수 있는 정보 보안 기술을 적용한다.

⑤ 정보 보호 및 보안 규정의 준수 상황을 모니터링하여 예상되는 문제점을 해결하도록 노력한다.

⑥ 정보 보호 및 보안의 중요성과 실천사항에 대한 교육 및 훈련을 병원 종사자들에게 주기적으로 실시한다.

다. 간호 전문직의 법적 책무

1. 간호와 법

간호사는 국가가 인정하는 의료인이다. 그러므로 자신의 법적인 의무와 권리를 알고 있어야 전문직 면허를 유지하고 책임으로부터 자신을 보호할 수 있다. 또한, 환자의 권리와 의무를 이행함으로써 환자의 권리를 보호하고 의사결정에도 참여하도록 도울 수 있다. 이 절에서는 간호사의 법적 지위와 간호 대상자의 법적 권리를 보호하는 방안에 대하여 살펴볼 것이다.

2. 대상자의 법적 권리 보호 방안

독일 법학자 루돌프 폰 예링(Rudolf von Jhering)의 격언, "권리 위에 잠자는 자는 보호받을 수 없다"는 말이 있다. 대상자의 법적 권리를 보호하는 방안에서 가장 중요한 것은 대상자 스스로가 주도적으로 자신의 법적 권리에 대한 지식을 갖고 이를 행사해야 한다는 것이다. 의료인은 대상자에게 의료를 제공하는 과정에서 대상자가 자기 결정권을 잘 행사할 수 있도록 충분한 설명을 제공해야 한다. 특히 침습적 의료 행위에 대해서는 반드시 동의를 구하고 서면화해야 한다. 또한, 대상자의 질병과 관련된 정보는 개인적 비밀에 해당한다. 때문에 특별히 법률로 허용한 경우가 아니면 의료인은 대상자의 비밀을 보호해야 한다. 또한, 의료인은 대상자에게 심폐소생술 처치 여부 및 연명 치료 여부에 대한 사전 의료 의향서(Advanced Directives) 작성 권리에 대하여 설명해 주어야 한다. 그럼으로써 대상자가 삶을 마감하는 순간에 자신의 존엄성을 추구할 수 있도록 도울 수 있다. 만약 의료 사고로 인한 분쟁이 발생한 경우에는 피해자에 대한 신속하고 공정한 구제와 의료인의 안정적인 진료 환경 조성을 목적으로 설립된 보건복지부 산하 공공기관인 한국의료분쟁조정중재원에 조정을 신청하도록 조언해 줄 수도 있다.

국내 의료기관의 인증 제도는 환자가 진료를 받는 모든 과정에서 의료기관이 환자의 권리와 의무를 존중하고, 사생활을 보호하고, 환자 및

보호자에게 동의서를 받도록 평가하고 있다. 환자의 권리 보호에 대한
조사 기준은 구체적으로 다음과 같이 구성된다.

- 의료기관에는 환자의 권리와 의무에 대한 규정이 있다.
- 직원들이 환자의 권리와 의무에 대해 알고 있다.
- 환자는 환자의 권리와 의무에 대해 알고 있다.
- 진료 과정에 환자가 참여한다.
- 사생활 보호를 위한 환자의 요구를 확인한다.
- 환자의 신체 노출을 보호한다.
- 환자의 개인 정보를 보호한다.

또한, 환자의 불만 및 고충을 관리하고 취약 환자의 권리와 안전을 보
장해야 한다. 의료기관은 취약 환자 권리 보장 규정, 학대 및 폭력 피해
자 보고 및 지원 체계, 신생아와 소아 환자 유괴 예방 절차, 의사소통이
어려운 환자를 위한 지원 체계, 장애 환자의 편의를 위한 지원 체계를
갖추고 직원은 이를 알고 있어야 한다.

3. 간호사의 법적 의무와 책임

의료인으로서, 간호사는 간호 행위를 직업 활동으로 할 수 있다. 또한
이러한 법적 지위를 누림과 동시에 국민의 건강과 안녕을 위하여 일반인
과는 차별화된 법적 책임과 의무를 담당해야 한다. 여기서는 대상자의 법
적 관리 보호 방안과 간호사의 책임과 의무에 대하여 살펴볼 예정이다.

1) 간호사의 법적 의무

(1) 주의 의무

환자 간호에서 주의 의무란 유해한 결과가 발생하지 않도록 의식을 집중할 의무를 말한다. 의료인의 주의 의무는 의료 행위를 할 당시 일반적인 의료인 수준의 지식과 능력을 갖춘 의료인으로서 통상 베풀어야 할 의무이다. 만일 의료인이 이를 게을리하여 타인의 생명이나 건강에 위해를 초래하면 그에 따른 법적 책임을 지게 된다. 의료 행위에 있어서 간호사의 주의 의무 위반 여부는 의료 과오 사건에서 민사 또는 형사상 법적 책임 유무를 가리는 과실 판정에 중요한 작용을 한다.

주의 의무는 유해한 결과 발생을 예견할 수 있어야 하는 예견 의무와 예견 가능한 위험을 피하기 위한 수단을 강구해야 하는 결과 회피 의무로 구성된다.

① 예견 의무: 간호사는 자신의 행위와 관련된 유해한 결과의 발생을 예견해야 할 의무를 가진다. 이때 예견할 수 있는 위험은 일반적으로 간호사에게 알려진 위험이다. 하지만 알려져 있지 않더라도 이를 알 수 있는 위치에 있다면, 신중한 간호사라면 예견할 수 있는 수준이다. 따라서 간호사가 지식과 기술이 부족해 위험을 예견하지 못한 경우는 예견 의무를 다하지 못한 것이다.

② 결과 회피 의무: 간호사는 유해한 결과가 발생할 위험을 예견한 경우 이를 회피하기 위한 대책을 세워야 할 의무가 있다. 만약 간호사가 위험을 예견했더라도 결과 발생을 회피하기 위한 행위를 하지 않으면 이는 주의 의무 위반에 해당한다. 그러나 간호사가 위험을 회피하기 위해 조치를 취했음에도 불구하고 유해한 결과가 발생한 경우, 위험을 예견했으나 시

설이나 약물 등 의료인의 사정으로 피할 수 없었던 경우, 위험의 특성상 조치가 불가능하거나 불완전한 경우에는 과실 판정이 어려울 수 있다.

 (2) 설명과 동의 의무

 설명과 동의 의무는 의료인이 의료 행위를 수행하기 전에 환자에게 질병 상태, 의료 행위의 목적과 방법, 기대되는 결과와 위험성, 다른 치료 방법 등을 알려주고 환자가 심사숙고하여 의료 행위를 선택하도록 돕는 의무를 말한다. 설명과 동의 의무는 자율성 존중의 원칙을 바탕으로 한다. 또한 의료 행위 과정에서 발생할 수 있는 피해로부터 환자를 보호하기 위하여 충분한 설명에 근거한 동의(Informed Consent)를 강조한다.

 충분한 설명에 근거한 동의에서 양적으로나 질적으로 어떠한 정보가 제공되고 그중에서 설명되어야 하는 구체적인 내용이 무엇인가에 관한 부분은 각 사안별로 차이가 있다. 설명을 하기에 앞서, 환자가 설명을 이해하고 자유롭게 의사를 결정할 동의 능력도 있어야 한다.

 의료 행위에 있어 설명 행위는 의료 계약상의 채무이며 환자의 자기 결정권을 전제로 한다. 설명의 주체는 일반적으로 의사가 되겠지만, 요양이나 간호 등 간호사의 독자적인 업무 범위에서는 간호사가 설명의 주체가 된다. 설명할 내용은 환자의 알 권리에 기여하는 고지 설명 의무와 환자의 자기 결정권에 도움을 주는 조언 설명 의무로 구분할 수 있다.

 의료인이 설명해야 하는 구체적인 내용으로는 질병에 대한 치료 방법, 의학적 연구 대상 여부, 장기 이식 여부 등이 있다. 응급 의료에 관한 부분은 응급 검사나 처치에 대한 내용, 발생 가능한 진단명, 응급 환자가 설명을 요구하는 사항 등이다. 만약 환자가 미성년자이거나 자기 결정권을 행사하는 데 필요한 이해력과 판단 능력이 부족한 경우에는 환자의 보호자를 설명에 참여시켜 동의를 얻어야 한다. 설명 의무가 면제되는 경우는 의료 행위에 대해 설명을 하고 동의를 구할 수 없는 급박한 상황에서 만약 환자에게 설명을 했더라면 동의를 했을 것이라고 예상되는 경우나, 환자가 이미 위험을 알고 있는 경우, 환자가 설명을 듣기를 거부하는 경우 등이다. 응급 환자일 경우에는 법정 대리인 또는 의료인 1명 이상의 동의를 얻으면 응급 치료를 수행할 수 있다.

(3) 비밀 유지 의무

「의료법」 제19조는 '의료인은 이 법이나 다른 법령에 특별히 규정된 경우 외에는 의료·조산 또는 간호를 하면서 알게 된 다른 사람의 비밀을 누설하거나 발표하지 못한다'고 규정하며, 이를 위반한 경우에는 3년 이히의 징역 또는 1,000민 원 이하의 벌금을 벌칙으로 징하고 있다. 일반적으로 '비밀'이란 특정인 또는 일정한 범위의 사람에게만 알려져 있으며 당사자의 이익과 관련이 있는 사실을 말한다. '누설'은 비밀의 내용을 모르는 사람에게 그에 해당되는 사실을 알게 하는 것을 의미하며, 알리는 방법에는 제한이 없다.

「의료법」 제21조에서는 '의료인이나 의료기관 종사자는 환자가 아닌 다른 사람에게 환자에 관한 기록을 열람하게 하거나 그 사본을 내주는 등 기록을 확인할 수 있게 하여서는 아니 된다'고 규정하고 있다. 이처럼 간호사는 환자가 아닌 다른 사람에게 환자에 관한 기록을 열람하게 하거나 그 사본을 내주면 안 된다. 그러나 환자의 배우자, 직계 존·비속 또는 배우자의 직계 존속이 환자 본인의 동의서(신청 및 위임장, 인감 증명)와 친족 관계임을 나타내는 증명서(가족 관계 증명서) 등을 첨부하는 경우에는 그에 한해 열람할 수 있다.

의료인으로서 업무상 비밀 유지 의무를 위반하더라도 면죄되는 경우는 피해자의 동의와 긴급 피난(성병 환자로부터 전염이 되는 것을 방지하기 위해 배우자에게 사실을 고지한 경우, 운전사의 간질병을 치료한 의사가 사고를 방지하기 위해 관계 기관에 신고한 경우 등), 정당 행위(전염병 예방법상 신고) 등이 있다.

(4) 확인 의무

간호사는 의사의 진료 보조 업무를 수행할 때 의사의 처방을 확인해야 한다. 특히 투약 간호 과정에서는 정확한 환자 확인과 투약 시기, 약품 용량, 투약 부위, 투약 방법, 약품의 변질 여부 등을 확인해야 한다. 또한, 간호사는 의료 기구와 장비를 사용하기 전에 반드시 안전성 및 정상 가동 여부를 확인해야 한다.

한편, 간호사에게는 간호 보조 인력에게 위임한 업무를 지도·감독하고 확인해야 하는 의무도 있다. 간호사가 보조 인력에게 업무를 맡기더라도 업무에 대한 책임이 면제되는 것은 아니다. 간호 보조 인력이 위임받은 업무를 수행하는 과정에서 과실을 범하는 경우에는 업무를 위임한 간호사가 그에 대한 책임을 져야 한다.

(5) 요양 방법 지도 의무

「의료법」 제24조는 '의료인은 환자나 환자의 보호자에게 요양방법이나 그 밖에 건강관리에 필요한 사항을 지도하여야 한다'고 규정한다. 간호사는 환자의 건강권 보호를 위해 환자와 보호자에게 환자의 요양 방법이나 그 밖의 건강 관리에 필요한 사항을 지도해야 한다.

(6) 성 감별 지도 의무

「의료법」 제20조는 '의료인은 태아 성 감별을 목적으로 임부를 진찰하거나 검사하여서는 아니 되며, 같은 목적을 위한 다른 사람의 행위를 도와서도 아니 된다'고 규정한다. 또한 '의료인은 임신 32주 이전에 태아나 임부를 진찰하거나 검사하면서 알게 된 태아의 성(性)을 임부, 임부의 가족, 그 밖의 다른 사람이 알게 하여서는 아니 된다'고 규정하고 있다. 따라서 간호사는 태아의 성 감별 행위를 돕거나 태아의 성에 대한 정보를 타인에게 누설하면 안 된다.

(7) 기록 의무

「의료법」 제22조는 '의료인은 각각 진료기록부, 조산기록부, 간호기록부, 그 밖에 진료에 관한 기록을 갖추어두고, 그 의료행위에 관한 사항과 의견을 상세히 기록하고 서명하여야 한다'고 규정하고 있다. 따라서 간호사는 간호 기록부에 간호 행위에 관한 사항과 의견을 상세히 기록하고 서명해야 한다. 간호 기록부에 적는 내용으로는 체온·맥박·호흡·혈압에 관한 사항, 투약에 관한 사항, 섭취 및 배설물에 관한 사항, 처치와 간호에 관한 사항 등이 포함되며, 보존 기간은 5년이다. 최근 병원들이 전자 의무기록을 도입함에 따라 의료인은 전자 의무기록을 안전하게 작성·보관해야 한다. 또한 정당한 사유 없이 전자 의무기록에 저장된 개인 정보를 알아내려고 하거나 누출·변조 또는 훼손하면 안 된다.

라. 동의서

　의료기관은 진료 목적으로 수술 및 마취, 고위험 시술, 혈액 제제, 고위험 약물 사용 등을 시행할 때 환자로부터 동의서를 받는 체계를 갖추고 이를 적절히 운영해야 한다. 진료 동의서의 목적은 제안된 치료나 시술을 시행하기 전 정해진 규정에 따라 동의서를 받아 환자와 가족의 알 권리와 자기 결정권을 보호하고 의료기관과 의료진의 책임을 명확히 하는 데 있다. 이를 통해 불필요한 분쟁을 피하고 적절한 진료를 수행할 수 있다. 또한 환자 및 보호자가 진료 결정에 참여할 수 있도록 적합한 정보를 제공하여, 진료 과정에 대한 설명을 듣고 선택할 권리를 보호한다.

1) 환자의 동의
　(1) 질병의 종류 및 치료 방법과 그에 따른 위험 등에 대한 의사의 충분한 설명을 전제로 한다. 환자 측에서 의료 행위의 성질과 그에 수반되는 위험성을 진지하게 숙고한 뒤 결정하는 것을 의미한다.
　(2) 환자의 동의를 받지 않은 전단적 의료 행위는 적법하지 않다.
　(3) 환자에게 승낙 능력이 부족한 경우, 의료 행위를 하기 위해서는 환자의 배우자나 법정 대리인의 승낙을 얻어야 한다.
　(4) 예외적으로 추정적 승낙이 있다. 응급 상황이 발생했지만 환자의 동의를 얻는 것이 곤란할 경우, 환자의 생명에 이익이 되는 조치를 취했다면 환자의 추정적 승낙을 받은 것이라고 볼 수 있다.

2) 동의서 작성 시기
　(1) 동의가 필요한 의료 행위를 시행해야 할 때는 사전 동의를 받는 것이 원칙이다.

(2) 응급 상황이 발생한 경우에는 응급 의료에 관한 법률에 근거한 예외 규정을 마련한다.

응급의료의 설명·동의(「응급의료에 관한 법률」 제9조)

① 응급의료종사자는 다음의 경우를 제외하고는 응급환자에게 응급의료에 관하여 설명하고 그 동의를 받아야 함

1. 응급환자가 의사결정능력이 없는 경우
2. 설명 및 동의 절차로 인하여 응급의료가 지체되면 환자의 생명이 위험하여지거나 심신상의 중대한 장애를 가져오는 경우

② 응급환자가 의사결정능력이 없는 경우

법정대리인이 동행한 경우：그 법정대리인에게 응급의료에 관하여 설명하고 그 동의를 받아야 하며 법정대리인이 동행하지 아니한 경우：동행한 사람에게 설명한 후 응급처치를 하고 의사의 의학적 판단에 따라 응급진료를 할 수 있다.

응급의료에 관한 설명·동의의 내용 및 절차

(「응급의료에 관한 법률 시행규칙」 제3조) **설명 및 동의내용**

(동법 별지 제1호 서식)

1. 환자에게 발생하거나 발생 가능한 증상의 진단명
2. 응급검사의 내용
3. 응급처치의 내용
4. 응급의료를 받지 아니하는 경우의 예상결과 또는 예후
5. 그 밖에 응급환자가 설명을 요구하는 사항

[별지 제1호 서식]

응급의료에 관한 설명·동의서

1. 환자에게 발생하거나 발생 가능한 증상의 진단명은 ____________입니다.

2. 환자의 질병을 치료하기 위하여 아래와 같은 방법으로 응급의료를 실시할 예정입니다.

3. 위 방법으로 응급의료를 하였을 때의 환자의 예상결과(예후)는 다음과 같습니다.

4. 위의 응급의료를 받지 아니하는 경우의 환자의 예상결과(예후)는 다음과 같습니다.

5. 이 환자의 경우는 다음과 같은 사항을 더 고려하여야 합니다.

6. 환자인 저(또는 법정대리인)는 위 사항을 충분히 이해하였고 저(또는 법정대리인)의 자율적 의사에 따라 위의 응급의료에 동의합니다.

년   월   일

환자 또는 법정대리인 __________(서명 또는 인)

응급의료종사자 __________(서명 또는 인)

210mm×297mm

* 응급의료종사자가 의사결정능력이 없는 응급환자의 법정대리인으로부터 동의를 얻지 못하였으나 응급환자에게 반드시 응급의료가 필요하다고 판단될 때에는 의료인 1명 이상의 동의를 얻어 응급의료를 할 수 있다.

3) 동의권자: 환자에게 직접 설명하는 것이 원칙이다.

4) 보호자 또는 법정 대리인이 동의권자가 될 수 있는 경우
　① 환자가 의사결정을 하기 힘든 신체적·정신적 장애를 가진 경우
　② 환자가 미성년자인 경우
　③ 동의서에 포함된 내용을 설명했을 때 환자의 심신에 중대한 영향
　　을 미칠 것이라 우려되는 경우
　④ 환자 본인이 특정인에게 동의권을 위임한 경우 등

5) 환자 이외의 법정 대리인에게 동의를 구하는 경우에는 반드시 그 사
　유를 동의서에 기록해야 한다.

6) 동의서 작성 범위
　① 의료기관에서 시행했을 때 위험 수준이 높거나 자주 문제가 생기
　　거나 또는 기타 동의를 요구하는 의료 행위(수술 및 시술, 마취, 혈액
　　및 고위험 약물 사용 등)
　② 이에 해당하는 목록을 작성하여 비치해 둔다.

7) 동의서에 포함되는 내용
　① 환자 상태 및 특이사항
　② 예정된 의료 행위의 종류, 목적 및 필요성, 방법
　③ 회복과 관련하여 발생할 수 있는 문제
　④ 예정된 의료 행위 이외에 시행 가능한 대안 및 시행되지 않았을 때
　　의 결과

⑤ 환자에게 설명한 의사의 서명

⑥ 환자의 서명 및 또는 동의권자의 자필 서명

⑦ 환자 이외의 동의권자가 서명을 하는 경우에 대한 합당한 사유

⑧ 동의서 작성일

마. 신체 억제대(Physical Restraints)

고령화 사회로 접어들면서, 노인 인구의 증가는 노인요양시설이나 노인전문병원(요양병원)의 증가로 이어졌다. 이와 같은 시설에서는 간호나 치료를 진행하는 여러 상황에서 안전 관리를 목적으로 한 신체 구속을 어쩔 수 없는 행위라 정당화시키며 행해왔다. 그래서 환자의 신체 구속은 필요한 상황이 발생하면 번번이 일어나고 있는 실정이다.

그러나 신체 구속은 여러 가지 부작용을 유발시킨다. 특히 신체 억제대 사용은 환자의 신체적·정신적 손상뿐만 아니라 생명까지 앗아갈 수 있는 치명적인 손상을 일으키기도 한다.

안전사고를 예방하기 위해 신체의 어느 한 부분을 묶는 행위는 환자의 인권을 얼마나 침해하는 것일까? 의료인으로서 이 문제는 고민해보지 않을 수 없다. 적절하고 안전한 신체 억제대 사용은 환자의 인권 존중을 실현하기 위해 반드시 지켜야 할 우리 모두의 과제이기 때문이다.

또한 의료기관 내에서 환자안전에 목적을 두고 환자의 손이나 발을 묶었다가 오히려 신체에 손상을 입히거나 화재 사고와 같은 응급 상황 시 목숨까지 잃는 경우를 종종 접했을 것이다. 신체 억제대를 적용했던 환자의 사망 소식은 의료인들에게 의료기관의 간호 및 치료 정책, 복지

정책 등이 하루빨리 정립되어야 한다는 과제도 안겨주었다.

의료기관에서는 환자안전을 이유로 어쩔 수 없이 신체 억제대를 사용해야 할 때 후속 관리에 매우 신경을 써야만 한다. 고령의 환자, 특히 인지 능력이 저하된 환자나 일상생활 수행 능력이 저하된 환자에게 신체 구속을 시행할 때는 각별한 주의가 필요하다.

요양시설이나 요양병원을 방문했을 때 문제 행동을 일으키는 노인 환자들을 고립된 방에 혼자 있게 하거나 간호사가 업무를 보면서 곁에 두는 광경을 흔히 볼 수 있다. 이러한 행위도 환자의 신체를 억제대로 묶지 않았을 뿐 환자를 속박하는 행위는 아닐까? 한번 생각해볼 만한 문제이다. 신체를 구속하는 것은 인권을 무시하는 행위이자, 환자의 신체 기능이나 정서 및 심리 상태를 악화시킬 수 있는 행위이기 때문이다.

보건복지부는 일부 요양병원에서 신체 억제대의 오·남용으로 인한 노인 환자들의 인권 침해 논란이 일자, 이를 해결하고자 2013년 '신체 억제대 사용 감소를 위한 지침'을 마련하였다. 이 지침에서는 다음과 같은 사항들이 명시되어 있다. 신체 억제대는 의사가 환자 상태를 평가했을 때 생명 유지 장치를 제거하는 등의 문제 행동을 제한할 필요가 있는 경우만 한정하여 최소한의 시간만 사용하도록 하였다. 또한 안전한 신체 억제대 사용을 위해 의사의 처방('1일 1회' 처방 원칙)을 토대로 환자(또는 보호자)에게 신체 억제대 사용 필요성에 대해 충분히 설명하고, 사전 동의를 받음으로써 환자의 권리를 보다 강화하였다. 아울러, 신체 억제대 사용 부작용을 예방하기 위해 최소 2시간마다 환자 상태를 관찰하고 욕창 발생 예방을 위한 체위 변경을 시행하도록 하였다.

신체 구속이 필요한 환자를 위한 방법 중 가장 먼저 선택되는 방법이 억제대여서는 안 된다. 우선은 억제대 사용이 필요한 원인을 분석하고,

억제대 대신 적용할 수 있는 방법들을 찾아보려고 노력해야 한다.

의료기관 인증 조사 기준 중 '적절하고 안전한 신체 억제대 사용'의 조사 목적은 '의료기관은 신체 억제대 사용을 최소화하는 환경을 조성하기 위해 노력하며 신체 억제대의 안전한 사용을 위해 규정을 수립하고 이를 준수하여야 한다'고 되어 있다. 이제 의료기관 내에서의 신체 억제대 사용은 보다 체계적인 규정과 정책하에 수행되어야 할 것이다.

1. 개념

① 환자의 자유로운 움직임을 제한하거나 몸에 붙인 기구를 쉽게 제거하기 위해 환자의 신체에 부착하는 물리적 기구나 장비를 뜻한다.

② 특정 도구를 사용하여 고령자가 자유롭게 움직이거나 신체 활동을 하는 것, 혹은 자신의 신체를 통상적인 형태로 만지는 것을 제한하는 것이다.

출처 : 다카사키 기누코 저, 이동화 역, 《신체구속 제로를 창조한다》, 메디마크, 2013

2. 종류

① 장갑 억제대

② 손목 또는 발목 억제대

③ 침대나 의자에 앉을 때 허리를 묶는 끈이나 벨트

④ 조끼 억제대

⑤ 휠체어 억제대

⑥ 테이블과 끈이 있는 억제대 등

3. 신체 억제를 적용하는 사례

① 링거 주사, 경관 급식 등의 튜브가 빠지거나 피부가 벗겨지는 것을 막기 위해 손가락의 기능을 제한하는 벙어리장갑을 끼우는 행위

② 환자가 휠체어에서 미끄러지는 것을 방지하기 위해 벨트, 골반 억제대, 조끼 억제대 등을 사용하거나 휠체어 테이블을 적용하는 행위

③ 환자가 타인에게 방해되는 행동을 하지 못하도록 침대에 신체 전부 혹은 일부를 묶는 행위

④ 환자가 아래로 떨어지는 사고를 막기 위해 휠체어, 침대 등에 몸이나 사지를 끈 등으로 묶는 행위

⑤ 환자가 혼자서 침대 아래로 내려오지 못하도록 침대를 사이드 레일(난간)로 두르는 행위

⑥ 환자가 휠체어 또는 의자에서 미끄러지거나 그 위에 올라서지 않도록 복부 벨트나 휠체어 테이블을 장착하는 행위

⑦ 일어설 능력이 있는 환자가 일어나지 못하도록 막는 의자를 사용하는 행위

⑧ 환자가 옷이나 기저귀를 벗지 못하도록 위아래가 붙은 옷을 입히는 행위

출처 : 박미화·박명화 저, 《환자 안전을 위한 신체 억제대 감소 지침》, 정담미디어, 2014 , 다카사키 기누코 저, 이동화 역, 《신체구속 제로를 창조한다》, 메디마크, 2013

4. 신체 억제대에서 제외되는 사례

① 의학적으로 필요한 수술이나 처치, 진단 검사 절차를 진행하는 동안 부상의 위험을 감소시킬 목적으로 사용되는 부목, 카트 혹은 휠체어를 타고 장소를 이동할 때 사용되는 벨트나 좌석 벨트

② 자세를 유지하기 위한 기구 또는 정형 외과적 장치 같은 보조 기구
(대상자의 움직임을 제한한다 하더라도 장치를 사용하지 않을 때보다 자유
롭게 움직일 수 있도록 돕는 장치)

5. 신체 억제대 사용 전의 포괄적 평가

1) 입원 당시 환자에게 신체 억제대를 사용하게 만드는 위험 요소에 대
한 정확한 평가를 말한다(의학적 판단이나 타당도가 높은, 검증된 도구를
적절히 사용한다).

2) '왜 억제대를 적용해야 하는 상황이 발생했는가?'에 초점을 맞춘다(환
자의 행동에 대한 원인을 정확하게 분석한다).
① 질환이나 증상의 경과
②의사 처방 내용(약물이나 침습적 처치 등)
③ 최근에 받은 진단 검사
④ 치료 방해 행동(기관 절개관 등을 제거하려는 시도 등)
⑤ 심리 및 정서 상태(흥분이나 초조 등)
⑥ 배회나 도망
⑦ 인지 기능 상태
⑧ 낙상 위험
⑨ 안전과 자가 관리 능력
⑩ 환경적 요소(의복 및 침대, 매트리스, 소음, 조명, 실내 온습도) 등

3) 근본적인 원인을 분석한 후 적절한 대안을 수립하고 시행한다.

　① 원인 제거

　② 환자에 대한 공감·존중·신뢰 관계 유지

　③ 환경 요인 파악 후 환자 특성에 맞는 대처 방안 마련

　④ 필요시 일대일 간호 또는 간병 제공(간병인, 가족, 친지, 자원 봉사자 등을 활용)

　⑤ 환자 교육

　⑥ 통증 관리

　⑦ 환경 변화

　⑧ 적절한 보조 기구를 사용한 안전 증진

　⑨ 중재 효과에 대한 평가

　⑩ 기타

출처:박미화·박명화 저, 《환자 안전을 위한 신체 억제대 감소 지침》, 정담미디어, 2014

6. 신체 억제대 대안으로서의 중재(예시)

1) 낙상 위험 환자

　① 투약 재검토

　② 규칙적으로 화장실 가기

　③ 사지 운동

　④ 배고픔, 통증, 추위, 더위 등의 사정

　⑤ 일상 생활 수행 범위의 증가

　⑥ 타인과의 교류 증가

　⑦ 호출벨 사용 방법 교육

⑧ 기분 전환 요법

⑨ 정돈된 환경

⑩ 야간 조명 사용

2) 튜브를 제거하는 경우

① 통증 경감

② 타인과 교류 증가

③ 호출벨 사용 방법 교육

④ 주위 전환

⑤ 부드러운 터치

⑥ 치료 절차 설명

⑦ 정맥 주사는 가능한 단기간에 사용

⑧ 가족 동참

이와 같은 의료진의 노력이 있었음에도 불구하고 불가피하게 신체 억제대를 적용해야 하는 경우가 있다. 이때는 다시 한 번 환자 상태를 충분히 평가한 후 억제대를 적용한다.

7. 신체 억제대 적용 원칙

① 다른 치료적 대안이 효과가 없을 때 최소한의 시간 동안만 적용한다.

② 환자안전과 안위를 최우선으로 한다.

③ 적용하기 전에 환자 및 보호자에게 신체 억제대 적용에 대해 설명

하고 동의를 구한다(동의서 내용을 참조한다. 구두로 동의를 한 경우에는 반드시 서면으로 전환한다).

④ 의사 처방으로 이루어져야 한다(1일 1회, 사유와 종류 기재, 처방전의 재평가, 필요시 처방은 허용이 안 됨). 응급 상황에서는 간호사가 적용할 수 있으나, 사후에 반드시 의사가 환자를 확인하고 처방을 내려야 한다.

⑤ 의사 및 간호사는 경과를 기록해야 한다(환자 상태 기록, 부작용 유무 관찰, 예방 활동 수행 등).

⑥ 부작용이 발생했을 때는 즉각적으로 보고(의사 및 보호자)하고 설명을 한다.

⑦ 억제대 사용 방법 등에 대한 안전 원칙을 준수한다.

⑧ 억제대 적용을 중단하기 위해 지속적으로 노력한다.

환자나 고령자 등의 생명 또는 신체를 보호하기 위해 긴급하거나 불가피하게 신체 제대를 사용하는 경우에는 '절박성', '비대체성', '일시성' 이라는 조건 세 가지를 만족해야 한다. 또한 이를 확인하는 절차가 신중히 이루어져야만 한다.

1. 절박성 : 본인 또는 타인의 생명, 신체가 위험에 처할 가능성이 현저히 높다.
2. 비대체성 : 신체 구속, 기타 행동을 제한하는 것 이외에는 대체할 만한 간호 방법이 없다.
3. 일시성 : 신체 구속, 기타 행동 제한이 일시적이다.

출처 : 다카사키 기누코 저, 이동화 역, 《신체구속 제로를 창조한다》, 메디마크, 2013

8. 신체 억제대 적용 환자에 대한 관찰 및 기록

1) 억제대 적용 재평가(근무조별로 재평가)

　– 지속적으로 억제대 적용을 중단하려고 노력하며, 억제대를 사용하게 한 원인과 행동이 사라진 경우에는 신속히 억제대를 제거하여 사용 시간을 최소화하기 위함이다.

2) 기록해야 하는 내용

　① 억제대 적용 전 평가 내용

　② 억제대의 종류

　③ 억제대 적용 시작 시간 및 종료 시간

　④ 억제대 적용 이유

　⑤ 억제대 적용 시 행해진 간호 행위

　⑥ 억제대 적용 중 관찰된 내용

　　– 억제대의 위치 변화, 사지 말단 부위의 맥박, 체온, 피부색 등

　　– 환자의 정서 및 심리 상태(흥분, 공격, 배회, 수면 양상 등)

　　– 욕창 발생 여부

　　– 신체 기능 감소 여부 등

　⑦ 보고 및 설명 기록 : 의사 보고, 환자 및 보호자 설명 등

9. 억제대 사용 환자의 부작용 예방 활동

　① 허용된 범위 안에서 최대한 움직임이 가능하도록 한다.

　② 억제대를 적용할 경우 이중으로 억제하지 않는다.

　③ 한쪽 팔만 억제할 필요가 있을 때는 전신을 억제하지 않도록 한다.

④ 억제대를 침대에 고정할 경우 침상 난간이 아닌 침대 틀에 고정
한다.

⑤ 억제대 적용 시 순환 장애가 일어나지 않도록 예방한다(손가락 두
개가 들어갈 정도의 공간을 확보한다).

⑥ 적어도 2시간마다 신체 억제대의 위치를 바로잡고 말단 부위의 맥
박, 체온, 피부색 등을 확인한다(억제대를 풀어준 시간을 기록한다).

⑦ 피부가 손상되는 것을 예방하기 위해 뼈 돌출 부위에는 패드를 댄다.

⑧ 정맥 주입관이나 다른 장치(투석 환자의 션트)를 건드리지 않도록 주
의한다.

⑨ 매 2시간마다 적어도 10~30분 정도는 억제대를 풀어놓는다.

⑩ 매 2시간마다 체위 변경을 한다. 신체 억제대로 인해 욕창이 발생
하는 것을 방지한다.

⑪ 억제대의 두께나 길이 등을 고려하여 국소적인 과도한 압박을 피
한다.

⑫ 흉부 억제가 필요한 경우에는 호흡에 지장이 없는지 반드시 확인
한다.

⑬ 개인 위생을 깨끗하게 유지한다.

⑭ 응급 상황 시에 억제대를 쉽게 풀 수 있는 방법이나 즉시 자를 수
있는 방법을 고려한다.

10. 신체 억제대를 제거해야 하는 경우

① 신체 억제대의 사용 목적(적용 상황)이 해결됐을 때

② 신체 억제대 대안과 중재(Intervention) 프로그램이 효과적일 때

③ 신체 억제대 적용으로 인한 부작용이 발생했을 때

11. 신체 억제대 적용 시 매듭짓는 방법

1) 크로브 히치 매듭(Clove-hitch, 8자 모양) : 손목, 발목 억제대를 사용하려고 할 때 적용되는 방법이다. 잡아당겼을 때 매듭이 조여지지 않으며 쉽게 풀어지고, 환자의 움직임이 어느 정도 허용된다.

2) 정방형 매듭(Square or Reef Knot) : 두 개의 끈을 서로 묶을 때 사용하는 방법이다. 잡아당겼을 때 조여지지 않으며, 압력이 더 이상 가해지지 않아도 미끄러지지 않는다는 장점이 있다.

3) 고리 매듭(Half-bow or Reef Knot) : 침대에 억제대를 고정할 때 사용할 수 있는 방법이다. 이 매듭 방법은 잡아당겼을 때 미끄러지지 않으며 풀기 쉽다.

〈신체 구속 제로를 위한 행동 지침〉

1. 구속은 대상자의 기본적인 인권을 침해하는 행위라는 의식 개혁을 도모한다.
2. 간호 현장에서의 억제, 구속을 동반한 간호에 대한 인식을 바꾸고 구속에 관한 정보를 국내외로부터 수집한다.
3. 구속을 줄이기 위해 간호에 대한 지식과 기술을 축적하고 활용한다.
4. 관리자는 직원의 활동과 행위를 지지함과 동시에 사고 방지와 안전 관리를 확보한다.
5. 대상자와 직원의 안전을 확보하는 조건(연구로 증명된 것)을 자료화하여 표시한다.

6. 수집한 자료와 개선점을 공지하고 관련자에게 전달한다.

7. 환자 및 보호자, 직원 모두가 간호 현장의 개선 활동에 참여한다.

8. 신체 구속 폐지를 위한 지침을 마련한다.

출처 : 다카사키 기누코 저, 이동화 역, 《신체구속 제로를 창조한다》, 메디마크, 2013

Q&A

해답은 512~513쪽

Q1. 각 병원에서는 환자의 권리 존중을 위해 어떠한 노력을 하고 있나요(병원 전체 차원 또는 각 부서에 해당되는 것으로)?　　　　* 위 질문에 대한 의견을 적어보세요.

Q2. 병원 내에서 노인 학대 환자가 발생했을 시에 대한 처리 절차가 수립되어 있나요? 그렇다면 그 절차를 기재해보고, 아직 만들어지지 않았다면 담당자는 관련 회의체에서 논의한 후 수립해보세요.

* 위 질문에 대한 의견을 적어보세요.

Q3. 의사는 환자에게 주로 어떠한 내용을 설명하고 동의를 구하는지 기재해보세요.

* 위 질문에 대한 의견을 적어보세요.

Q4. 신체 억제대를 적용하기 전 대안으로 쓸 수 있는 중재 방법을 마련해 보세요 (근무하고 있는 병원의 실제 사례 또는 가상의 사례 기재 후 대안 마련).

* 위 질문에 대한 의견을 적어보세요.

✱summary

1. '환자 권리와 존중'에 대한 관련법과 그 세부 내용을 이해하고 이를 수행한다.

> **환자의 권리와 의무**(「의료법 시행규칙」 제1조의 2 제1항 관련 별표 1)
>
> 1. 환자의 권리
>
> 가. 진료 받을 권리
> 환자는 자신의 건강보호와 증진을 위하여 적절한 보건의료서비스를 받을 권리를 갖고, 성별·나이·종교·신분 및 경제적 사정 등을 이유로 건강에 관한 권리를 침해받지 아니하며, 의료인은 정당한 사유 없이 진료를 거부하지 못한다.

나. 알권리 및 자기결정권

환자는 담당 의사·간호사 등으로부터 질병 상태, 치료 방법, 의학적 연구 대상 여부, 장기이식 여부, 부작용 등 예상 결과 및 진료 비용에 관하여 충분한 설명을 듣고 자세히 물어볼 수 있으며, 이에 관한 동의 여부를 결정할 권리를 가진다.

다. 비밀을 보호받을 권리

환자는 진료와 관련된 신체상·건강상의 비밀과 사생활의 비밀을 침해받지 아니하며, 의료인과 의료기관은 환자의 동의를 받거나 범죄 수사 등 법률에서 정한 경우 외에는 비밀을 누설·발표하지 못한다.

라. 상담·조정을 신청할 권리

환자는 의료서비스 관련 분쟁이 발생한 경우, 한국의료분쟁조정중재원 등에 상담 및 조정 신청을 할 수 있다.

2. 환자의 의무

가. 의료인에 대한 신뢰·존중 의무

환자는 자신의 건강 관련 정보를 의료인에게 정확히 알리고, 의료인의 치료계획을 신뢰하고 존중하여야 한다.

나. 부정한 방법으로 진료를 받지 않을 의무

환자는 진료 전에 본인의 신분을 밝혀야 하고, 다른 사람의 명의로 진료를 받는 등 거짓이나 부정한 방법으로 진료를 받지 아니한다.

2. 환자 개인 정보와 관련하여 기본적인 개념과 정보 보호의 필요성, 정보 보호를 위한 구성원의 행동, 정보 시스템에서 정보 보호를 어렵게 하는 보안 위협의 종류, 이에 대처하기 위한 보안 기술을 이해하고 이를 준수한다.

3. 간호사는 국가가 인정하는 의료인으로서 자신의 법적인 의무과 권리를 알고 있어야 전문직 면허를 유지하고 책임으로부터 자신을 보호할 수 있다. 또한, 간호사는 환자의 권리와 의무를 이행함으로써 환자의 권리를 보호하고 환자가 의사결정에 참여하도록 도울 수 있다.

4. 환자들은 진료를 받으면서 진료의 품질보다는 의사소통의 어려움 때문에 불만이 발생하는 경우가 많다고 한다. 환자나 보호자와 의사소통하는 기술을 익혀 의료 서비스의 품질을 높여야 한다.

5. 동의서를 받는 목적과 동의서의 작성 시점 및 설명 주체, 설명 시 포함되어야 하는 항목들을 이해하고 규정대로 동의서를 관리한다.

6. 요양병원에서 특히 중요시되고 있는 신체 억제대의 적용 기준을 이해한다. 의료기관은 신체 억제대 사용을 최소화하는 환경을 조성하기 위해 노력하며, 신체 억제대의 안전한 사용을 위해 규정을 수립하고, 이를 준수해야 한다.

7. 환자의 권리 존중과 관련된 의료기관의 인증 조사 기준(2014. 12월 현재)

요양병원	
장	기준
6장 환자 권리 존중 및 보호	6.1.1 환자의 권리와 책임 보호
	6.1.2 취약 환자 권리 보호
	6.2 불만 고충 처리
	6.3 동의서

종합병원	
장	기준
7장 환자 권리 존중 및 보호	7.1.1 환자의 권리와 의무 존중, 사생활 보호
	7.1.2 취약 환자의 권리와 안전 보장
	7.2 환자의 불만 및 고충 관리
	7.3 의료 사회 복지 체계 수립과 운영
	7.4 환자 및 보호자에게 동의서 받음
	7.5 임상 연구를 안전하게 수행하고 관리
	7.6 장기 기증 및 이식 과정을 관리하는 체계와 운영

✻ 부록

[부록 1] 요양병원용 신체 억제대 사용 감소를 위한 지침

요양병원용 신체 억제대 사용 감소를 위한 지침

○ (목적) 요양병원에 입원하는 환자에게 불필요한 신체 억제대 사용을 줄임으로써, 환자들의 인권을 보호하고 안전한 치료 환경을 조성하고자 한다.

○ (정의) 신체 억제대는 전신 혹은 신체 일부분의 움직임을 제한할 때 사용되는 수동적 방법이나 물리적 장치 및 기구를 의미한다.

> **〈신체억제대의 사용 사례〉**
> * 중심 정맥관, 기관 삽관 등의 각종 생명 유지 장치가 빠지지 않도록 병상에 신체를 묶거나 손에 장갑을 끼우는 행위
> * 낙상으로 인한 손상을 막기 위해 휠체어, 병상 등에 신체를 묶는 행위
> * 자해 또는 가해를 하지 못하도록 병상 등에 신체를 묶는 행위

○ (사용 대상) 요양병원의 입원 환자 중 생명 유지 장치 제거 등의 이유로 신체의 움직임을 제한할 필요가 있는 환자를 대상으로 한다(단, 요양병원 중 정신병원과 의료재활시설의 입원 환자는 제외한다).

○ (사용 원칙) 신체 억제대는 사용 절차에 따라 최소한의 시간만 사용한다.

○ (사용 절차) 신체 억제대 사용 절차는 다음에 제시되는 [부록 2]와 같다.

[부록 2] 요양병원용 신체 억제대 사용 절차

절 차	지 침

신체 억제대
사용 전
필수 절차
	1. 환자 상태 확인
	
	 - 과거력, 투약력, 신체 기능, 인지 및 정신 기능, 심리 및 정서 상태, 환경적 요소를 확인하여 환자의 문제 행동 양상을 포괄적으로 파악한다.
	
	2. 신체 억제대를 대신할 수 있는 방법 시도
	
	 - 환자의 문제 행동 원인*이 파악되었으면, 신체 억제대를 대신할 수 있는 방법을 찾아본다.
	
	    * 의학적 문제(수분 과다, 탈수, 영양 부족, 감염, 약물 독성이나 부작용, 실금 등), 가려움증, 인지 손상, 통증, 불안, 과도한 움직임 등
	
	 - 환자의 문제 행동 원인을 제거하는 등 신체 억제대를 대신할 수 있는 방법*을 적용한다.
	
	    * 근본적인 건강 문제의 치료(구강 영양 증진, 약물 중재, 안위 증진, 행동 관리 등), 환자의 기본적인 생리적 욕구 충족(배변, 음식, 수분, 수면, 안위, 통증 등) 등
	
	 - 신체 억제대를 대신한 방법이 효과가 없을 경우 신체 억제대를 사용한다.
	
	3. 신체 억제대 사용 처방
	
	① 의사는 신체 억제대 사용 이유, 사용 부위, 신체 억제대 종류(유형)* 및 사용 방법 등을 포함하여 '1일 1회' 처방하며, 처방 양식은 일반적 약물이나 처치 등 처방 방법에 준한다.
	
	    * 손목·발목·손장갑·조끼 억제대, 끈·벨트, 휠체어 안전벨트 등
	
	② '필요시처방(p.r.n)'은 원칙적으로 허용하지 않는다.
	
	 - 다만, 환자의 돌발적인 이상 행동으로 자해 또는 다른 사람에게 상해를 입힐 우려가 예측되는 경우 예외적으로 처방할 수 있다.
	
	4. 신체 억제대 사용 설명 및 동의서 수령
	
	① 의사의 처방을 토대로 환자에게 신체 억제대 사용에 관해 충

	분히 설명하고, 동의서를 받아야 한다. – 다만, 환자의 인지 능력이 불완전한 경우 보호자에게 설명하고 동의서를 받을 수 있다. ② 신체 억제대 사용 동의서([부록 3] 참고)에는 신체 억제대 사용 이유, 사용 부위, 억제대 종류 및 사용 방법 등을 포함해야 한다. * 동의서 작성 시 유의사항 – 환자의 인지 능력이 저하되어 환자 본인에게 동의를 받는 것이 불가능할 경우, 보호자에게 동의를 구하되 보호자가 서명하게 된 사유를 반드시 기재한다. – 보호자가 원거리에 위치하여 동의서 작성이 어려운 경우, 1일(24시간) 내 구두로 동의를 받고 7일 내 서면 동의로 전환해야 한다. – 신체 억제대 사용 이유가 바뀌는 경우에도 환자나 보호자에게 충분히 설명하고 동의서를 다시 받아야 한다.
신체 억제대 사용	• 신체 억제대는 응급 상황 시에 쉽게 풀 수 있거나 즉시 자를 수 있는 방법*을 사용한다. * 신체 억제대 사용 방법의 종류별 특성 – 클로브 히치(Clove–hitch): 잡아당겼을 때 조여지지 않으며 쉽게 풀어지고, 환자의 움직임이 어느 정도 허용된다. – 고리 매듭(Half–bow or Reef Knot): 잡아당겼을 때 미끄러지지 않으며 풀기 쉽다. – 정방형 매듭(Square or Reef Knot): 두 개의 끈을 서로 묶을 때 사용하는 방법이다. 잡아당겼을 때 조여지지 않으며 압력이 풀려도 미끄러지지 않는 장점이 있다. • 신체 억제대의 두께나 길이 등을 고려*하여 국소적인 과도한 압박을 피한다. * 신체 억제대 아래로 손가락 두 개 정도의 공간을 확보하여 혈액 순환 장애를 예방한다. • 신체 억제대 사용 부위가 뼈 돌출 부위인 경우에는 패드(Pad)를 댄다. • 흉부 억제가 필요한 경우, 호흡에 지장이 없는지 반드시 확인한다.
신체 억제대 사용 환자 관찰	• 최소 2시간마다 환자 상태를 관찰하고, 욕창 발생 예방을 위한 체위 변경을 시행한다.

(부작용 예방 활동 포함)	− 신체 억제대의 위치 변화 및 직접적인 압박 여부를 확인하고, 허용된 범위에서 최대한 움직임이 가능하도록 돕는다. − 사지 말단 부위의 맥박, 체온, 피부색 및 감각을 관찰하여, 혈액순환 장애 또는 피부 손상 위험성 등을 평가하고 기록한다. − 배설 및 섭취 등 환자의 기본 욕구를 확인하고, 그 욕구를 충족시켜 준다. − 환자의 기본적인 욕구 충족 등을 위해 신체 억제대를 잠시 풀어 둘 경우, 환자를 혼자 두지 않는다.
신체 억제대 사용 환자 재평가	• 신체 억제대 제거 또는 사용 부위 감소를 위한 평가를 주기적으로 시행한다. − 간호사는 최소 8시간마다 환자의 상태를 확인하며, 이상 소견 발생 시 기록하도록 한다. 신체 억제대를 제거하거나 사용 부위를 줄일 필요가 있을 시 주치의에게 보고한다. − 주치의는 신체 억제대를 재처방해야 할 경우, 이전에 환자 상태를 재평가한다.
신체 억제대 제거	• 다음의 경우에는 신체 억제대를 제거한다. − 신체 억제대 사용 이유가 해결되었을 때 − 신체 억제대를 대신하여 사용할 수 있는 방법이 효과적일 때 − 신체 억제대 사용으로 인한 부작용이 발생한 때 * 신체 억제대 제거 시 환자의 불편 유·무를 반드시 확인한다.
신체 억제대 사용 감소를 위한 활동	• 신체 억제대 사용 감소를 위해 연 1회 이상 의료진을 포함한 직원들에게 신체 억제대에 관한 교육*을 시행한다. * 신체 억제대 정의, 신체 억제대 사용의 문제점, 신제 억제대의 대안, 환자의 문제 행동에 대한 이해, 신체 억제대 사용 방법, 환자 권리와 존중 등 • 신체 억제대 사용 감소를 위한 활동*을 연 1회 이상 시행한다. * 신체 억제대 사용 건수 및 사용 시간 조사, 신체 억제대 사용 제로(Zero) 환경 캠페인, 안전한 신체 억제대 사용 방법 포스터 제작 등

[부록 3] 요양병원용 신체 억제대 사용 동의서

요양병원용 신체 억제대 사용 동의서

등록 번호		성 명		성별/연령	/
호 실		진료과		주치의	

1. 신체 억제대 사용의 배경

　　요양병원 입원 환자는 질환의 특성상 인지 기능과 운동 능력에 손상이 나타나는 분들이 많습니다. 그로 인하여 치료를 위한 장치들을 스스로 제거하거나 손상시키기도 합니다. 이를 해결하기 위한 다양한 노력을 기울이고 있으나 최소한의 신체 억제대 사용이 필요한 경우가 있습니다.

2. 설명 및 기재사항(가~라 항목은 반드시 포함)

　　가. 신체 억제대 사용 이유

　　　•

　　나. 신체 억제대를 대신하여 실시한 방법 및 그 효과

　　　•

　　다. 신체 억제대 사용 부위, 억제대 종류(유형) 및 사용 방법

　　　•

　　라. 신체 억제대 사용 시 발생할 수 있는 부작용 및 대처 방법

　　　•

　　마. 기타사항

　　　•

의 사: __________(서명 또는 날인)

본인/보호자(　　　　)은(는) 신체 억제대 사용에 대하여 충분한 설명을 들었으며 이에 동의합니다.

보호자가 서명하게 된 사유
- ☐ 환자의 신체적·정신적 장애로 인하여 약정 내용에 대해 이해하지 못함
- ☐ 사용에 대한 설명이 환자의 심신에 중대한 나쁜 영향을 미칠 것이 명백함
- ☐ 환자 본인이 승낙에 관한 권한을 특정인에게 위임함
- ☐ 기타

20　　년　　월　　일

본 인: 　　　　　　　(서명)

보호자(환자와의 관계: 　　): 　　　　(서명)

– ○○○요양병원장 –

7장. 화재 안전 관리

의료기관은 시설의 특성상 화재가 발생했을 때 일반 건물보다 큰 규모로 피해가 발생할 수 있다. 불특정 다수가 건물에 출입하거나 안에서 근무를 하고 있으며, 거동이 불편하거나 불가능한 환자가 많이 섞여 있기 때문이다. 또한 집약적인 공간과 가연물도 많다.

화재로 인한 대형 사고를 미리 예방하기 위해서는 평소 화재가 발생했을 때 초기 진화의 중요성을 강조해야 한다. 또한 철저한 피난 계획과 소방 시설의 정상적인 작동 유지 관리, 피난 대피 시설의 유지 관리, 자율 방화 관리, 화재 시 대처 방법 등에 대한 교육과 훈련 등의 화재 예방 관리가 완벽하게 이루어지도록 노력해야 한다. 이 장에서는 의료기관의 화재 안전 관리가 '왜' 필요한지에 대한 이유와 구체적인 화재 안전 관리 활동 방법에 알아볼 것이다.

가. 화재 안전 관리 활동의 필요성

최근 *보건복지부는 전국의 병원급 이상 국공립 및 민간 의료기관 17곳을 대상으로 안전 점검을 실시(2014. 5. 7~2014. 5. 16)하였다. 더불어 요양병원에 대한 안전 점검 및 실태 조사(2014년 6~7월)를 실시하였으며 이에 따른 요양병원 안전 관리 방안을 발표하였다.

> *** 전국의 병원급 이상 국공립 및 민간 의료기관 17곳을 대상으로
> 안전 점검을 실시(2014. 5. 7~2014. 5. 16)한 결과에 따른 주요 지적사항**
>
> - 시설물 안전 관리 준수 미흡
> - 위기 관리 매뉴얼 관리 미흡
> - 화재 시 환자 대피 시설 미흡
> - 직원 교육 미흡 등

1. 시설물 안전 관리 준수 미흡

① 피난 대비 시설이 적고 신호 유도등이 적게 설치되어 있다.

② 의료기관인 병원 내에서 화재가 발생했을 때 부여되는 구체적인 개인별 임무 등 안전 관리 방법이 부족하다.

③ 화재 대피 장소에 호흡 기구가 비치되어 있지 않고, 비상 계단의 대피로가 확보되어 있지 않다.

④ 비상 유도등이 불량이거나 소화기 배치가 부적절한 상태이다.

⑤ 옥내 소화전함의 경종 음량이 불량이며, 화재 시 피해 안내도 및 엘리베이터 사용 금지 안내문이 부착되어 있지 않았다는 등의 문제점이 있다.

2. 위기 관리 매뉴얼 관리 미흡

유관기관 협력 체계 및 비상 연락망에는 대다수의 의료기관이 작성되어 있다. 하지만 대부분의 의료기관은 비상 연락망 현행화 및 위기 관리 매뉴얼, 위기 단계별 조치사항, 환자 대피 계획 등에 대한 작성이 미흡한 실정이다. 특히, 요양병원은 위기 관리 매뉴얼을 관리하는 부분이 상당히 부족한 것으로 드러났다.

3. 직원 교육 미흡

세월호 참사 이후 위기 관리 매뉴얼 마련 및 직원 교육 중요성에 대한 의료기관의 관심도가 높아졌다. 각 의료기관의 관리자들은 장기간 근무를 하면서 위기 관리에 대한 이해도가 높은 편이었다. 그러나 직원들은 잦은 이직 등으로 위기 관리 교육을 충분히 받지 못하고 있는 것으로 나타났다. 현재 많은 의료기관들이 직원 교육을 실시할 필요가 있으며, 특히 모의 소방 훈련 실시가 시급한 것으로 지적됐다.

출처: 신형주, '의료기관 위기관리, 전반적 시스템 재정비 필요', 후생신보, 2014. 07. 03, http://www.whosaeng.com/sub_read.html?uid=66691§ion=sc1§ion2=

나. 화재 안전 관리 활동

의료기관에서 화재 안전 관리 활동을 수행하기 위해서는 먼저 규정이나 지침, 절차를 마련해야 한다. 규정이나 지침에는 아래와 같은 내용들을 반드시 포함해야 한다. 일련의 활동들은 연간 계획을 우선적으로 수립하여 경영진(병원의 사정에 따라 달라질 수 있다)에게 보고하고 결재를 받은 뒤 시행해야 한다.

화재 안전 관리 활동에는 화재 발생 시의 기본 행동 요령(신고 및 전파, 소화, 대피) 외에도 기본 행동을 수행하기 위한 병원 인력의 조직 구성과 관리, 화재 진화 후 부상자 확인, 환자 이송 및 의료 활동, 직원을 비롯한 환자 및 보호자에게 실시하는 교육, 소방 시설의 유지 및 관리 활동(인화성 위험 물질 관리 포함)까지 체계적으로 포함되어야 한다.

화재 발생 시 신속한 소방 활동을 수행하기 위해 전 직원이 알아야 할 가장 중요한 활동인 '화재 발생 시 행동 요령'과 '소화기, 소화전의 사용 방법'에 대해 우선 알아보도록 하자.

다. 소방 안전 관리 교육 및 훈련

화재가 발생했을 때 행동으로 나서기 전에 요구되는 세 가지 요소가 있다. 바로 '신속성', '정확성', '안전성'이다. 그리고 세 가지 요소를 갖추기 위해서는 교육과 훈련이 무엇보다 중요하다.

의료기관은 화재가 발생했을 때 사용 가능한 피난 시설을 확보할 수 있도록 화재 및 피난 시뮬레이션을 통해 과학적인 화재 안전 계획을 수립해야 한다.

또한 병원의 모든 직원들은 주기적으로 피난 계획, 비상 시 각자 해야 할 역할 및 임무에 대한 교육을 받아야 하며, 각 병원의 특성에 맞는 최선의 방법을 개발해야만 한다(국립중앙의료원의 〈의료기관 화재 예방 및 대응 가이드라인 2010〉을 참고한다).

화재 사건이 발생했을 때 가장 안타까운 것은 그 일들이 평소에 조금만 관심을 기울였다면 일어나지 않았을 일이라는 점이다. 혹은 일어나더라도 그렇게 큰 피해를 입지 않아도 될 만한 일이었다는 점이다. 안전 불감증, 그리고 '화재가 발생할 리가 없잖아!'라고 생각하며 발생할 확률이 적은 일에 대한 대비, 그 대비를 위한 비용 지출에 인색한 것도 문제점이라고 볼 수 있다. 각 의료기관들은 혹시라도 문제가 발생할 수 있는 요소들에 대해 한 번 더 확인하고 개선하는 방향으로 활동을 수행해야 한다.

또한 사고에 대처하기 위해서는 마음보다는 지식, 지식보다는 경험이 중요하다. 지속적인 교육과 훈련 경험 등을 통해 화재가 발생한 순간부터 인명 대피, 인명 구조, 물품 반출, 소방관 출동, 화재 진화, 부상자 이송, 응급 처치, 구급차 환자 이송 등 화재 현장 상황에 맞춰 일사 분란하게 각자가 맡은 임무를 다해야만 한다. 교육과 훈련이 제대로 이루어졌디면 혹시리도 화재가 났을 때 그동안 빈은 훈련대로 침착하게 내처할 수 있을 것이다. 그렇게 된다면 초동 진화 시 소중한 인명 피해를 막을 수 있다.

1. 소방 교육

1) 소방 교육과 시기

① 정기 교육: 연 1회 이상 실시한다.

② 수시 교육: 부서의 요청에 따라 월별, 분기별 등으로 교육과 훈련을 별도 또는 병행하여 실시한 후 숙지 여부를 확인한다.

③ 교육 및 훈련 결과에 대해 자체적으로 평가하여 보관한다.

2) 소방 교육 내용

  (1) 화재 안전 관리 수행 방법

  ① 산소 등 의료가스의 안전한 보관 및 취급 방법

  ② 소방 시설, 장비의 사용 방법

  ③ 화재 초기 대응에 관한 소방 용품의 비치 및 사용 방법

  (2) 해당 부서별 화재 시 대처 방법

  ① 신고 체계(초기 대응 체계)

  ② 직원의 업무 분담

  ③ 대피 장소에 대한 환자 및 직원 등의 배치도

  ④ 환자 유형별 대피 계획 및 환자 후송 방법

  ⑤ 피난 층 위치, 안전 구획 위치, 피난 시설의 위치와 피난 경로

3) 소방 훈련

  (1) 훈련 내용

  ① 화재 발생 대응 체계

  ② 환자 이송, 인근 병원의 연락처

  ③ 지역 내 소방서, 경찰서 등 유관기관 연락망 등

  (2) 연간 소방 훈련 시행 횟수:연 1회 이상 실시하며 소방서와 합동
    훈련에 대한 요청이 들어오면 추가로 실시한다.

  (3) 소방 교육을 병행하거나 별도로 실시한다.

(4) 훈련 후 강평을 실시하고, 훈련 결과가 적힌 소방 훈련·교육을 실시한다. 결과 기록부는 2년간 보관해야 한다.

(5) 소방 훈련을 실시하는 관계자는 소방 훈련에 필요한 장비 및 교재 등을 갖춰야 한다.

훈련 종류	내용
기초 훈련	소화기, 옥내 소화전, 기타 소화 활동에 사용되는 설비나 기구 등의 사용(취급) 요령을 익히는 훈련
부분 훈련	통보, 연락, 소화, 피난 유도, 응급 구조, 소방대 유도 등을 개별적으로 익히는 훈련
종합 훈련	부분 훈련을 각 임무별로 동시에, 종합해서 행하는 훈련(실제 화재에 즉각 대처하기 위한 조직적인 훈련)
도상 훈련	화재 진압 작전 지도에 따라 행하는 훈련

2. 화재 발생 시 행동 요령

병원에서 근무하거나 거주하는 사람은 평소에도 화재를 감지하는 데 신경을 기울여야 한다. 누구든 화재가 발생한 사실을 최초로 목격하면 119에 신고를 하고, 건물 내에 화재 발생을 통보해야 한다. 또한 초기 소화, 건물 내 거주자 피난 유도 등의 조치를 취해야 한다. 화재 발생 사실이 건물 내에 전해지면 평소에 편성 운영 중이었던 자위 소방대는 팀별로 개별 임무를 즉각 수행해야 한다.

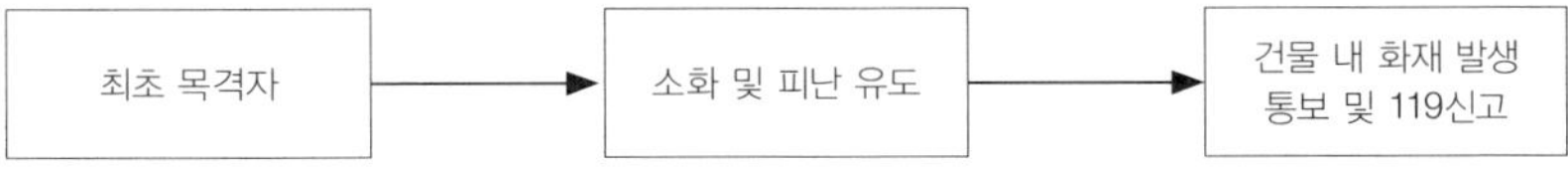

1) 통보 연락(화재 신고)
• 육성, 비상벨, 자동 경보 등을 통해 주위 사람들에게 알려 긴급 피난

하도록 한다.

- 전화로 119에 신고하여 신속히 소방차가 출동하도록 한다.
- 미리 구성된 비상 연락망을 운영한다(비상 연락망은 항상 부서 내에 비치해 둔다).

(1) 신고 체계

① 최초 발견자 → 화재 전파("불이야!" 외침) → 발신기 작동 → 소화기를 이용한 초기 소화 활동

② 최초 신고자 → 화재 신고(원내 전화 ○○○/119) → 자체 비상망 가동 → 자체 자위 소방 임무 시작

③ 신고 예시

- 화재 안내 방송
  - '코드 레드(화재 발생) + 발생 위치'를 3회 방송한 뒤 "실제 상황입니다. ○○○에서 불이 났습니다. 당황하지 마시고 직원들의 안내에 따라 안전하게 대피하시기 바랍니다"라고 말한다.
- 화재 신고
  - 정확하고 침착하게 "○○구 ○○동 ○○번지 ○○건물 뒤 ○층 건물의 지하실에서 불이 났습니다"라고 말한다.
  - 신고자의 전화번호를 알려 준다.
  - 가능하면 어떤 물질이 타고 있는지, 화재 현장에 사람이 있는지도 알려 주면 더욱 좋다.
  - 119 전화 수신이 안 될 때는 경찰서 등 유관기관으로 즉시 신고한다.

<화재 진압 자위 소방대의 행동 요령>

화재 발생에 대한 원내 안내 방송이 발령되면 화재 진압 자위 소방대는 즉시 하던 업무를 멈춘다. 그 다음 근무지 인근에 비치된 소화기를 가지고 신속히 발화 지점으로 출동하여 진화 작업 및 각자에게 부여된 임무를 수행한다.

- 통보반(지휘/연락반)
  - 소방서에 화재 신고를 한다. 화재 신고를 할 때는 침착하게 화재 발생 장소, 주소, 주요 건축물 또는 목표물, 화재의 종류 등을 상세하게 설명해야 한다.
  - 화재 현장을 확인한 후 의료기관의 내부 전달 체계에 따른 임무를 지시하고 통제한다.
  - 소방대가 도착하면 현재까지의 상황을 전달한다.
- 소화반
  - 근무지 인근 및 발화 지점 인근에 비치된 소화기를 가지고 발화 지점으로 출동한다. 소화기 및 옥내 소화전을 이용하여 진화 작업을 수행한다.
  - 이때 주의해야 할 사항은 불을 끄는 일에만 정신이 팔려 연기에 질식하거나 불길에 갇히는 일이 없도록 해야 한다는 점이다. 소화 약제는 화염이나 연기에 방사하는 것이 아니라 화원(불이 난 근원)에 방사해야 한다. 초기 소화가 불가능하다고 판단되면 지체 없이 소방서에 신고를 하고 대피한다. 이때는 연소 속도를 늦추기 위하여 반드시 출입문을 닫고 대피하여야 한다.
- 피난 유도반
  - 즉시 발화 지점으로 출동하여 환자 및 보호자, 직원, 주요 물품을 안전한 구역으로 대피, 유도한다. 배회자 및 건물 출입자를 통제하고 승강기 사용을 전면 통제한다.
- 응급 구조반
  - 화재로 인해 부상을 입은 환자(화상 환자 등)는 응급조치한 후 화상 전문 병원으로 이송한다. 재해 또는 화재로 인해 환자가 대량 발생할 경우에는 인근 병원으로 후송하여 처리한다.

〈자위 소방대 운영 예시〉

자위 소방대 조직은 화재가 주말이나 야간, 휴일에 발생할 경우를 대비해 별도로 계획을 수립해야 한다.

* 근무하고 있는 층에서 화재가 발생한 경우
  - 해당 층의 자위 소방대가 화재 발생 시의 업무 분담에 따라 정해진 역할을 수행한다. 다른 층의 자위 소방대는 원무과의 원내 비상 방송을 듣고 화재가 발생한 층으로 이동한다. 그 층에 도착하면 병원 전체 자위 소방대에 편성되어 각 반별 반장의 통제하에 병원 전체 자위 소방대 업무를 수행한다.
* 근무하고 있지 않은 다른 층에서 화재가 발생한 경우
  - 화재가 발생한 층에서 근무하는 자위 소방대는 원무 행정 부서의 원내 비상 방송 이후 병원 전체 자위 소방대에 편성된다. 자위 소방대는 배치 장소로 이동하여 각 반별 반장의 통제하에 병원 전체 자위 소방대 업무를 수행한다.
* 야간 및 휴일에 화재가 발생했을 시의 연락 절차 및 초기 대응
  - 원무과 당직자는 병원장(또는 이사장)에게 연락한다.
  - 병원장(또는 이사장)은 ○○과장, ○○실장에게 비상 연락을 한다.
  - ○○과장은 ○○실장, ○○부장에게 비상 연락을 한다.
  - 실장, ○○부장, ○○실장은 각 반별 비상 연락망을 가동한다.
  - 야간 및 휴일의 화재 발생 대응은 당직자의 소방 업무와 행동 요령에 따른다.

〈현장 지휘관의 임무〉

* 야간 및 주말, 휴일 화재 발생 시 보고해야 할 사항 : 처음 현장에 도착한 지휘관이 간단한 보고를 한다.
  - 화재 발생 장소
  - 불에 타고 있는 물질은 무엇인가?
  - 불길이 어느 방향으로 진행 중인가?
  - 노출에 관한 보고
  - 환자 및 직원의 피해 상황
  - 소방 대원의 도착 여부 등

- 통신과 조정
  - 효과적인 통신과 적절한 자원 및 임무 조정 활동은 건물 내 화재 작전 시 꼭 필요한 요소이다.
  - 현장 지휘관은 다양한 소방 작전에 대해 조정 역할을 해야 한다.
  - 현장 지휘관은 모든 명령을 통신으로 지시하며 중요한 정보는 확실하게 전달해야 한다.

(2) 피난 방송

① 1차 : 화재 층 및 직상(바로 위) 층

② 2차 : 화재 층의 직하(바로 아래) 층 순으로 방송

2) 초기 소화

(1) 화재 신고 후 화재 상황에 따른 조치사항

① 전기 스위치(분전반이나 차단기 등)를 내린다(끈다).

② 석유 난로 등에 의해 발생한 화재일 때는 담요나 이불을 물에 적셔서 뒤집어 씌운다.

③ 가스 화재는 용기의 밸브를 잠근다.

(2) 초기 소화 시 주의사항

① 전기 화재에는 물을 사용하면 안 된다(감전 위험이 있다).

② 기름 종류의 화재에는 물을 사용하면 불을 키울 수 있다.

③ 가스 화재는 폭발성이 있으므로 갑자기 문을 열거나 전기 스위치 등을 조작하면 안 된다.

(3) 소화기 사용법

① 안전핀을 뽑는다. 손잡이를 누른 상태로는 잘 빠지지 않으니 침착
   하게 뽑도록 한다(몸통을 잡고 뽑는다).

② 호스 걸이에서 호스를 벗겨 내어 잡은 뒤, 호스 끝을 불 쪽으로 향
   한다(바람을 등진다).

③ 가위질하듯이 손잡이를 힘껏 잡아 누른다.

④ 불 아래쪽에서부터 비로 쓸듯이 차례로 덮어 나간다.

⑤ 불이 꺼지면 손잡이를 놓는다(약제 방출이 중단된다).

잠깐!

- 소화 약제가 방출되는 시간은 20초 정도이다.
- 분말 소화기는 밀가루 같은 먼지가 많이 날리며, 그 분말은 눈이나 코에
  들어가면 맵다.
- 가스 소화기는 소화 약제가 방출될 때 '쉭!' 소리가 매우 크게 나고, 사람
  몸에 닿으면 동상을 입을 수 있다는 사실을 알아 둔다.

---

(4) 소화기 보관 요령

① 소화기가 넘어지지 않도록 안전한 장소에 둔다.

② 소화기 상부에 어떠한 물건도 올려놓지 않는다.

③ 안전핀이 빠져 있거나 약제가 방사된 흔적이 있는지, 압력계의 눈
   금이 녹색을 가리키고 있는지 확인한다.

(5) 소화전 사용법

① 옥내 소화전함의 문을 연다.

② 결합된 호스와 노즐을 화재 지점 가까이로 끌고 가서 늘어뜨린다.

③ 소화전함에 설치된 밸브를 시계 반대 방향으로 틀면 물이 나온다
[단, 기동 스위치로 작동하는 경우에는 ON(적색) 스위치를 누른 후 밸브를
연다].

④ 노즐을 잡고 화점을 향해 물을 뿌린다.

⑤ 불길이 진화되면 소화전 밸브를 잠근다.

(6) 소화전 사용 시 주의사항

① 반드시 소화전함에서 호스를 모두 꺼낸 후에 소화 용수를 방출해
야 한다. 방수 시에는 호스가 꺾이지 않도록 주의한다.

② 만약 호스가 소화전함에 있는 상태에서 앵글 밸브를 열면 소화 용
수가 방출되면서 호스가 엉킨다. 그러면 방사가 안 되거나 송출 압
력으로 인해 호스가 순시간에 허간거 소화전함 주변에 있는 사람
들이 다칠 수 있다.

③ 방수를 할 때는 호스의 반동력이 크므로 방수 도중에 노즐을 놓지
않도록 한다.

〈소화전 사용에 관한 세부 지침 예시〉

① 화재가 발생하면 직원1은 화재를 알리기 위해 발신기 스위치를 누른다. 그 다음 소화전 문을 열고 노즐(물을 뿌리는 부분)과 호스를 꺼낸다.

② 직원2(다른 사람)는 호스의 접힌 부분을 편다. 노즐을 가지고 간 사람은 물을 뿌릴 준비가 되었으면 "방수!"라고 외친다. 그러면 "방수!"라고 복창한 뒤 소화전함의 개폐 밸브를 돌려 개방한다(호스는 모두 꺼내어 꼬이지 않도록 주의한다).

③ 직원1은 노즐을 잡고 불이 타고 있는 쪽으로 물을 뿌리고, 직원2는 직원1을 도와 화재를 진압한다.

3) 대피 유도

피난 유도반은 즉시 발화 지점으로 출동한다. 각 층의 대피 안내도에 따라 환자 및 보호자, 직원, 주요 물품을 안전한 구역으로 대피, 유도하도록 한다. 또한 건물 배회자나 출입자를 통제하고 승강기 사용을 전면 통제한다.

(1) 대피 요령

① 화재가 발생한 지점에서 반대편에 있는 비상 계단을 이용한다.

② 통제 요원의 지시에 따라 신속히 대피한다.

③ 자세를 최대한 낮추고 물수건 등으로 입, 코를 가려 연기 흡입을 최소화한다.

④ 문을 함부로 열지 않도록 하며(만져보고 연다) 출입문(손잡이)이 뜨거우면 열지 않도록 한다.

⑤ 승강기는 이용하지 않는다.

⑥ 유도등을 따라 가장 가까운 비상구로 나간다.

⑦ 대피할 때 막다른 골목은 피한다.

⑧ 지상으로 피난이 불가능하면 옥상으로 대피한다.

⑨ 함부로 뛰어내리거나 다른 건물로 건너뛰지 않는다.

⑩ 피난 기구나 시설이 없을 경우 커튼을 이용한다.

⑪ 방향 감각을 잃었을 경우 벽을 한 방향으로 더듬으면서 출구를 찾는다.

⑫ 대피한 후 물건 등을 가지러 화재가 난 건물로 다시 들어가지 않는다.

⑬ 출입구로 탈출이 어려울 경우 침착하게 구조를 기다린다.

(2) 피난구의 위치

① 피난 층은 화재 발생 시 탈출하거나 피난하기 위해 사용하는 기계나 기구, 설비 등이 있는 곳으로 정한다.

② 평상시에 피난구와 피난 계단의 위치를 확인해 둔다.

(3) 피난 경로

① 건축물의 구조, 층별, 용도, 수용 인원, 대피 능력을 고려해, 수평으로 1차 대피를 시키고 수직으로 2차 대피를 시킨다(특히 장애인, 노약자에 대한 피난 계획을 수립한다).

예시	1. 병실 → 복도(1차) → 계단(2차) → 지상 피난 → 건물 밖
	2. 병실 → 복도(1차) → 계단(2차) → 옥상

② 피난 기구를 이용한 피난 계획도 수립되어야 하지만, 대부분의 인원은 피난 계단을 이용해 대피시키는 것이 가장 좋다.

③ 시뮬레이션을 실시해 대피 시간, 대피 인원을 사전에 평가하는 것
이 바람직하다.

④ 환자 및 보호자, 방문객, 간병인, 직원 등을 대피 장소에 어떻게 배
치시킬지에 대한 계획을 수립한다.

⑤ 각 층의 피난(대피) 안내도는 현재 위치에서 볼 때 이해하기 쉽게
만들어 부착한다(모든 사람들이 이해하기 쉽도록 한글로 만든다. 전 직원
및 환자, 보호자 등이 항상 알고 있도록 곁에 두게 한다).

⑥ 평소에 부서별 특성에 맞게 어떻게, 어디로 피난할지 숙지한다.

4) 환자 피난

(1) 피난 유도반에 임명된 자는 입원 환자별로 신체 기능, 병력 상태
등을 항상 파악하고 있어야 한다. 환자를 유형별로 분류하여 대피
유도 우선순위를 결정하고 지휘 관리한다(대피 불가능자 명단은 항상
확인해둔다).

(2) 개인 행동을 자제하고, 항상 2인 이상으로 조를 편성해 대피를 유
도한다.

(3) 환자 및 보호자들이 당황하지 않고 질서를 유지하도록 반복적으
로 유도한다.

(4) 한 장소에 대피자들이 몰리지 않고 분산 대피할 수 있도록 유도
한다.

(5) 소방관, 경찰관 등 구조대가 도착했을 때는 대피 및 구조 업무에
적극 협조한다.

(6) 피난할 때 수액이나 기타 보조 기구 등은 생명에 지장이 없는 한
에서 최소한으로 가지고 움직인다. 또는 이동이 가능한 도구로 대

체한다(예를 들면, 응급 산소를 휴대용 산소로 대체한다).

(7) 침대 등을 직접 이동시켜야 할 때는 피난 통로의 막힘 현상 등에 주의하여 시설의 특성에 맞게 움직인다.

(8) 대피 장비로는 들것, 매트리스, 침대, 시트커버 등을 사용한다.

(9) 대피 우선순위는 다음과 같다.

① 1순위 : 화재 발생 층의 발화 층 인원

② 2순위 : 화재 발생 층의 직상 층 인원

③ 3순위 : 화재 발생 층의 상층부 인원

5) 환자 유형별 대피 유도 방법

(1) 환자 스스로 대피할 수 있는 경우

− 노약자를 보호하고 소리를 지르거나 뛰지 않도록 질서를 유지하면서 계단을 통해 이동한다.

(2) 보조자의 도움이 필요한 경우

− 휠체어, 침대를 이용해 옆 구역으로 수평 이동한 후 비상구를 통해 이동한다.

(3) 환자가 검사나 시술을 받는 중인 경우

− 의사의 판단하에 검사, 시술을 중지하고 비상구를 통해 이동한다.

(4) 청력 및 시력 장애 환자

− 신체·인지 장애 등을 고려해 분류한다.

> ⟨연기 속에 들어 있는 각종 유해 성분⟩
>
> – 불이 나서 물질이 연소할 때는 연기 속에 독성이 강한 가스 등이 많이 포
>   함되어 있다.
> – 연기는 짧은 시간 안에 쉽게 건물의 수직 부분으로 올라간다.
> – 최근의 화재는 연기로 인해 인명 피해가 증가하는 것이 특징이다(연기의 수
>   직 이동:약 3~5m/sec, 수평 이동:0.3~0.8m/sec).

6) 화재 발생 시 행동 요령

(1) 1인 근무일 경우(예시)

① 화재를 발견한 직원은 육성으로 "불이야!"를 외쳐 주변에 신속하게
알린다.

② 소화전의 발신기를 누른다.

③ 불의 크기가 소화기를 사용해 진압이 가능하다고 판단되는 경우,
원내 전화 0번(주간:원무팀, 야간:당직 직원) 또는 119에 신속하게 신
고한다(신고 시 화재 발생 장소, 위치, 상황, 신고자의 신분을 정확하게 신
고한다).
   ⇒ 119 및 자위 소방대가 도착하기 전까지 소화기를 이용하여 소
     화에 임한다.

④ 화재 규모가 클 경우에는 119에 신고함과 동시에 원내 전화 0번(주
간:원무팀, 야간:당직 직원)으로 신속하게 신고한다.
   ⇒ 119 및 자위 소방대가 도착하기 전까지 대피 준비를 한다.

(2) 2인 근무일 경우(예시)

① 화재를 발견한 직원은 육성으로 "불이야!"를 외쳐 주변에 신속하게

알린다.

② "불이야!"의 외침 소리를 들은 다른 직원은 소화전의 발신기를 누른다.

③ 불의 크기가 소화기를 사용해 진압이 가능하다고 판단되는 경우, 화재 발견 직원은 원내 전화 0번(주간:원무팀, 야간:당직 직원) 또는 119에 신속하게 신고한다.

⇒ 119 및 자위 소방대가 도착하기 전까지 소화기를 이용하여 소화에 임한다.

④ 화재 규모가 클 경우 화재 발견 직원은 119에 신고함과 동시에 원내 전화 0번(주간:원무팀, 야간:당직 직원)으로 신속하게 신고한다.

⇒ 119 및 자위 소방대가 도착하기 전까지, 화재 발견 직원은 소화기로 소화에 임하고 다른 직원은 대피 준비를 한다.

(3) 3인 이상이 근무할 경우(예시)

① 화재를 발견한 직원은 육성으로 "불이야!"를 외쳐 주변에 신속하게 알린다.

② "불이야!"의 외침 소리를 들은 근무 2순위 직원은 소화전의 발신기를 누른다.

③ 불의 크기가 소화기를 사용해 진압이 가능하다고 판단되는 경우, 근무 3순위(또는 화재 발견) 직원은 원내 전화 0번(주간:원무팀, 야간:당직 직원) 또는 119에 신속하게 신고한다.

⇒ 119 및 자위 소방대가 도착하기 전까지 소화기를 이용하여 소화에 임한다.

④ 화재 규모가 클 경우, 근무 3순위 (또는 화재 발견) 직원은 119에 신

고함과 동시에 원내 전화 0번(주간:원무팀, 야간:당직 직원)으로 신속
하게 신고한다.

⇒ 119 및 자위 소방대가 도착하기 전까지 화재 발견 직원과 2순
위 직원은 소화전을 이용해 소화에 임하고 다른 직원은 대피
준비를 한다.

출처:〈요양병원 인증 규정 사례집〉

7) 장비 관리

① 화재 상황이 발생하면 모든 전자 제품의 사용을 중단한다. 데이터
를 저장한 후 장비, 개인용 컴퓨터 등의 전원을 끄도록 한다.

② 콘센트의 플러그를 제거한다.

③ 중요 물품은 담당자를 지정하여 반출한다.

8) 응급 구조

(1) 응급 처치의 중요성

① 긴급 환자의 생명을 유지할 수 있고 환자가 겪는 급격한 고통을 덜
어 낼 수 있다.

② 입원 치료 기간을 단축시킬 수 있고 의료 비용도 줄일 수 있다.

(2) 응급 처치의 일반 원칙

① 구조자 자신의 안전을 최우선으로 한다.

② 사전에 보호자, 환자의 이해와 동의를 구한다.

③ 침착하게 응급 구조를 요청한다.

(3) 응급 처치:출혈, 화상, 골절, 심정지 등에 관한 대처 방안(지혈, 부
목 사용, 심폐소생술 등)을 미리 준비하여 환자가 발생했을 때 신속하
게 대처한다.

9) 환자 후송

(1) 화재로 인해 부상을 입은 환자(화상 환자 등)는 인근 병원의 응급실
로 후송 처치하거나 3차 의료기관으로 이송한다(인근 병원의 연락처
는 전화기 근처에 항시 비치해 둔다).

(2) 병원 내에 환자를 수용할 수 없는 경우에는 인근 또는 타 지역의
병원으로 후송한다.

(3) 후송 우선순위

① 기동이 불편한 중환자 ‣ 노약자 → 어린이 및 여자 → 일반 환자,
보호자 → 직원

② 중환자의 경우 의료 기구도 함께 후송한다.

10) 화재 종료 후

① 화재가 발생한 장소에 설치된 고가의 설비(제품) 및 장비, 가구 등
에 대한 수손 피해를 최소화하기 위해 신속하게 배수 작업을 시작
한다.

② 인적 및 물적 피해가 있는지 확인한다.

③ 복구를 완료한 후에는 장비의 전원을 켜서 가동 상태를 확인한다.

④ 장비에 보관되어 있는 정보를 확인한다.

⑤ 장비에 문제가 있을 경우 관련 부서나 관련 업체에 연락한다.

⑥ 모든 상황은 부서장에게 보고한다.

〈건물 내에서 화재를 진압하는 우선순위(예시)〉

구조 작업 → 노출 보호 → 억제 작업 → 배연 → 재산 구조 작업 → 잔존 불씨 확인 작업

11) 산소 등 의료가스의 안전 보관 및 취급 방법

「소방 시설 설치·유지 및 안전관리에 관한 법률」에서 정한 특수 장소에서 일어날지 모를 불의의 사고를 미리 방지할 수 있어야 한다. 화재 사고 발생 시 인적·물적인 피해를 최소화하기 위한 노력이 필요하다.

(1) 산소는 유기 물질을 분해하는 성질과 산화력이 강하다. 그러므로 산소를 취급하는 장소에 있거나 장치를 사용할 때는 유지류 및 유기성 윤활유 사용에 특히 주의해야 한다. 압력계 밸브 등은 산소 전용 물품을 사용해야 한다.

(2) 의료가스 취급 시 주의사항(산소 예시)

① 산소 용기와 가연성 가스를 구분하여 보관한다.

② 산소 용기나 기구류에는 윤활유 및 그리스 등이 묻지 않도록 한다.

③ 가스통이 넘어지거나 하는 등으로 발생할 수 있는 충격을 방지하는 조치를 취해야 한다. 또한 가스를 사용한 후에는 반드시 밸브를 달아 둔다.

④ 압력계는 반드시 '금유(Use No Oil)'라는 표시가 있는 전용 압력계를 사용한다.

⑤ 용기 밸브를 열 때는 서서히 열도록 한다.

⑥ '사용 전', '사용 후' 가스로 분리해서 보관하고, 체인을 이용해 지정된 자리에 고정시켜 보관한다.

라. 화재 예방 점검 활동

소방 안전 점검은 「소방시설 설치·유지 및 안전관리에 관한 법률」, 소방안전협회 등에서 제공하는 자료들을 참고하여 계획을 수립한 후 그에 따라 화재 예방 점검을 수행해야 한다.

화재 예방 점검 계획을 수립할 때는 반드시 법적 근거에 충실해 내용을 구성해야 한다. 법적 영역과 자체 영역으로 구분한 뒤 시행 시기와 예산을 포함해 수립한다.

〈소방 시설 점검〉

- 작동 기능 점검:소방 시설 등을 인위적으로 조작하여 정상적으로 작동하는지를 점검하는 것(연 1회 이상)
- 종합 정밀 점검:소방 시설 등의 작동 기능 점검을 포함하여 소방 시설 등의 설비별 주요 구성부품의 구조 기준이 「소방시설 설치·유지 및 안전관리에 관한 법률」 제9조 1항에 따라 국민안전처장관이 고시하는 「화재 안전 기준」 및 「건축법」 등 관련 법령에서 정하는 기준에 적합한지 여부를 점검하는 것(작동 기능 점검 후 6개월 이내 시행)

1. 화재 예방 점검 대상

① 소방 시설 점검 대상:소화 설비(소화 기구, 옥내 소화전), 경보 설비,

피난 설비(유도등, 유도 표시, 구조대, 완강기, 방열복 등), 소화 용수 설비, 소화 활동 설비, 비상구 등

② 취약 지역 관리 대상 : 가스실, 유류 저장소, 위험 물질 보관 장소의 기계실 ,보일러실, 주차장 등의 지하 시설물, 미화나 물류, 약제 등의 각종 창고, 휴게실 등

③ 진료실 및 사무실 등의 전기선 관리

④ 병실 및 사무실 등의 전열기 사용 상태

⑤ 비상 열쇠 관리(작동 상태 확인, 열쇠함 관리)

⑥ 청소 및 정리 실태

2. 소방 시설 점검표(예시)

구분	점검사항	결과	조치사항
수신기/ 감지기/ 발신기	1. 각 회로의 릴레이 작동 상태는 양호한가?		
	2. 수신기의 화재 표시등, 지구 표시등의 점등 상태는 양호한가?		
	3. 각 층의 감지기는 잘 정비되어 있는가?		
	4. 각 층의 발신기 표시등 상태는 양호한가?		
	5. 비상 전원 상태는 양호한가?		
비상 방송	1. 비상 전원 상태는 양호한가?		
	2. 비상 방송용 램프의 작동 상태는 양호한가?		
소화기	1. 점검표에 점검 기일이 기재되어 있는가?		
	2. 사용 방법 및 적용 화재는 표시되어 있는가?		
	3. 용기 본체의 도장이 벗겨지거나 부식되진 않았는가?		
	4. 설치 장소에 소화기 표시가 되어 있는가?		
	5. 밸브나 패킹, 노즐이 낡거나 손상되거나 파손되지 않았는가?		
	6. 소화 약제 용기의 지시 압력은 적당한가?		
소화전	1. 소화전의 위치 표시등은 점등되어 있는가?		
	2. 소화전은 사용 시 쉽게 꺼낼 수 있도록 정돈되어 있는가?		

	3. 수원은 정량 확보되어 있는가?		
	4. 소화전함, 호스, 노즐, 배관, 관 부속, 밸브류 등은 변형·손상되지 않았는가?		
방화 설비	1. 방화 셔터, 방화문의 작동 상태는 양호한가?		
	2. 조작반 표시 상태는 양호한가?		
스프링 클러	1. 제어 밸브의 개폐 상태는 정상인가?		
	2. 수압 및 공기압은 정상압으로 유지되어 있는가?		
	3. 배관이나 헤드에서 물이 흐르진 않는가?		
	4. 동결 또는 부식될 우려가 있는 부분의 방호 상태는?		
피난 설비	1. 유도등, 유도 표지의 점등 상태 및 부착 상태는?		
	2. 피난 기구의 설치 장소와 장치의 표시는 잘 되어 있는가?		
	3. 피난 기구 및 고정 장치는 노후, 파손, 변형되지 않았는가?		
	4. 비상구의 문은 밖으로 열기 쉽도록 설치되어 있는가?		
	5. 비상구나 출입구에 피난 장애물을 방치하지 않았는가?		
	6. 대피 경로에 대한 안내 표지판의 외관 상태는 양호한가?		
소화 용수	1. 소화 용수는 가득 차 있는가?		
	2. 저수 탱크의 누수, 동결 등으로 사용에 지장이 있지 않은가?		
기타			

3. 관련법

소방시설 등의 자체점검 등

(「소방시설 설치·유지 및 안전관리에 관한 법률」 제25조)

① 특정소방대상물의 관계인은 그 대상물에 설치되어 있는 소방시설 등에 대하여 정기적으로 자체점검을 하거나 관리업자 또는 총리령으로 정하는 기술자격자로 하여금 정기적으로 점검하게 하여야 한다.

② 제1항에 따라 특정소방대상물의 관계인 등이 점검을 한 경우에는 그 점검 결과를 총리령으로 정하는 바에 따라 소방본부장이나 소방서장에게 보고하여야 한다.

마. 소방 시설

1. 소화 설비

1-1. 소화기

압력에 의해 소화 약제가 방사되는 기구로, 사람이 수동으로 조작하여 소화하는 것을 말한다.

알맞은 크기와 형태의 소화기를 이용하기 쉬운 장소에 배치해, 초기 화재 진압에 유용하게 사용할 수 있어야 한다. 소화기는 병원 곳곳에 설치 기준 이상으로 비치하고, 화제가 발생하면 손쉽게 사용할 수 있도록 하는 것이 바람직하다.

화재 현장에서 소화기 1대는 소방차 1대의 위력을 발휘한다고 한다. 소화기를 적절한 장소(잘 보이는 곳)에 비치하는 것도 중요하지만 평소에 사용법을 숙지하고 관리를 철저히 해 위기의 순간에 잘 활용하는 것이 무엇보다 중요하다.

소화기는 장소에 따라 알맞은 종류를 선택한 뒤 비치해야 한다. 예를 들어 조리장(주방)이나 의무기록 보관실, 전기실 및 전산실, 기계실, 통신실 등은 장소의 특수성을 고려해야 한다. 장비 및 기구들이 훼손되지 않도록 적당한 소화기를 비치하여 추후에 발생할 수 있는 손실을 최소화해야 한다.

1) 소화기구의 분류[〈소화기구 및 자동소화장치의 화재안전 기준(NFSC 101)〉에 의한 분류]

　(1) 소화기

　－ 소화 약제를 압력에 의해 방사하는 기구로, 사람이 수동으로 조작하여 소화하는 것

(2) 자동 소화 장치

- 소화 약제를 자동으로 방사하는 고정된 소화 장치(주방용 자동 소화 장치, 캐비닛형 자동 소화 장치, 가스식 자동 소화 장치, 분말식 자동 소화 장치, 고체 에어로졸식 자동 소화 장치, 자동 확산 소화 장치)

(3) 간이 소화 용구

- 에어로졸식 소화 용구, 투척용 소화 용구 및 소화 약제 외의 것을 이용한 소화 용구

2) 소형 소화기

능력 단위가 1단위 이상이고 대형 소화기의 능력 단위 미만인 소화기를 말한다.

3) 대형 소화기

화재 시 사람이 운반할 수 있도록 운반대와 바퀴가 설치되어 있고 능력 단위가 A급 10단위 이상, B급 20단위 이상인 소화기를 말한다.

대형 소화기 기준	
물 소화기	80L 이상
강화액 소화기	60L 이상
할로겐 화합물 소화기	30kg 이상
이산화탄소 소화기	50kg 이상
분말 소화기	20kg이상

4) 능력 단위

소화기가 소화할 수 있는 소화 능력을 표시한 단위(수치)이다. 건축물이나 위험물 시설 등에 필요한 소화기의 개수를 설계하는 기준 수치를

뜻한다.

5) 분말 소화 설비

물이나 가스에 의해 소화가 곤란한 위험물이나 전기의 절연성이 요구되는 고압 전기 설비 등의 소방 대상물에 설치하는 소화 설비다. 용기 내의 분말 소화 약제가 배관을 통해 배출되는 구조의 설비를 뜻한다. 설비 형태에 따라, 가압 가스와 분말 약제를 함께 충전시킨 축압식 설비와 가압용 가스 용기를 별도로 설치하는 가압식 설비로 구분된다.

최근 의료기관에서는 가압식 소화기를 사용하지 않는 쪽으로 나아가고 있다(가압식 소화기는 관할 소방서에 폐기 처분을 요청할 수 있다). 안전성 문제로 인해 가압식 소화기를 안전한 축압식 분말 소화기로 대체하도록 정부가 「소방기본법」을 개정하였기 때문이다. 그러나 일부 의료기관에서는 아직도 가압식 소화기를 쓰고 있는 경우가 있다. 이러한 곳에서 가압식 분말 소화기가 폭발하는 사고를 방지하려면 부식된 가압식 분말 소화기를 폐기하고 축압식 분말 소화기로 교체해야 한다. 어차피 폐기할 물품이니 훈련이나 소화 시범에 사용하고 버리는 것이 좋겠다는 이유로 낡은 소화기를 사용하는 경우가 종종 있는데, 부식된 소화기로 인해 사상 사고가 발생할 가능성이 높다. 그러므로 부식된 소화기는 훈련이나 소화 시범에 사용하지 않도록 한다.

사용하지 않는 가압식 분말 소화기의 분말 소화 약제는 산업 폐기물로 분류된다. 그러나 약제를 폐기할 때는 분말 가루가 주위에 날려 민원이 들어올 수 있어 소화기를 작동시켜 약제를 버리면 안 된다. 때문에 가압식 분말 소화기를 폐기하지 못하고 그대로 보관하거나 놔두는 경우가 있는데, 이러한 경우는 낡은 가압식 분말 소화기를 더욱 심하게 부식

시킬 가능성이 있다. 그러므로 낡은 분말 소화기를 방치하여 폭발 사고
로 이어지는 일이 없도록 조심해야 한다.

6) 소화기 점검

소화기는 안전한 물품이지만 관리를 잘못하면 사고가 발생할 수 있
다. 소화기를 관리하는 팀을 따로 두어 매달 압력 게이지의 이상 여부와
외관상 파손은 없는지, 손잡이 및 안전핀은 탈락되지 않았는지 등을 점
검해야 한다.

(1) 소화기 관리 요령

① 소화기는 눈에 잘 띄고 통행에 지장이 없는 장소에 둔다.

② 습기나 지사광선은 피하는 것이 좋다.

③ 소화기는 수시로 점검하고 특히 용기가 부식되는 것을 방지해야
   한다.

④ 가압식 분말 소화기는 가압 가스가 샐 수 있다.

⑤ 축압식 분말 소화기는 압력 게이지를 살펴보고 이상 여부를 판단
   한다.

⑥ 가압식 분말 소화기는 가끔씩 약제를 흔들어 주면 좋다.

⑦ 주기적으로 점검을 한 후 점검표를 작성한다.

> **잠깐!**
>
> 1. 소화기가 비치된 곳은 야간에도 쉽게 찾을 수 있도록 표시를 해둔다(예를 들면, 형광색 테이프나 축·발광 물질 등을 사용한다). 정전 시나 야간에도 쉽게 발견할 수 있도록 설치하는 것이 중요하다.
> 2. 눈에 잘 띄지 않는 장소(기계실 등)에 비치된 소화기는 점검할 때 빠지지 않도록 신경 써서 관리한다.
> 3. 소화기는 눈에 잘 띄고 통행에 지장이 없는 곳에 비치해야 하지만 별도의 보관함에 넣어 두는 경우가 있다. 이때는 화재 발생 시 즉시, 손쉽게 꺼내 쓸 수 있도록 되어 있어야 한다.
> 4. 소화기에 먼지가 쌓이지 않도록 하고 주변에 장애물을 두지 않는다.
> 5. 자리를 이탈한 소화기가 없도록 정해진 장소에 비치한다.

(2) 소화기 점검

① 축압식 소화기

- 지시 압력계 범위는 녹색으로 표시한다.
- 지시 압력계의 범위가 빨간색(과압)이면 사용할 수 있는 소화기이다.
- 지시 압력계의 범위가 노란색(부족)이면 압력이 빠진 소화기이기 때문에 사용할 수 없다.

② 가압식 소화기

- 소화기를 거꾸로 들어서 소리를 확인한다.
  - 정상 : 소화 약제가 아래로 떨어지는 소리
  - 비정상 : 큰 덩어리가 떨어지는 소리 또는 소리가 전혀 나지 않음 (굳은 상태)
- 소화기 뚜껑을 열어 분말 상태를 확인한다.

: 소화 약제는 부드러운 가루 상태여야 한다. 만약 가루가 덩어리져서 굳어 있으면 소화 약제를 교환하도록 한다.

- 가압 용기 밀봉판(마개판)의 파손 여부를 눈으로 확인한다.

- 가압 용기의 가스를 확인한다.

: 가압 용기를 풀어서 저울에 무게를 달아 본다.

- 파괴핀(공이) 상태를 확인한다.

: 파괴핀(공이)의 끝이 뾰족해야 한다. 끝이 뾰족하지 않으면 가압 용기의 밀봉판이 뚫리지 않는다.

- 가스 도입관과 약제 방출관 상태를 확인한다.

: 관이 구부러지지 않았는지 확인한다.

(3) 소화기 점검표 및 관리 대장의 작성·비치

① 관리 대장

번호	설치 장소	소화기 종류	제조 연도	충전일	점검일	점검 결과	비고
1							
2							
3							
4							
5							

② 소화기 점검표

소화기 점검표				
년도		년	점검 관리자	정	
종류		Kg		부	
월/일	점검 결과	점검자 성명	성명	점검사항
				안전핀, 게이지, 외관, 호스, 명판, 헤드, 봉인 상태, 충전 압력, 용기 부식 여부, 손잡이 파손 여부, 받침대 파손 여부, 소화기 번호, 설치 장소 (정위치)

1-2. 소화전

1) 옥내 소화전

건축물 내에서 화재가 발생했을 때, 건물 관계자 또는 자체 소방 대원이 화재 발생 초기에 신속하게 진화할 수 있도록 건물 내에 설치한 고정식 물 소화 설비이다. 소화전 배관 안에 항상 가압수가 들어 있는 자동 기동 방식과 소화전함에서 수동 스위치를 작동시키는 수동 기동 방식이 있다. 대부분 자동 기동 방식으로 되어 있다.

> **잠깐!**
> - 소화전함의 문을 열고 닫을 때는 충격이 가지 않도록 한다.
> - 소화전함 내부에 습기가 차거나 호스에 물이 들어 있지 않도록 주의한다.
> - 호스가 꼬이지 않도록 잘 말아서 보관한다.

2. 전원

한국전력공사에서 공급되는 전기가 정전 등으로 인해 공급이 중단되면 그 즉시 자동으로 비상 발전기 엔진에 시동이 걸린다. 비상 발전기에서 생산된 전기로 옥내 소화전을 사용할 수 있어야 한다.

1) 상용 전원

소방 시설에서 평상시에 사용하는 전기이다.

2) 비상 전원

정전 또는 단선의 이유로 상용 전원(한국전력공사의 전기 등)의 전기 공급이 끊어졌을 때 사용한다. 외부 전원의 공급 없이 소방 시설에 일정 시간 동안 전기를 공급할 수 있도록 한 시설이다(자가 발전 설비, 축전지 설비, 비상 전원 수전 설비).

(1) 비상 전원 설치 기준

① 비상 전원은 점검하기 편하고 화재 및 침수 등의 재해로 인한 피해를 받을 우려가 없는 곳에 설치한다.

② 옥내 소화전 설비는 20분 이상 효과적으로 작동될 수 있어야 한다.

③ 비상 전원(내연 기관의 기동 및 제어용 축전기 제외) 설치 장소는 다른 장소와 방화 구획한다.

④ 비상 전원 공급에 필요한 기구나 설비 이외에 다른 물품은 두지 않는다.

⑤ 비상 전원이 실내에 있을 때는 근처에 비상 조명등을 설치한다.

(2) 비상 전원의 예비 전원 감시 표시등을 점등할 때 살펴볼 점

① 충전 상태 여부

② 축전지와 충전 장치를 연결하는 케이블의 부분적 단선

③ 예비 전원 불량

④ 충전 장치의 이상 등

(3) 비상 전원의 수전 설비

자가 발전기를 설치하기 곤란한 소규모 건물의 경우, 자가 발전기를 대체할 수 있는 비상 전원에 대한 설명은 아래와 같다.

건물 내에서 소규모 과부하나 단락 등이 발생해 건물 내의 전력용 차단기(1차)가 차단되지 않고 2차 차단기가 차단되는 경우가 있다. 이때는 소방 회로가 보전되어 소방 시설에 전원이 계속 공급되도록 하는 전기 회로도의 도움을 받을 수 있다. 그러나 건물의 외부, 즉 한국전력공사에서 정전이 일어나거나 건물 내에서 과부하로 인한 단락(합선) 사고 등이 발생해 1차 차단기가 차단되었을 때에는 소방 회로가 보전되지 않는다.

비상 전원 수전 설비는 스프링클러 설비, 간이 스프링클러 설비, 포소화 설비, 비상 콘센트 설비에만 적용이 가능하다. 이는 앞서 말한 설비를 설치한 모든 특정 대상물에 적용하는 것이 아니라 아래에 제시된 건물에 대해서만 적용 가능하다.

대상 설비	적용 기준
스프링클러 설비	차고나 주차장으로, 스프링클러 설비가 설치된 바닥 면적의 합계가 1,000㎡ 미만인 경우
간이 스프링클러 설비	간이 스프링클러 설치 대상인 경우의 전체
포소화 설비	1. 호스릴 포소화 설비 또는 포소화전만 설치된 차고나 주차장 2. 포헤드 설비 또는 고정포 방출구 설비가 설치된 부분의 바닥 면적 합계가 1,000㎡ 미만인 경우

<table>
<tr><td>비상 콘센트 설비</td><td>1. 건물이 지상 7층 이상이며 연면적이 2,000㎡ 이상인 경우
2. 지하층 바닥 면적의 합계가 3,000㎡ 이상인 경우

*지하층 바닥 면적을 산정할 때 차고, 주차장, 보일러실, 기계실, 전기실 바닥은 포함하지 않는다.</td></tr>
</table>

3. 송수구

화재 시 소방차의 소방 호스를 연결하여 배관으로 물을 보내는 장치이다. 화재 발생 시 불을 끄기 위해 건물 외벽에 설치된 것을 말한다.

1) 송수구 관리 방법

① 송수구는 마개를 씌워 이물질이 들어가는 것을 막는다.

② 가가이 송수구에는 '옥내 소화전 송수구', '스프링클러 송수구' 등의 표시를 해놓는다.

③ 송수구 주변에 물건을 쌓아 두지 않는다.

2) 옥내 소화전의 방수 압력 측정

① 옥내 소화전 중 방수 압력이 가장 낮게 나오는 위치를 선정하여 측정한다.

② 방수 압력은 건물의 제일 높은 층의 소화전에서 가장 낮게 나온다. 방수 압력은 0.17MPa(약1.7kg/㎠) 이상이어야 한다.

③ 방수 압력은 건물의 제일 낮은 층에서도 주 배관과 가장 가까운 곳에 위치한 소화전이 가장 세다. 방수 압력은 0.7MPa(약 7kg/㎠) 이하여야 한다.

3) 물올림 장치

펌프 임펠러실에 물이 없을 때 물을 자동으로 채워주는 시설이다. 펌프보다 높은 곳에 물올림 탱크를 설치한다.

(1) 점검사항

① 물올림 탱크에 담긴 물의 양을 점검한다.

– 물의 양이 100ℓ 이상 되는지 확인한다.

② 급수 배관의 자동 급수 장치가 작동하는지 점검한다.

– 물올림 탱크의 배수 밸브를 열어 물올림 탱크에 담긴 물이 2/3 정도 줄었을 때 자동으로 급수가 되는지 확인한다.

③ 펌프에 물이 자동으로 공급되는지 확인한다.

– 물올림컵 밸브를 열어 물올림 탱크의 물이 펌프 임펠러실로 계속 공급되는지 확인한다.

④ 저수위 경보 장치가 작동하는지 점검한다.

– 밸브 닫음 → 배수 밸브 개방(물올림 탱크의 물이 1/2 정도 감소되었을 때) → 저수위 경보음과 저수위 감시 표시등의 점등 확인 → 배수 밸브 닫음 → 급수 밸브 개방 → 수신반의 복구 버튼 누름

4) 압력 챔버

옥내 소화전 설비의 배관 내 압력을 감지하여 주 펌프와 충압 펌프를 가동(작동) 및 정지시키는 기능을 한다. 챔버 안에 공기를 채워 배관의 압력 변동을 흡수하고 완충시키는 장치로 작용하기도 한다. 압력 챔버를 점검할 때는 압력 챔버 안에 공기가 있는지를 확인하면 된다.

4. 수원(수조, 물탱크)

물탱크에 대한 내용을 수원이라고 한다. 옥내 소화전 설비를 작동시키기 위해서는 물이 필요하기 때문에 물의 저장량과 물탱크에 대한 구체적인 기준이 필요하다. 물탱크 속에 저장하는 물의 양은 소화전 설치 개수에 따라 정하고 있다.

1) 옥내 소화전의 수조 설치 기준

① 점검이 편리한 곳에 설치한다.

② 동결될 우려가 없는 곳에 설치하거나 설치 장소에 동결 방지 조치를 취한다.

③ 수조 바깥쪽에 수위계를 설치한다. 수위계란 물탱크 속 물의 양을 알 수 있는 계기이다.

④ 수조 상단이 바닥보다 높을 때는 수조 바깥쪽에 고정식 사다리를 설치한다.

⑤ 실내에는 조명 설비를 설치한다.

⑥ 수조의 아랫부분에는 청소용 배수 밸브나 배수관을 설치한다.

⑦ '옥내 소화전 설비용 수조' 표지판을 설치한다.

⑧ 겸용 수조일 경우, 겸용하는 설비의 이름이 적힌 표지를 설치한다.

⑨ 흡수 배관 또는 수직 배관 수조의 접속 부분에 '옥내 소화전 설비용 배관'이라는 표지를 설치한다.

2) 옥외 소화전

건축물 외부에 설치하는 고정식 물 소화 설비이다. 건축물에 화재가 발생했을 때 건물 외부에서의 소화 작업 또는 인접 건축물로의 연소 확대 방지를 위해 사용된다. 건축물의 1층과 2층에서 부분적으로 화재가 났을 때 효과적이라고 인정받고 있다.

(1) 위치 표시등

항상 등이 켜져 있으며 야간에도 옥외 소화전의 위치를 알 수 있어야 한다.

(2) 작동 표시등

펌프가 작동을 하면 작동 표시등이 점등된다. 펌프가 작동되고 있는지 확인하는 표시등이다.

(3) 옥외 소화전함

① 옥외 소화전함은 옥외 소화전으로부터 5m 이내에 설치해야 한다.

② 옥외 소화전을 사용할 때는 소화전의 캡을 열고 그 부분에 호스를 연결한 후 개폐기를 이용해 개폐 핸들을 개방한다.

(4) 수원

① 수조 바깥쪽 중 잘 보이는 곳에 '옥외 소화전 설비용 수조'라고 표시한 표지를 설치한다.

② 흡수 배관이나 옥외 소화전 설비의 수직 배관, 수조의 접속 부분에 '옥외 소화전 설비용 배관' 표지를 설치한다.

(5) 소화전 점검표

구분	점검사항	점검 결과			조치 여부
		우수	보통	미흡	
옥내/옥외 소화전설비	소화전 위치 표시등의 정상적인 점등 작동 여부				
	누름 단추의 손상 여부				
	가압 송수 장치가 자동 및 수동으로 작동하는지에 대한 여부				
	소화전 주위에는 장애물 등이 제거되어 있는가?				
	수원의 정량 확보 및 개폐 밸브의 개방 여부				
	배관 및 밸브류 등은 부식 및 누수가 없는가?				
	소화전 내의 호스(꼬여 있지 않은지) 및 노즐의 비치 유무				
	수원 및 배관 주위의 동파 위험 여부				
	소화전 내부/외부의 청결 상태				

3) 스프링클러

화재가 발생했을 때는 감지기 등이 화재를 인식하면 수신기 및 제어반에서 펌프가 작동한다. 물탱크의 물이 배관으로 보내지면 천장, 벽 등에 설치된 헤드가 물을 뿌려 불을 끄는 자동 소화 설비이다.

(1) 특징

① 초기 화재 시 사용하면 효과가 절대적이다.

② 소화제가 물이므로 값이 싸서 경제적이다.

③ 감지기의 구조가 기계로 되어 있어 잘못 작동하는 경우가 거의 없다.

④ 조작이 간편하고 안전하다. 또한 시설의 수명이 반영구적이다.

⑤ 시설의 초기 설치비가 많이 든다. 시공이 복잡하고 물로 인한 피해가 심하다.

(2) 주요 구성품

① 수원(물탱크)

② 가압 송수 장치

③ 유수 검지 장치(또는 일제 개방 밸브)

④ 헤드

⑤ 배관

⑥ 수신기

⑦ 제어반 등

(3) 설치 장소

① 11층 이상의 특정 소방 대상물은 모든 층에 설치한다.

② 정신 의료기관, 요양병원 또는 노유자 시설 중 바닥 면적이 600㎡ 이상인 경우의 모든 층에 설치한다.

③ 특정 소방 대상물에 부속된 보일러실 또는 연결 통로 등에 설치한다.

(4) 설치 조건

① 전 구역에 스프링클러가 설치되어 있는 건물일 경우, 모든 복도는 각 지역으로부터 연기가 확산되는 것을 막을 수 있는 장벽(Partition) 등으로 구획 분리되어야 한다.

② 스프링클러 설비가 없는 건물일 경우, 분리된 구획은 내화도(열에 견디는 정도를 나타내는 비율)가 20분 이상이어야 한다. 바닥 및 바닥 하부, 천정 상층부 등 모든 밀폐 공간에 대한 구획이 이루어져야 한다.

③ 스프링클러가 완비된 건물의 복도 문은 내화도를 지닐 필요가 없지만, 연기 확산은 막을 수 있어야 한다.

④ 스프링클러의 메인 밸브를 비롯한 모든 구성 요소는 화재 경보 시스템의 구성 요소와 적절하게 연결되어 있어야 한다.

⑤ 스프링클러가 설치되어 있지 않은 요양원이나 일부 의료기관은 복도 시설이나 침실 내에 연기 감지기가 완벽하게 설치되어 있어야 한다. 현장 조사를 나갔을 때 이러한 시스템이 잘 작동하는지를 점검해야 하며, 적어도 관리 상태를 점검한 뒤 기록들을 살펴봐야 한다.

(5) 스프링클러 설비의 비상 전원

① 자가 발전 설비 또는 축전지 설비에 따른 비상 전원을 설치해야 한다.

② 예외로 비상 전원 수전 설비를 비상 전원으로 인정하는 장소는 다음과 같다.

　－ 차고·주차장으로 사용하며, 스크링클러 설비가 설치된 부분의 바닥 면적 합계가 1,000㎡ 미만인 경우이다.

③ 예외로 비상 전원을 설치하지 않아도 되는 장소는 다음과 같다.

　－ 두 군데 이상의 변전소에서 전력을 동시에 공급받을 수 있는 경우, 변전소 한 곳으로부터 전력 공급이 중단될 때 다른 변전소에서 자동으로 전력을 공급받을 수 있도록 상용 전원을 설치한 경우이다.

(6) 스프링클러 점검

스프링클러 점검	
가압 송수 장치	기동 장치의 압력 세팅, 펌프의 성능 시험, 릴리프 밸브 작동 상태, 헤드의 최저·최고 방수 압력의 적정 여부
방호 구역	방호 구역의 면적, 밸브실 적정 위치, 장애물 설치 여부, 헤드의 설치 개수 적정 여부
배관 및 밸브류	주 배관·가지 배관의 구경, 템퍼 스위치 상태, 체크 밸브의 종류·규격·설치 위치 및 상태
음향 장치	유수 검지 장치와의 연동 여부, 교차 회로 방식의 한 회로에서 화재 감지기가 작동할 때의 연동 여부
헤드	헤드의 누락 여부, 헤드의 배치 거리, 헤드 표시 온도의 적정 여부, 헤드 살수 장애 여부
송수구	설치 장소 및 위치, 송수구 규격 및 접결구 나사의 보호 상태, 자동 배수·체크 밸브의 상태

5. 경보 설비

화재 초기에 신속하게 경보를 발령하고 화재 발생 위치를 파악하는 것은 사람들이 대피할 수 있는 시간적 여유를 만들고 재산 피해를 줄여주는 중요한 요소라고 할 수 있다. 경보 설비에는 자동 화재 탐지 설비, 시각 경보기, 비상 방송 설비, 단독 경보형 감지기, 누전 경보기, 가스 누설 경보기 등이 있다.

이 중 자동 화재 탐지 설비, 시각 경보기, 비상 방송 설비, 단독 경보형 감지기의 역할은 화재 발생 사실을 건물 안에 있는 사람들에게 알리는 것이다. 누전 경보기, 가스 누설 경보기는 화재가 아닌 누전이나 가스 누설을 알리는 것이 주 목적이라고 할 수 있다.

1) 자동 화재 탐지 설비

화재 발생을 신속히 알리고 화재 위치를 통보하는 기능을 하는 설비이다.

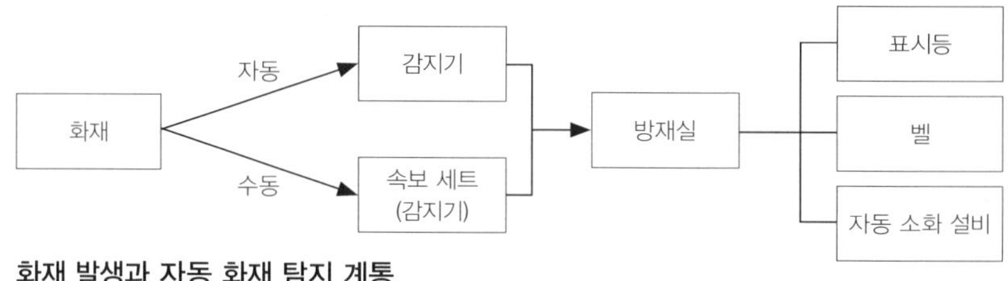

화재 발생과 자동 화재 탐지 계통

(1) 화재가 발생했을 때 일어날 수 있는 상황

① 화재 현장을 사람이 먼저 발견하면 속보 세트(혹은 소화전)에 붙어 있는 발신기의 버튼을 누른다. 사람이 미처 발견하지 못했더라도 천장에 달려 있는 감지기가 화재 초기에 발생하는 연기나 열을 감지한다. 그러면 감시 역할을 하는 방재실로 신호를 보낼 것이다.

② 방재실에는 건물 전체를 총괄하는 수신반이 있고 감시 시스템도 작동하고 있다. 이곳에서 각 현장으로 기동 출력 신호를 내보내 벨(경종), 시각 경보기, 전자 사이렌 등을 작동시킨다. 이와 동시에 자동 소화 설비도 작동시켜 화재를 진압한다.

(2) 자동 화재 탐지 설비의 구성 요소

① 수신기

감지기나 발신기를 통해 알려진 화재 신호를 직접 수신하거나 중계기를 통해 수신한 뒤 화재 발생을 표시하거나 알려 주는 장치를 말한다.

　①-1. 평상시 수신기의 상태

　－ 수신기 내부 전원 스위치를 'ON' 상태로 놓아야 한다.

　－ 교류 전원 표시등(녹색)이 점등되어 있어야 한다.

　－ 모든 기능 스위치를 정상 위치에 놓아야 한다.

- 회로 선택 스위치의 손잡이 위치를 'OFF' 상태로 놓아야 한다.
- 전압계는 24V 부근에 두도록 지시한다. 작동할 때는 24V 이하로 약간 떨어진다.

①-2. 화재 시의 수신기 상태

- 화재가 발생했을 때 해당 지구의 감지기가 작동하면 수신기에 화재 신호가 전송된다.
- 화재 표시등 및 지구 화재 표시등이 점등된다.
- 주 경종 및 지구 경종이 울린다.
- 발신기 응답 표시등이 점등되면 감지기가 작동한 것이 아니라 현장 발신기가 수동으로 작동되었다는 뜻이다.

② 중계기

감지기·발신기 또는 전기적 접점 등의 작동에 따른 신호를 받아 이를 수신기의 제어반에 전송하는 장치를 말한다.

③ 감지기

화재 시 발생하는 열, 연기, 불꽃 또는 연소 생성물을 자동적으로 감지하여 수신기에 발신하는 장치를 말한다.

- 종류: 열 감지기, 연기 감지기, 화염 감지기, 복합 감지기 등이 있다.
- 차종식 감지기: 실내 온도의 상승률이 일정한 값을 넘었을 때 작동하는 감지기이다. 사무실, 주차장, 서고 등 온도 변화가 비교적 낮은 곳에 적합하다.
- 정온식 감지기: 실내 온도가 일정 온도 이상으로 상승했을 때 작동하는 감지기이다. 불을 많이 사용하는 보일러실과 주방에 적합하다.

– 광전식 감지기 : 화재로 인해 발생하는 연기로 작동하는 감지기
이다.

④ 발신기

화재 발생 신호를 수동으로 수신기에 전달하는 장치이다. 화재를 발
견한 사람이 수동으로 스위치를 누르면 화재 신호가 전달되어 경종이 울
린다.

⑤ 음향 장치(경종 : 벨)

수신기의 제어 신호를 받아 화재가 발생했음을 음향으로 알리는 역할
을 한다. 수신기의 내부 또는 그 부근에 설치된 벨을 주 음향 장치라 한
다. 각 층의 발신기에 설치된 벨은 지구 음향 장치라고 한다.

⑥ 시각 경보 장치

자동 화재 탐지 설비를 통해 받은 화재 신호를 시각 경보기에 전달한
다. 청각 장애인에게 점멸 형태의 시각 경보를 알린다.

자동 화재 탐지 설비	1. 연면적이 600㎡ 이상인 의료시설(정신 의료기관, 요양병원 제외) 2. 요양병원, 정신 의료기관 　1) 시설의 바닥 면적 합계가 300㎡ 이상인 경우 　2) 시설의 바닥 면적 합계가 300㎡ 미만이면서 고정된 창살이 설치되어 있는 경우
자동 화재 속보 설비	시설의 바닥 면적이 500㎡ 이상인 층이 있는 요양병원
시각 경보기	의료시설
가스 누출 경보기	의료시설

경보 설비 설치 대상

(3) 점검 내용

화재 수신기	발신기·감지기 작동 구분 및 경계 구역 표시, 경계 구역의 적합 여부, 화재 표시등과 지구 표시등의 점등 상태, 음향 장치 작동 상태
감지기	감지기의 종류, 감지기 작동 여부, 감지 면적 및 배치 거리
음향 장치/ 시각 경보 장치	주 음향 장치가 설치된 위치, 지구 음향 장치의 배치 거리·동작 상태, 감지기와의 연동 상태
발신기	설치 위치 및 설치 높이, 감지 회로상의 설치 위치, 위치 표시등 상태
개폐기	'자동 화재 탐지 설비용' 표지 부착 여부

2) 비상 방송 설비

(1) 설치 대상

① 연면적 3,500㎡ 이상

② 지하층을 제외한 층수가 11층 이상인 건물

③ 지하층의 층수가 3층 이상인 건물

④ 위험물 저장 및 처리 시설 중 가스 시설, 사람이 거주하지 않는 동·식물 관련 시설, 지하도 중 터널 및 지하구는 제외

(2) 비상 방송 설비의 화재 안전 기준

① 2층 이상의 층에서 발화했을 때는 발화 층 및 발화 층의 직상 4개 층에 경보를 발령해야 한다.

② 1층에서 발화했을 때는 발화 층과 발화 층의 직상 4개층, 지하층에 경보를 발령해야 한다.

③ 지하층에서 발화했을 때는 발화 층과 발화 층의 직상 층 및 기타 지하층에 경보를 발령해야 한다.

④ 비상 방송 설비는 그 설비에 대한 감시 상태를 60분간 지속한 후 30분 이상 효과적으로 경보를 울릴 수 있는 축전지 설비를 설치해

야 한다.

(3) 비상 방송 설비의 점검

① 증폭기 및 조작부의 설치 위치, 조작부가 작동하는 층, 조작부 표시 여부를 확인한다.

② 다른 설비와 겸용인 경우 다른 방송이 차단되는지의 여부, 음향 장치의 경보 및 음량이 알맞은지를 확인한다.

③ 자동 화재 탐지 설비의 작동과 연동 상태를 확인하고, 상용 전원 및 예비 전원의 상태도 함께 확인한다.

3) 가스 누설 경보기

가연성 가스 또는 불완전 연소 가스가 새는 것을 탐지해 관계자나 이용자에게 경보하는 장치이다(〈가스누설경보기의 형식승인 및 검정기술기준〉 참고).

① 「가스안전관리법」 등에 따라 설치 기준을 적용하고 관리한다.

② 수분·증기가 닿을 우려가 없는 곳에 설치한다.

③ 가스가 체류하기 쉬운 장소에 설치한다.

④ 주위 온도가 현저하게 낮거나 높은 곳을 피해서 설치한다.

⑤ 분리형 경보기는 사람이 상주하는 곳에 설치한다.

⑥ 먼지, 습기, 곤충 등에 의해 기능이 영향을 받지 않도록 한다.

⑦ 부식이나 고장 상태를 점검한다.

⑧ 경보기에는 예비 전원을 설치할 수 있으며, 전원이 공급되는 상태를 쉽게 확인할 수 있는 표시등이 있어야 한다.

⑨ 가스의 무게에 따라(LPG, LNG 등) 설치 위치(높이)가 달라진다(예를

들면 LPG는 바닥 쪽에 설치하고 LNG는 위쪽에 설치해야 한다).

4) 통합 감시 시설

① 소방서와 공동구의 통제실 간에 화재 등 소방 활동과 관련된 정보를 상시 교환할 수 있는 정보 통신망이 연결되어 있어야 한다.

② 정보 통신망은 원격 제어가 가능해야 한다.

③ 주 수신기는 공동구의 통제실에, 보조 수신기는 관할 소방서에 설치한다. 수신기는 원격 제어가 가능해야 한다.

④ 비상시를 대비해 예비 선로를 구축한다.

5) 주요 점검사항

예비 전원	상용 전원에서 비상 전원으로, 비상 전원에서 상용 전원으로의 자동 전환 여부
	충전 장치의 변형, 손상, 이상 발열의 여부
	결선 접속의 단선·단자의 풀림·탈락·손상 여부
주 수신기/ 보조 수신기	스위치:단자의 풀림 및 개폐 기능의 정상 작동 여부
	퓨즈:적정 종류 및 용량의 사용 유무
	계전기 기능의 정상 작동 여부
	표시등의 정상 점등 여부
	수신기 간 또는 발신기 등과 통화가 명료하게 이루어지는지의 여부(주 수신기)
	경계 구역 표시 장치의 손상 여부, 표시 장치 중 선명하지 않은 부분이 있는지의 유무
	결선 접속의 단선·단자의 풀림·탈락·손상 여부
	화재 표시 시험 시 정상적으로 화재 표시가 되는지의 여부
	퓨즈·전구 등의 예비품 및 회로도 등의 비치 여부
	주 수신기의 원격 제어 기능이 정상인지의 여부(보조 수신기)

6. 피난 설비

화재가 발생할 경우 대피하기 위해 사용하는 기구 또는 설비이다. 종류로는 피난 기구, 인명 구조 기구, 유도등, 비상 조명등 및 휴대용 비상 조명등이 있다.

1) 피난 기구

(1) 피난 기구 관련 용어

① 완강기

　- 지지대에 걸어서 이용자의 몸무게에 의해 자동적으로 내려오는 기구 중 이용자가 교대로 연속 사용할 수 있는 장치를 말한다.

② 간이 완강기

　- 지지대 또는 단단한 물체에 걸어서 이용자의 몸무게에 의해 자동적으로 내려오는 기구 중 사용자가 교대로 연속 사용할 수 없는 일회용 장치를 말한다.

③ 최대 사용 하중

　- 완강기, 간이 완강기 및 지지대를 사용할 때 완강기, 간이 완강기 및 지지대에 가할 수 있는 최대 무게를 말한다.

④ 속도 조절기

　- 완강기의 강하 속도를 일정 범위 내로 조절하는 장치를 말한다.

⑤ 속도 조절기의 연결부

　- 지지대와 속도 조절기를 연결하는 부분을 말한다.

⑥ 지지대

　- 화재 시 피난용으로 사용되는 완강기와 간이 완강기를 소방 대상물에 고정시키는 기구를 말한다.

⑦ 연결 금속구

- 로프와 벨트의 연결 부위에 사용하는 금속구 또는 완강기나 간
이 완강기를 지지대에 연결할 때 사용하는 금속구 등을 말한다.

⑧ 구조대

- 포장지 등을 사용해 자루 형태로 만들었다. 화재 발생 시 이용자
가 자루 내부로 들어가면 몸무게에 의해 저절로 아래로 내려와
대피할 수 있다.

• 경사 강하식 구조대 : 소방 대상물에 비스듬하게 고정시키거나 설
치하여 사용자가 미끄러지는 식으로 내려오는 구조대를 말한다.

• 수직 강하식 구조대 : 소방 대상물 또는 기타 장비 등에 수직으
로 설치하여 사용하는 구조대를 말한다.

⑨ 공기 안전 매트

- 화재 발생 시 사람이 건축물 내에서 외부로 급하게 뛰어내릴 때
사용한다. 떨어질 때 받을 수 있는 충격을 흡수해 지상에 안전하
게 도달할 수 있도록 포장지에 공기 등을 주입하는 구조이다.

⑩ 피난 밧줄

- 아래로 내려오기 위해 매듭 등을 만들어놓은 것이다.

(2) 설치 장소

소방 대상물의 피난 층, 1층, 2층 및 11층 이상인 층을 제외한 모든 층
에 설치해야 한다. 구체적인 장소를 예로 들면 지하층, 3층~10층이 있다.

(3) 표시

완강기 및 간이 완강기는 다음 사항을 눈에 잘 띄는 부위에, 잘 지워

지지 않도록 표시해야 한다. 다만, '사용 안내문'이나 '품질 보증에 관한 사항'은 보관함 또는 취급 설명서에 표시할 수 있다.

① 종별 및 형식

② 형식 승인 번호

③ 제조 연월 및 제조 번호

④ 제조 업체명 또는 상호

⑤ 길이

⑥ 최대 사용 하중

⑦ 최대 사용자 수

⑧ 사용 안내문(설치 및 사용 방법, 취급상의 주의사항)

⑨ '본 제품은 1회용임'이라는 문구(간이 완강기에 한함)

⑩ 품질 보증에 관한 사항(보증 기간, 보증 내용, A/S 방법, 자체 검사 필증 등)

(4) 완강기 점검

– 로프 손상 정도나 길이, 피난 기구의 표시 및 사용 방법 표지, 기구의 부착 방법이 알맞은지 등의 여부를 점검한다.

(5) 피난 기구의 사용 방법

① 완강기 사용 방법

①-1. 지지대를 창 밖으로 밀어낸다.

①-2. 지지대 고리에 완강기 후크를 건다.

①-3. 릴(줄)을 창 밖으로 던진다.

①-4. 가슴에 벨트를 건다.

①-5. 몸을 창 밖으로 빼서 내려간다.

② 간이 완강기 사용 방법

②-1. 아이볼트에 후크를 건다.

②-2. 릴(줄)을 창 밖으로 던진다.

②-3. 가슴에 밸트를 건다.

②-4. 몸을 창 밖으로 빼서 내려간다.

③ 구조대 사용 방법

③-1. 구조대 커버를 들어낸다.

③-2. 활강포를 지상으로 내린다.

③-3. 하부 지지대를 땅에 고정한다.

③-4. 활강포 안으로 몸을 넣어 하강한다.

④ 공기 안전 매트의 사용 방법(실린더식)

④-1. 적당한 위치에 매트를 편다.

④-2. 실린더를 매트 주입 밸브에 연결해 공기를 주입한다.

④-3. 매트에 공기가 차면 매트 위로 뛰어내린다.

2) 유도등

유도등이란 화재 시에 피난을 유도하기 위한 등을 말한다. 정상 상태에서는 상용 전원에 따라 켜지고 상용 전원이 정전된 경우에는 비상 전원으로 자동 전환되어 켜진다.

유도등의 핵심은 '유도등만 잘 따라가면 지상 등의 안전한 장소로 대피할 수 있는 설비'라는 점에 있다. 따라서 가장 효과적으로 피난을 유도하기 위해서는 유도등을 어디에, 어떤 종류로 설치하느냐가 가장 중요하다.

유도등은 크게 피난구 유도등, 통로 유도등, 객석 유도등으로 나뉜다.

(1) 피난구 유도등

① 피난구 또는 피난 경로로 사용되는 출입구를 표시하여 피난을 유
도하는 등이다.

② 출입구 가까이에 설치한다.

③ 바닥으로부터 높이가 1.5m 이상인 곳에 설치한다.

④ 초록 바탕에 흰색 문자로 표시하고, 그림을 넣어도 된다.

(2) 통로 유도등

① 피난 통로를 안내하기 위한 유도등이다.

② 종류로는 복도 통로 유도등, 거실 통로 유도등, 계단 통로 유도등이
있다.

③ 구부러진 모퉁이나 보행 거리 20m인 지점마다 설치한다.

④ 바닥으로부터 높이가 1m 이하인 곳에 설치한다.

⑤ 흰색 바탕에 초록색 문자를 사용하고, 그림을 그린다. 방향도 표시
하도록 한다.

(3) 유도등의 전원

3선식 배선에 의해 상시 충전되는 유도등의 전기 회로에 스위치를 설
치하는 경우, 다음과 같은 상황에서 점등되도록 한다.

- 자동 화재 탐지 설비의 감지기 또는 발신기가 작동될 때

- 비상 경보 설비의 발신기가 작동될 때

- 상용 전원이 정전되거나 전원의 선이 단선될 때

- 수신반에서 수동으로 점등할 때

- 자동 소화 설비가 작동할 때

(4) 유도등 내부에 유도등을 20분 이상 효과적으로 작동시킬 수 있는
비상 전원용 축전지를 내장해 둔다.

(5) 유도등에는 비상 전원을 확인할 수 있는 스위치를 설치한다.

(6) 유도등 점검 항목
① 유도등은 항상 점등되어 있어야 한다.
② 점검 스위치, 퓨즈류, 결선 접속 상태, 정상 점등 여부, 비상 전원
상태, 관리 상태 등을 확인한다.
③ 주위에 유사한 등불이나 광고물, 게시물 등을 설치하지 않도록 한다.

3) 인명 구조 기구
화재가 발생한 장소에서 대피자가 사용하는 안전 보호 용구이며 희생
자를 회생시키기 위한 장비이다.

(1) 종류
① 공기 호흡기(보조 마스크 포함)
  - 압축시켜 놓은 공기를 대피자가 호흡하면서 안전하게 대피할 수
    있도록 한 기구이다. 화재로 인해 발생한 각종 유독 가스로 가
    득한 곳에서 소방 활동을 할 때 일정 시간 동안 사용할 수 있도
    록 제조된 압축 공기식 개인 호흡 장비이다.
② 방열복
  - 대피자를 화염으로부터 보호하는 보호용 옷이다. 고온의 복사
    열에도 가까이 접근하여 소방 활동을 수행할 수 있는 내열 피복

옷이다.

③ 인공 소생기

　– 화재 현장에서 호흡 장애를 일으킨 환자나 호흡이 일시 정지된 사
람에게 공기와 산소를 혼합하여 흡입시켜 소생시키는 기구이다.

④ 방연 마스크

　– 연기를 걸러 주는 마스크이다.

(2) 설치 장소

– 지하층을 포함해, 층수가 5층 이상인 병원에 설치한다.

(3) 설치 내용

① 지하층을 포함한 층수가 5층 이상인 병원은 건물의 규모에 상관없
이 방열복 2벌과 공기 호흡기(보조 마스크 포함) 2개를 설치해야 한다.

② 화재 시 쉽게 꺼낼 수 있는 곳에 비치한다.

③ 인명 구조 기구가 설치되어 있는 장소에는 눈에 잘 띄는 곳에 '인명
구조 기구'라는 표지판 등을 설치한다.

※ 인명 구조 기구 표지판은 크게 만들어서 눈에 잘 띄는 곳에 형광
색 등으로 표시한다. 야간에도 쉽게 알아볼 수 있어야 한다.

4) 비상구

건물의 각 층이나 화재 위험 지역에는 적어도 2개의 비상구가 있어야
한다. 건물을 전체적으로 봤을 때 비상구에 쉽게 접근할 수 있어야 하며,
화재 시 움직임에 장애가 있는 사람들도 쉽게 이동할 수 있어야 한다. 복

도는 환자의 침대나 휠체어, 음식, 의약품, 세탁물의 이동 등에 장애가 없도록 충분히 넓어야 하며, 장애물도 없어야 한다. 비상구 주변에도 장애물이 있어서는 안 된다. 외부로 통하는 계단이나 진입로, 바깥쪽 출입문은 눈이나 얼음이 쌓여 제 기능을 발휘하지 못하는 일이 없도록 한다.

비상구에 설치된 잠금 장치는 승인 받은 제품을 사용해야 하며, 그 문은 쉽고 빠르게 열 수 있어야 한다. 담당 직원이 항상 열쇠를 가지고 있거나 원격 제어 장치에 의해 개폐될 수 있어야 한다.

노인 요양병원 같은 시설은 환자안전을 위해 비상구의 문에 잠금 장치를 해놓는 경우가 있다. 이와 같은 경우에는 비상 상황이 발생했을 때 직원이 문을 개방할 수 있도록 실질적인 지침을 마련한 후 전 직원에게 숙지시켜야 한다. 화재 발생 시와 같은 비상 상황에 신속하고 정확하게 대처할 수 있도록 직원 훈련도 이루어져야 한다.

(1) 비상구 관리 방법

① 보여야 할 때 보여야 하는 문

② 있어야 할 곳에 있어야 하는 문

③ 열려야 할 때 열려야 하는 문

④ 비상구는 생명을 구하는 문

(2) 비상구 관련 주의사항

① 비상구에 물건을 쌓아 두지 않는다.

② 비상구는 항상 닫아 두어야 한다. 불과 연기가 퍼지는 속도를 늦출 수 있다.

③ 가장 좋은 대피 통로는 평상시에 이용하는 익숙한 길이다. 통로가

막힐 경우를 대비해 대피 통로를 두 군데 이상 알아 두도록 한다.

④ 평소에 '비상구' 표시를 미리 확인해 둔다. 피난구 유도등은 출구가 있는 문 위에, 통로 유도등은 벽이나 바닥에 설치되어 있다.

(3) 비상구 등의 대피 경로 점검 항목

① 대피 경로 및 비상구가 확보되어 있고 사용이 가능한가?

② 대피 경로 및 비상구가 안전한 장소로 바로 연결되어 있는가?

③ 이용자가 신속하게 대피할 수 있는가?

④ 방화문이 피난 방향으로 잘 열리는가?

⑤ 미닫이문이나 회전식 문이 비상구로 사용되지 않는가?

⑥ 비상구 출입문이 쉽고 빠르게 열리는가?

⑦ 유도등 및 유두 표지가 탈출 방향을 정확하게 표시하고 있는가?

⑧ 대피 경로 및 비상구에 유도등이 점등되어 있는가?

출처: 〈의료기관 평가 인증 기준집〉

5) 대피로

(1) 비상 대피로 안내 표지판(피난 안내도)

화재 등의 안전사고가 발생했을 때 적절한 조치를 취할 수 있는 환경을 조성한다.

- 피난 안내도 부착
  - 현재 위치, 소화기, 소화전, 피난 기구가 표시된 피난 안내도는 각 층에서 눈에 잘 띄는 곳에 붙인다. 병실에도 붙여서 환자들이 숙지하도록 하는 것이 중요하다.
  - 피난 안내도는 현재 위치에서 파악이 쉽도록 상하좌우를 조정한

뒤 부착한다.

(2) 피난 안내도에 포함해야 하는 항목 및 부착 방법

① 현재 위치, 비상구, 소화기, 소화전, 피난 기구(구조대, 완강기 등) 등의 소방 시설이 어디에 위치해 있는지를 표시한다.

② 현재의 위치에서 누구나 쉽게 이해할 수 있게 표시한다.

③ 여러 곳에 부착하는 것이 좋다. 병실 곳곳에 붙이도록 한다.

④ 부착물은 떨어지지 않도록 관리한다.

⑤ 주변 환경이 바뀌면 즉시 피난 안내도를 수정해 다시 붙이도록 한다.

(3) 대피 안내도 작성 시 주의사항

① 안내도는 B4(257mm × 364mm)용지 이상의 크기로 만들어 설치한다.

② 안내도 재질은 코팅 처리한 종이, 아크릴, 강판 등 쉽게 훼손되거나 변형되지 않는 것으로 한다.

③ 구획된 실(방)의 벽 등에 비치하고, 누구나 쉽게 볼 수 있는 위치에 붙인다.

④ 화재 시 대피할 수 있는 비상구의 위치, 구획된 실(방) 등에서 비상구 및 출입구까지의 피난 동선, 소화기·소화전 등 소방 시설의 위치와 사용 방법, 피난 및 대처 방법 등, 현재 위치와 완강기 등의 피난 기구에 대해 적어 놓는다.

⑤ 원내 방재센터의 전화번호를 적어 놓는다.

⑥ 노인 요양병원의 경우 환자 특성에 따라 크기를 고려한다.

(4) 피난 안내도 부착 예시

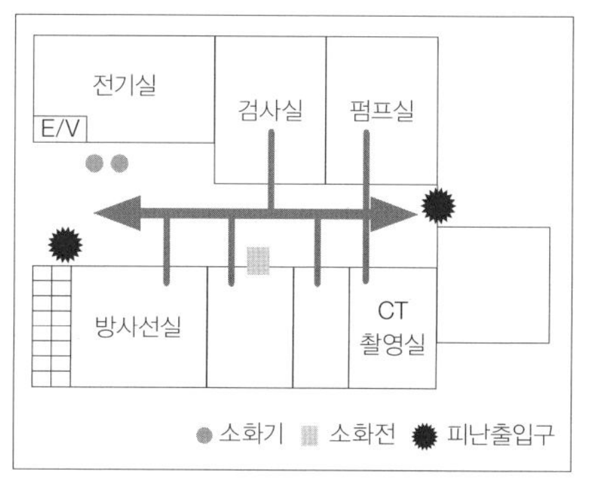

6) 방화문/방화 셔터

(1) 개념

방화문은 말 그대로 불에 견디는 성격을 지닌 문을 말한다. 「건축법 시행령」 제64조에 따른 갑종 방화문 또는 을종 방화문이다. 언제나 닫힌 상태를 유지하거나 화재로 인한 연기 발생, 온도 상승에 따라 자동적으로 닫히는 구조이다.

방화문은 방화 구획을 위한 수단의 하나로 작용한다. 화재가 발생했을 때 일정 규모의 성능을 발휘해야 하며 평소에는 화재에 대비해 항상 닫혀 있어야 한다. 방화문이 열려 있으면 방화 구획의 목적을 달성할 수 없기 때문이다. 그러나 건축물의 관리·운영상 평상시에도 개방해야 할 필요가 있으면 개방을 하되, 화재 발생 시 열이나 연기가 감지되면 반드시 자동으로 닫히는 구조로 설치해야 한다.

(2) 방화문/방화 셔터 점검

방화 셔터의 작동 상태, 위험물·가스·화기의 취급 상태, 기타 화재 위험 요소의 방치 여부 등을 관련법을 참조해 관리한다.

(3) 피난시설, 방화구획 및 방화시설의 유지·관리(「소방시설 설치·유지
   및 안전관리에 관한 법률」 제10조)

① 특정소방대상물의 관계인은 「건축법」 제49조에 따른 피난시설, 방화구획
   (防火區劃) 및 같은 법 제50조부터 제53조까지의 규정에 따른 방화벽, 내
   부 마감재료 등(이하 "방화시설"이라 한다)에 대하여 다음 각 호의 행위를 하
   여서는 아니 된다.
1. 피난시설, 방화구획 및 방화시설을 폐쇄하거나 훼손하는 등의 행위
2. 피난시설, 방화구획 및 방화시설의 주위에 물건을 쌓아두거나 장애물을
   설치하는 행위
3. 피난시설, 방화구획 및 방화시설의 용도에 장애를 주거나 「소방기본법」 제
   16조에 따른 소방활동에 지장을 주는 행위
4. 그 밖에 피난시설, 방화구획 및 방화시설을 변경하는 행위

〈차열과 비차열〉
1. 비차열 : 차염성(遮炎性)과 차열성(遮熱性) 중 차열성은 시험하지 않고 차
   염성만을 시험하는 것
2. 차염성 : 불꽃이 면(벽면)을 통과하지 못하도록 막아 주는 성능
3. 차열성 : 면(벽면)에 열이 오르는 것을 막아 주는 성능

7. 소화 용수 설비

화재를 진압하는 데 필요한 물을 공급하거나 저장하는 설비이다. 상수도 소화 용수 설비, 소화 수조·저수조, 그 밖의 소화 용수 설비가 있다.

- 소화 용수 설비 점검

① 저수 탱크는 파손·누수·동결 여부를 확인한다.

② 소화 용수가 만수되어 있는지 확인한다.

③ 사용에 지장이 있는 장애물이 방치되어 있지 않은지 확인한다.

④ 소방차가 2미터 이내의 지점까지 접근이 가능한지 확인한다.

⑤ 소화 수조에 적당한 크기의 흡수관 투입구가 설치되어 있는지 확인한다.

⑥ 흡수관 투입구에 '흡수관 투입구'라는 표지가 부착되어 있는지 확인한다.

8. 소화 활동 설비

화재를 진압하거나 인명 구조 활동을 하기 위해 사용하는 설비이다.

1) 제연 설비

소방 설비 중 사람들이 대피할 때 이동이 원활하게 이루어질 수 있도록 돕는 설비이다. 화재로 인해 발생하는 연기가 피난을 방해하지 않도록 방호 구역 내의 연기를 제어·배출하는 역할을 함으로써 피난로를 확보한다. 단순히 연기만 배출시키는 배연 설비와는 구분해서 사용된다. 송풍기로 가압시켜 가압 공간 내로 연기가 들어오지 못하도록 하는 방연(Smoke Defense) 설비와 배출기로 화재실의 연기를 배출시키는 배연(Smoke

Ventilation) 설비로 나뉜다.

(1) 제연 설비의 점검 내용

① 각 제연 구역의 공기 유입구에 이상이 없는지 확인한다.

② 제연 경계벽 및 자동 폐쇄식 갑종 방화문에 이상이 없는지 확인한다(개폐 상태).

③ 배연기가 가열될 우려가 있는 부분이 설치되어 있는지 확인한다.

④ 배연용 풍도의 파손·변형 여부를 확인한다.

⑤ 비상 전원의 이상 여부를 확인한다.

(2) 제연구역

- 제연 경계(제연 설비의 일부이므로 천장을 포함한다)에 의해 구획된 건물 내의 공간을 말한다. 연기의 움직임이 건물 내에서 나뉠 수 있도록 기둥·벽·보·바닥·천장 또는 제연 경계벽에 의해 밀폐된 공간이며, 일종의 구역화(Zoning)라고 볼 수 있다.

(3) 제연 경계

- 제연 구역을 나누기 위한 수단의 하나이다. 보통 벽면으로 구분하는 경우가 많으며 이 경우에는 '제연 경계벽'이라고 말한다.

2) 연결 송수관 설비

화재가 발생했을 때 지상에서 호스를 연장하기가 곤란한 고층 건물 등에 설치하는 설비이다. 소방 펌프차로부터 송수구를 통해 압력수를 보낸 뒤, 방수구에서 호스나 노즐을 통해 방수하고 소화하는 설비이다.

3) 연결 살수 설비

화재 시 열이나 연기가 머물러 있어 소화 활동을 진행하기 곤란한 지하층이나 연면적 1,000㎡ 이상의 판매 시설, 영업 시설을 대상으로 설치하는 설비이다. 소방 펌프차에서 송수구를 통해 압력수를 보내고, 살수 헤드에서 살수하여 소화한다. 살수 헤드에는 폐쇄형과 개방형이 있다.

(1) 연결 송수관, 연결 살수 설비의 점검 항목

① 소방 펌프차의 접근이 용이한지 확인한다.

② 송수구에 나사식 보호용 덮개를 부착했는지 확인한다.

③ 가압 송수 장치에 이상이 없는지, 전원이 끊어질 우려는 없는지 확인한다.

④ 방수용 기구함에 '방수 기구함' 표지가 붙어 있는지 확인한다.

⑤ 살수 헤드에 장애되는 물품이 없는지 확인한다.

⑥ 송수구의 장애물 여부와 '연결 살수 설비용 송수구' 표지에 이상이 없는지 확인한다.

⑦ 송수 구역의 부착 헤드 상태를 확인한다.

⑧ 송수 구역 표시 계통도 설치 여부를 확인한다.

⑨ 살수 헤드가 파손되거나 탈락되지 않았는지 확인한다.

⑩ 방수구의 설치 층·설치 개수가 알맞은지 확인한다.

(2) 연결 살수 설비의 송수구 설치 기준

① 소방차가 쉽게 접근할 수 있고 노출된 장소에 설치해야 한다. 가연성 가스를 저장하고 취급하는 시설에 설치하는 연결 살수 설비의 송수구는 방호 대상물로부터 20m 이상 거리를 둬야 한다. 또는

방호 대상물과 마주 보는 부분이 높이 1.5m 이상, 폭 2.5m 이상
의 철근 콘크리트 벽으로 가려진 장소에 설치해야 한다.

② 지면으로부터 높이 0.5m 이상, 1m 이하의 위치에 설치한다.

③ 송수구 부근에는 '연결 살수 설비 송수구'라는 표지와 송수 구역
일람표를 설치해야 한다. 다만, 선택 밸브를 설치한 경우에는 설치
하지 않아도 된다.

4) 비상 콘센트 설비

화재 시 소방대 또는 소방 관계자가 구비하고 있는 조명 기구, 절단 파
괴 장비 등을 연결해 사용할 수 있도록 설치하여 소화 활동을 쉬워지게
하는 전기 접속 콘센트이다.

(1) 설치 장소

① 지하층을 포함해, 층수가 11층 이상인 특정 소방 대상물의 경우에
는 11층 이상의 층에 설치한다.

② 지하층의 층수가 3개 층 이상이고 지하층의 바닥 면적 합계가
1,000㎡ 이상인 건물은 지하의 전 층에 설치한다.

(2) 비상 콘센트 설비의 점검 항목

① 매입식 보호함 안에 설치되어 있는지 확인한다.

② 전기 공급 상태에 이상이 없는지 확인한다.

③ 보호함 표면에 표시된 '비상 콘센트' 표지에 이상이 없는지 확인
한다.

④ 보호함 위쪽 부분에 설치된 적색 표시등의 점등 여부를 확인한다.

⑤ 충전부의 노출 방지 여부를 확인한다.

⑥ 비상 전원에 이상이 없는지 등을 확인한다.

5) 무선 통신 보조 설비

지하가 등에서 화재가 발생하면 지하와 지상 간 무선 통신이 제대로 이루어지지 않는다. 이를 원활하게 하기 위해 누설 동축 케이블 등을 사용해 지상 소방 지휘대와 지하 소방 대원 간에 원활한 무선 교신이 가능해지도록 하는 설비이다.

6) 연소 방지 설비

전력, 통신용 전선이나 가스, 냉난방용 배관 또는 이와 동등한 것을 모아서 함께 수용하기 위해 설치된 공동구 등에서 발생한 화재를 진화하고 연소를 사전에 방지하기 위한 설비이다. 구성은 스프링클러 설비와 비슷하며, 송수구, 배관, 헤드 등으로 구성되어 있다.

9. 금연 활동

화재 안전 관리 활동에 반드시 포함시켜야 할 활동이 바로 금연 관련 규정 수립과 금연 활동이다. 흡연은 화재 발생의 가장 중요한 원인이 될 수 있기 때문이다.

1) 금연 구역 지정

① 「국민건강증진법 시행규칙」 제7조에 따라 시설 전체(건물 내부)를 금연 구역으로 지정해야 한다.

② 시설 외부에 흡연 구역을 설치했다면 화재 예방 활동을 수행해야
한다.

③ 금연에 대한 교육 및 홍보 활동을 수행해야 한다.

   – 외래 환자, 입원 환자 및 보호자에게 금연 홍보를 한다.

④ 금연 구역 내에서 흡연자를 발견했을 때의 조치 방법을 수립해야
한다.

⑤ 금연 대상자는 병원 직원, 환자, 보호자, 방문객 등 모든 사람에게
적용되어야 한다.

⑥ 직원들은 금연 규정을 준수하기 위해 노력해야 한다.

2) 담뱃불 화재에 관한 예방 대책

① 유류, 가스, 화학 약품 등 인화성이 강한 물질이 있는 장소나 실내
에서는 금연한다.

② 금연 구역에는 '금연 구역' 표시판을 붙여 주의를 환기시킨다.

③ 잠자리에서는 담배를 피지 않는다.

④ 담배꽁초는 아무 데나 버리지 않는다.

⑤ 흡연은 지정된 장소에서 하고 담배꽁초는 반드시 재떨이에 버린다.

⑥ 불씨가 튀지 않도록 재떨이에 약간의 물을 부어 놓는다.

⑦ '흡역 구역'은 담배를 피워도 되는 안전한 곳을 선택해 지정한다.

⑧ 담배를 피우다가 급한 용무로 잠깐 자리를 비울 경우에는 담뱃불
을 반드시 끄고 볼일을 본다.

Q1. 소화기 사용법을 설명하고 부서 내에 소화기가 어디에 위치해 있는지 적어 보세요.

* 위 질문에 대한 의견을 적어보세요.

Q2. 소화전 사용법을 설명하고 부서 내에 소화전이 어디에 위치해 있는지 적어보세요(소화전함을 열어 노즐 상태를 확인해 보세요. 만약 노즐이 가지런히 놓여 있지 않다면 노즐 상태를 정비하고 관리자에게 상태를 알려 주시기 바랍니다).

* 위 질문에 대한 의견을 적어보세요.

Q3. (의사의 경우) 진료 및 업무 중 화재가 발생했을 때 비상 대피를 하기 위해 어떻게 행동해야 할까요?

* 위 질문에 대한 의견을 적어보세요.

Q4. 화재로 인해 의료가스가 차단되었다면 산소 공급이 필요한 중환자는 어떻게
관리해야 할까요?   * 위 질문에 대한 의견을 적어보세요.

Q5. 화재로 인해 전기가 차단되었다면 전기를 이용한 생명 유지 장치를 사용해야
하는 환자는 어떻게 관리해야 할까요?   * 위 질문에 대한 의견을 적어보세요.

Q6. 점검이 끝난 소화기의 상태, 즉 압력 게이지가 노란색 위치에 있다면 어떻게
해야 할까요?   * 위 질문에 대한 의견을 적어보세요.

Q7. 근무하고 있는 병원에서 화재가 발생했을 때의 초기 대응 체계(신고 체계)를 적어보세요.

Q8. 현재 근무하는 곳은 수술실인가요? 만약 그렇다면 이동식 의료가스 보관 장소는 어디이며 의료가스는 몇 개가 있나요? 의료가스통은 잘 고정되어 있나요? 의료가스 보관실에 관리 문제가 발생한다면 어느 직원에게 보고하나요?

Q9. 근무하는 곳에서 가장 가까운 곳에 비치된 피난 기구는 무엇인가요? 사용 방법을 적어보세요.

Q10. 비상시 사용할 비상구의 안쪽과 바깥쪽에 장애물이 쌓여 있지 않나요? 비
상구는 자물쇠로 잠겨져 있나요? 자물쇠로 잠겨 있다면 열쇠는 어디에 있
나요? 한번 확인해보세요.   * 위 질문에 대한 의견을 적어보세요.

Q11. 귀하가 근무하는 곳의 방화문 및 방화 셔터는 어디에 있나요? 혹시 방화문
이나 방화 셔터의 안쪽과 바깥쪽에 장애물이 쌓여 있지는 않나요? 한번 확
인해보세요.   * 위 질문에 대한 의견을 적어보세요.

Q12. (소방 안전 관리자, 계획 수립 전) 아래에 제시된 소방 계획서 수립 과정 예시를
참고해 소방 계획서를 수립해보세요(계획서를 수립하였다면 재검토해보세요).
                                  * 위 질문에 대한 의견을 적어보세요.

<소방 계획서 수립 과정 예시>

1. 화재 안전 관리 관련 위원회(회의체)에서 소방 계획과 관련해 논의한 후 소방 계획서를
   작성한다.
2. 소방 계획서를 작성한 후 경영진에게 보고하여 결재를 받는다.
3. 소방 계획에 따라 활동하고, 수행 활동에 대한 진행 사항을 경영진에게 보고하고 직원과
   공유한다.

4. 계획에 따른 수행 활동이 원활하지 않을 때는 그 이유를 분석한다. 그 다음, 소방 계획을
   재수립하여 보고한다.
5. 계획에 따른 수행 활동을 평가하여 차기 년도 소방 계획 수립에 반영한다.

**Q13. 환자에게 금연 지도를 수행하였으나 제대로 지켜지지 않고 있다면 어떻게
해야 할까요?** * 위 질문에 대한 의견을 적어보세요.

✳ summary

1. 의료기관에서의 화재 안전 관리 활동

의료기관은 시설의 특성상 화재가 발생했을 때 일반 건축물보다 대형 피해가 발생할 가능성
이 높다. 화재로 인한 대형 사고를 사전에 방지하기 위해서는 평소에 화재 발생 시 초기 진화
의 중요성을 강조해야 한다. 또한 철저하게 피난 계획을 세우고 소방 시설의 정상 작동 유지
관리, 피난 대피 시설 유지 관리, 자율 방화 관리, 화재 시 대처 방법 등에 대한 교육 및 훈련
등 화재 예방 관리에도 만전을 기해야만 한다. 특히 소방 안전 관리에 대한 교육 및 훈련은
연간 수 차례 반복적으로 수행하도록 한다. 또한 응급 상황이 발생하면 즉각적인 대응을 할
수 있어야 한다.

2. 소방 안전 관리 활동

소방 안전 관리 활동은 연간 계획을 수립하여 상부에 결재를 받는다. 그 뒤에는 전 직원에게 공지한 후 계획에 따른 활동을 수행해야 한다. 특히 소방 시설에 대한 점검 활동은 공인된 기관에서 시행하는 소방 시설 점검을 포함해야 한다.

3. 소방 시설 점검 활동

소방 안전 관리자 외에 모든 직원이 할 수 있는 소방 시설 점검 활동에는 다음과 같은 것들이 있다.

① 소화기 및 소화전의 관리 상태
② 유도등 상태
③ 대피로 및 비상구, 방화문의 상태
   −불필요한 장애물(린넨 보관함, 쓰레기통, 의료 기기, 스트레처), 문이 잠겨 있는지 등의 여부
④ 대피 안내도 관리 상태 등

4. 화재 발생 시 기본 행동 요령 순서

병원에 근무하거나 거주하는 사람들은 평소에도 화재를 감지하는 데 신경 써야 한다. 누구든지 화재가 발생한 사실을 최초로 목격하면 119에 신고를 하고, 건물 내 화재 발생 통보, 초기 소화, 건물 내 거주자 피난 유도 등의 조치를 취하도록 한다. 화재 발생 사실이 건물 내에 전파되면 평소에 편성 운영 중이었던 자위 소방대는 그 즉시 팀별로 개별 임무를 수행해야 한다.

1) 신고, 전파

① 화재 상황의 유무를 정확히 판단한다.
② 화재라고 판단되면 즉시 발신기의 누름판을 힘껏 누른다.
③ 가까운 곳에 있는 직원 및 부서장에게 신속하고 정확하게 화재 사실을 알린다.
④ 병원의 방재센터와 소방서에 화재 사실을 알린다.

2) 소화

(1) 소화기 사용
① 화재를 최초로 발견한 사람이 1차, 화재 발생 지점의 주변에서 근무 중이던 사람이 2차로 소화기를 사용해 소화를 실시한다.
② 소화기 사용 방법

- 바람을 등진 상태로 선다.
- 실내인 경우, 출입구를 등지고 봉인줄을 해제한 후 안전핀을 뽑는다.
- 호스를 잡는다.
- 손잡이를 누르면서 화재 지점의 가까운 곳에서 먼 곳으로 비로 쓸듯이 뿌린다.

(2) 소화전 사용법

① 직원1은 소화전을 열어 노즐을 양손으로 꼭 잡고 호스를 빼내 발화 지점까지 간다. 이 때, 호스는 모두 꺼내 꼬이지 않게 둔다.

② 직원2는 직원1이 신호를 보내거나 발화 지점에 도착했을 때 밸브를 개방해 물을 튼다.

③ 직원1은 호스 앞부분을 조절해 발화 지점에 물을 뿌린다.

> 〈소화할 때의 주의사항〉
> - 화염이나 연기에 방사하는 것이 아니라 화원에 방사해야 한다.
> - 소화기를 불 속에 던지지 않는다(투척용 소화기 제외).

3) 대피, 피난

① 직원은 화재가 발생했을 때 환자와 내원객의 대피를 우선으로 한다.

② 소화기로 1, 2차 소화에 실패했다면 1차 피난 장소로 대피를 유도한다. 단, 검사나 시술을 받고 있어 바로 대피하기 어려운 환자는 의료진의 판단하에 피난 유무 및 피난 시점을 결정하고 행동한다.

③ 초기 진화조가 아직 도착하지 않았어도 부서장의 판단에 따라 피해를 입은 환자를 피난 유도한다.

④ 초기 진화조 및 피난 유도 안내 방송에 따라 2차 피난 장소로 유도한다.

5. 화재 발생 시 대피 요령

① 화재가 발생한 지점의 반대편에 위치한 비상 계단을 이용한다.

② 통제 요원의 지시에 따라 신속하게 대피한다.

③ 자세를 최대한 낮추고 물수건 등으로 입, 코를 가려 연기 흡입을 최소화한다.

④ 문을 함부로 열지 않도록 한다(만져 보고 연다). 출입문(손잡이)이 뜨거우면 문을 열지 않도록 한다.

⑤ 승강기는 이용하지 않는다.

⑥ 유도등을 따라 가장 가까운 비상구로 나간다.

⑦ 대피 시 막다른 골목은 피한다.

⑧ 지상으로 피난이 불가능할 경우 옥상으로 대피한다.

⑨ 함부로 뛰어내리거나 다른 건물로 건너뛰지 않는다.

⑩ 피난 기구나 시설이 없을 경우 커튼을 이용한다.

⑪ 방향 감각을 잃었을 경우 한 방향으로 벽을 더듬으며 출구를 찾는다.

⑫ 화재 건물에서 대피한 후 물건 등을 가지러 다시 들어가지 않는다.

⑬ 출입구로 탈출이 불가능할 경우 침착하게 구조를 기다린다.

6. 소방 시설 예방 점검

법적 관리 영역과 자체 관리 영역으로 구분해 먼저 계획을 수립한다. 수립한 계획은 결재를 받은 뒤에 시행하도록 하고 자료는 보관한다.

✳ 부록

[부록 1] 의료기관 인증평가 기준

	종합병원	요양병원	정신병원
1	화재 안전 관리를 위한 규정이 있다(상/중/하).	화재 안전 관리 활동 계획이 있다 (유/무).	화재 안전 관리 활동 계획이 있다(유/무).
2	화재 안전 관리 계획이 있다(상/중/하).	관련법에 따른 소방 시설을 설치한다(유/무).	활동 계획에 의해 화재 예방 점검을 수행한다(상/중/하).
3	화재 예방 점검을 수행한다(상/중/하).	공인된 기관에서 시행하는 소방 시설 점검을 포함한 화재 안전 관리 활동을 수행한다(유/무).	직원은 소방 안전에 대한 교육을 받고, 그 내용을 이해한다(상/중/하).
4	소방 훈련을 실시한다(상/중/하).	직원은 소방 안전에 대한 교육을 받고 그 내용을 이해한다(상/중/하).	금연에 대한 규정이 있다(유/무).
5	직원은 소방 안전에 대한 교육을 받고 그 내용을 이해한다(상/중/하).	직원은 활동 계획에 따라 소방 훈련을 실시한다(상/중/하).	금연 규정을 준수한다(상/중/하).
6	금연에 대한 규정이 있다(상/중/하).	금연에 대한 규정이 있다(유/무).	
7	금연 규정을 준수한다(상/중/하).	금연 규정을 준수한다(상/중/하).	

[부록 2] 의료기관의 안전관리시설(「의료법 시행규칙」 제35조)

의료기관은 환자, 의료관계인, 그 밖의 의료기관 종사자의 안전을 위하여 다음 각 호의 시설을 갖추어야 한다.

1. 화재나 그 밖의 긴급한 상황에 대처하기 위하여 필요한 시설

2. 방충, 방서(防鼠), 세균오염 방지에 관한 시설

3. 채광·환기에 관한 시설

4. 전기·가스 등의 위해 방지에 관한 시설

5. 방사선 위해 방지에 관한 시설

6. 그 밖에 진료과목별로 안전관리를 위하여 필수적으로 갖추어야 할 시설

[부록 3] 정의(「소방시설 설치·유지 및 안전관리에 관한 법률」 제2조)

① 이 법에서 사용하는 용어의 뜻은 다음과 같다.

1. "소방시설"이란 소화설비, 경보설비, 피난설비, 소화용수설비, 그 밖에 소화활동설비로서 대통령령으로 정하는 것을 말한다.

2. "소방시설등"이란 소방시설과 비상구(非常口), 그 밖에 소방 관련 시설로서 대통령령으로 정하는 것을 말한다.

3. "특정소방대상물"이란 소방시설을 설치하여야 하는 소방대상물로서 대통령령으로 정하는 것을 말한다.

4. "소방용품"이란 소방시설등을 구성하거나 소방용으로 사용되는 제품 또는 기기로서 대통령령으로 정하는 것을 말한다.

② 이 법에서 사용하는 용어의 뜻은 제1항에서 규정하는 것을 제외하고는 「소방기본법」, 「소방시설공사업법」, 「위험물 안전관리법」 및 「건축법」에서 정하는 바에 따른다.

「소방시설 설치·유지 및 안전관리에 관한 법률」(이하 "법"이라 한다) 제2조 제1항 제1호에서 "대통령령으로 정하는 것"이란 별표 1의 설비를 말한다.

[별표 1] 〈개정 2015. 1. 6.〉

소방시설(제3조 관련)

1. 소화설비:물 또는 그 밖의 소화약제를 사용하여 소화하는 기계·기구 또는 설비로서 다음 각 목의 것

  가. 소화기구

    1) 소화기

    2) 간이소화용구:에어로졸식 소화용구, 투척용 소화용구 및 소화약제 외의 것을 이용한 간이소화용구

    3) 자동확산소화기

  나. 자동소화장치

    1) 주방용 자동소화장치

    2) 상업용 주방자동소화장치

    3) 캐비닛형 자동소화장치

    4) 가스자동소화장치

    5) 분말자동소화장치

    6) 고체에어로졸자동소화장치

  다. 옥내소화전설비(호스릴옥내소화전설비를 포함한다)

  라. 스프링클러설비등

    1) 스프링클러설비

    2) 간이스프링클러설비(캐비닛형 간이스프링클러설비를 포함한다)

    3) 화재조기진압용 스프링클러설비

  마. 물분무등소화설비

    1) 물 분무 소화설비

　　2) 미분무소화설비

　　3) 포소화설비

　　4) 이산화탄소소화설비

　　5) 할로겐화합물소화설비

　　6) 청정소화약제소화설비

　　7) 분말소화설비

　　8) 강화액소화설비

　바. 옥외소화전설비

2. 경보설비: 화재발생 사실을 통보하는 기계·기구 또는 설비로서 다음 각 목의 것

　가. 단독경보형 감지기

　나. 비상경보설비

　　1) 비상벨설비

　　2) 자동식사이렌설비

　다. 시각경보기

　라. 자동화재탐지설비

　마. 비상방송설비

　바. 자동화재속보설비

　사. 통합감시시설

　아. 누전경보기

　자. 가스누설경보기

3. 피난설비: 화재가 발생할 경우 피난하기 위하여 사용하는 기구 또는 설비로서 다음 각 목의 것

　가. 피난기구

　　1) 피난사다리

　　2) 구조대

　　3) 완강기

4) 그 밖에 법 제9조제1항에 따라 국민안전처장관이 정하여 고시하는 화재안전기준(이하 "화재안전기준"이라 한다)으로 정하는 것

나. 인명구조기구

1) 방열복

2) 공기호흡기

3) 인공소생기

다. 유도등

1) 피난유도선

2) 피난구유도등

3) 통로유도등

4) 객석유도등

5) 유도표지

라. 비상조명등 및 휴대용비상조명등

4. 소화용수설비: 화재를 진압하는 데 필요한 물을 공급하거나 저장하는 설비로서 다음 각 목의 것

가. 상수도소화용수설비

나. 소화수조·저수조, 그 밖의 소화용수설비

5. 소화활동설비: 화재를 진압하거나 인명구조활동을 위하여 사용하는 설비로서 다음 각 목의 것

가. 제연설비

나. 연결송수관설비

다. 연결살수설비

라. 비상콘센트설비

마. 무선통신보조설비

바. 연소방지설비

[부록 5] 소방 시설 설계 방법 및 절차

1. 건물의 용도를 분류한다.

2. 건물에 설치해야 하는 의무적인 소방 시설이 무엇인지 확인한다.

3. 건물에 설치해야 하는 의무적인 소방 시설 중 면제되는 소방 시설이 있는지 확인한다.

4. 건물에 설치해야 하는 소방 시설을 확정한다.

5. 건축 도면 자료를 가지고 구체적인 설계를 한다.

[부록 6] 특정소방대상물의 소방안전관리(「소방시설 설치·유지 및 안전관리에 관한 법률」 제20조)

① 특정소방대상물의 관계인은 그 특정소방대상물에 대하여 제6항에 따른 소방안전관리 업무를 수행하여야 한다.

② 대통령령으로 정하는 특정소방대상물(이하 이 조에서 "소방안전관리대상물"이라 한다)의 관계인은 소방안전관리 업무를 수행하기 위하여 대통령령으로 정하는 자를 총리령으로 정하는 바에 따라 소방안전관리자 및 소방안전관리보조자로 선임하여야 한다. 이 경우 소방안전관리보조자의 최소인원 기준 등 필요한 사항은 대통령령으로 정하고, 제4항·제5항 및 제7항은 소방안전관리보조자에 대하여 준용한다. 〈개정 2013.3.23., 2014.1.7., 2014.11.19.〉

③ 대통령령으로 정하는 소방안전관리대상물의 관계인은 제2항에도 불구하고 다음 각 호의 어느 하나에 해당하는 자로 하여금 제1항에 따른 소방안전관리 업무 중 대통령령으로 정하는 업무를 대행하게 할 수 있으며, 이 경우 소방안전관리 업무를 대행하는 자를 감독할 수 있는 자를 소방안전관리자로 선임할 수 있다. 〈개정 2014.1.7.〉

1. 「위험물 안전관리법」 제19조에 따른 자체소방대를 설치한 경우 그 자체소방대장

2. 29조제1항에 따른 소방시설관리업을 등록한 자(이하 "관리업자"라 한다)

④ 소방안전관리대상물의 관계인이 소방안전관리자를 선임한 경우에는 총리령으로 정하는 바에 따라 선임한 날부터 14일 이내에 소방본부장이나 소방서장에게 신고하여야 한다. 〈개정 2013.3.23., 2014.11.19.〉

⑤ 소방안전관리대상물의 관계인이 소방안전관리자를 해임한 경우에는 그 관계인 또는 해임된 소방안전관리자는 소방본부장이나 소방서장에게 그 사실을 알려 해임한 사실의 확인을 받을 수 있다.

⑥ 특정소방대상물(소방안전관리대상물은 제외한다)의 관계인과 소방안전관리대상물의 소방안전관리자의 업무는 다음 각 호와 같다. 다만, 제1호·제2호 및 제4호의 업무는 소방안전관리대상물의 경우에만 해당한다. 〈개정 2014.1.7.〉

1. 대통령령으로 정하는사항이 포함된 소방계획서의 작성 및 시행

2. 자위소방대(自衛消防隊) 및 초기대응체계의 구성·운영·교육

3. 제10조에 따른 피난시설, 방화구획 및 방화시설의 유지·관리

4. 제22조에 따른 소방훈련 및 교육

5. 소방시설이나 그 밖의 소방 관련 시설의 유지·관리

6. 화기(火氣) 취급의 감독

7. 그 밖에 소방안전관리에 필요한 업무

⑦ 소방안전관리대상물의 관계인은 소방안전관리자가 소방안전관리 업무를 성실하게 수행할 수 있도록 지도·감독하여야 한다.

⑧ 소방안전관리자는 인명과 재산을 보호하기 위하여 소방시설·피난시설·방화시설 및 방화구획 등이 법령에 위반된 것을 발견한 때에는 지체 없이 소방안전관리대상물의 관계인에게 소방대상물의 개수·이전·제거·수리 등 필요한 조치를 할 것을 요구하여야 하며, 관계인이 시정하지 아니하는 경우 소방본부장 또는 소방서장에게 그 사실을 알려야 한다.

⑨ 소방안전관리자로부터 제8항에 따른 조치요구 등을 받은 소방안전관리대상물의 관계인은 지체 없이 이에 따라야 하며 제8항에 따른 조치요구 등

을 이유로 소방안전관리자를 해임하거나 보수(報酬)의 지급을 거부하는 등 불이익한 처우를 하여서는 아니 된다.

⑩ 제3항에 따라 소방안전관리 업무를 관리업자에게 대행하게 하는 경우의 대가(代價)는 「엔지니어링산업 진흥법」 제31조에 따른 엔지니어링사업의 대가 기준 가운데 총리령으로 정하는 방식에 따라 산정한다. 〈신설 2014.1.7., 2014.11.19.〉

⑪ 제6항제2호에 따른 자위소방대와 초기대응체계의 구성, 운영 및 교육 등에 관하여 필요한 사항은 총리령으로 정한다. 〈신설 2014.1.7., 2014.11.19.〉

[부록 7] 소방시설기준 적용의 특례 (「소방시설 설치·유지 및 안전에 관한 법률」 제11조 관련)

① 소방본부장이나 소방서장은 제9조제1항에 따른 대통령령 또는 화재안전기준이 변경되어 그 기준이 강화되는 경우 기존의 특정소방대상물(건축물의 신축·개축·재축·이전 및 대수선 중인 특정소방대상물을 포함한다)의 소방시설에 대하여는 변경 전의 대통령령 또는 화재안전기준을 적용한다. 다만, 다음 각 호의 어느 하나에 해당하는 소방시설의 경우에는 대통령령 또는 화재안전기준의 변경으로 강화된 기준을 적용한다. 〈개정 2014.1.7.〉

1. 다음 소방시설 중 대통령령으로 정하는것
   가. 소화기구
   나. 비상경보설비
   다. 자동화재속보설비
   라. 피난설비

[부록 8] 특정소방대상물의 증축 또는 용도변경 시의 소방시설기준 적용의 특례(「소방시설 설치·유지 및 안전에 관한 법률 시행령」 제17조)

① 법 제11조제3항에 따라 소방본부장 또는 소방서장은 특정소방대상물이 증축되는 경우에는 기존 부분을 포함한 특정소방대상물의 전체에 대하여 증축 당시의 소방시설의 설치에 관한 대통령령 또는 화재안전기준을 적용하여야 한다. 다만, 다음 각 호의 어느 하나에 해당하는 경우에는 기존 부분에 대해서는 증축 당시의 소방시설의설치에 관한 대통령령 또는 화재안전기준을 적용하지 아니한다. 〈개정 2013.3.23, 2014.7.7〉

1. 기존 부분과 증축 부분이 내화구조(耐火構造)로 된 바닥과 벽으로 구획된 경우

2. 기존 부분과 증축 부분이 「건축법 시행령」 제64조에 따른 갑종 방화문(국토교통부장관이 정하는 기준에 적합한 자동방화셔터를 포함한다)으로 구획되어 있는 경우

3. 자동차 생산공장 등 화재 위험이 낮은 특정소방대상물 내부에 연면적 33제곱미터 이하의 직원 휴게실을 증축하는 경우

4. 자동차 생산공장 등 화재 위험이 낮은 특정소방대상물에 캐노피(3면 이상에 벽이 없는 구조의 캐노피를 말한다)를 설치하는 경우

② 법 제11조제3항에 따라 소방본부장 또는 소방서장은 특정소방대상물이 용도변경되는 경우에는 용도변경되는 부분에 대해서만 용도변경 당시의 소방시설의 설치에 관한 대통령령 또는 화재안전기준을 적용한다. 다만, 다음 각 호의 어느 하나에 해당하는 경우에는 특정소방대상물 전체에 대하여 용도변경 전에 해당 특정소방대상물에 적용되던 소방시설의 설치에 관한 대통령령 또는 화재안전기준을 적용한다. 〈개정 2014.7.7〉

1. 특정소방대상물의 구조·설비가 화재연소 확대 요인이 적어지거나 피난 또는 화재진압활동이 쉬워지도록 변경되는 경우

2. 문화 및 집회시설 중 공연장·집회장·관람장, 판매시설, 운수시설, 창

고시설 중 물류터미널이 불특정 다수인이 이용하는 것이 아닌 일정한 근무자가 이용하는 용도로 변경되는 경우

3. 용도변경으로 인하여 천장·바닥·벽 등에 고정되어 있는 가연성 물질의 양이 줄어드는 경우

4. 「다중이용업소의 안전관리에 관한 특별법」에 따른 다중이용업소, 문화 및 집회시설, 종교시설, 판매시설, 운수시설, 의료시설, 노유자시설, 수련시설, 운동시설, 숙박시설, 위락시설, 창고시설 중 물류터미널, 위험물 저장 및 처리 시설 중 가스시설, 장례식장이 각각 이 호에 규정된 시설 외의 용도로 변경되는 경우

[부록 9] 설치 제외(《피난기구의 화재안전기준(NFSC 301)》 제5조 관련)

별표 5 제7호 피난설비의 설치면제 요건의 규정에 따라 다음 각 호의 어느 하나에 해당하는 소방대상물 또는 그 부분에는 피난기구를 설치하지 아니할 수 있다. 다만, 제4조제2항제2호에 따라 숙박시설(휴양콘도미니엄을 제외한다)에 설치되는 피난밧줄 및 간이완강기의 경우에는 그러하지 아니하다.

1. 다음 각 목의 기준에 적합한 층

　가. 주요구조부가 내화구조로 되어 있어야 할 것

　나. 실내의 면하는 부분의 마감이 불연재료·준불연재료 또는 난연재료로 되어 있고 방화구획이 건축법시행령 제46조의 규정에 적합하게 구획 되어 있어야 할 것

　다. 거실의 각 부분으로부터 직접 복도로 쉽게 통할 수 있어야 할 것

　라. 복도에 2 이상의 특별피난계단 또는 피난계단이「건축법시행령」제35조 에 적합하게 설치되어 있어야 할 것

　마. 복도의 어느 부분에서도 2 이상의 방향으로 각각 다른 계단에 도달할 수 있어야 할 것

2. 다음 각 목의 기준에 적합한 소방대상물 중 그 옥상의 직하층 또는 최상 층(관람집회 및 운동시설 또는 판매시설을 제외한다)

가. 주요구조부가 내화구조로 되어 있어야 할 것

나. 옥상의 면적이 1,500㎡ 이상이어야 할 것

다. 옥상으로 쉽게 통할 수 있는 창 또는 출입구가 설치되어 있어야 할 것

라. 옥상이 소방사다리차가 쉽게 통행할 수 있는 도로(폭 6m 이상의 것을 말

한다. 이하 같다) 또는 공지(공원 또는 광장 등을 말한다. 이하 같다) 에 면하여

설치되어 있거나 옥상으로부터 피난층 또는 지상으로 통하는 2 이상의

피난계단 또는 특별피난계단이 건축법시행령 제35조의 규정에 적합하

게 설치되어 있어야 할 것

3. 주요구조부가 내화구조이고 지하층을 제외한 층수가 4층 이하이며 소방사

다리차가 쉽게 통행할 수 있는 도로 또는 공지에 면하는 부분에 영 제2조

제1호 각 목의 기준에 적합한 개구부가 2 이상 설치되어 있는 층(문화집회

및 운동시설·판매시설 및 영업시설 또는 노유자시설의 용도로 사용되는 층으로서 그

층의 바닥면적이 1,000㎡ 이상인 것을 제외한다)

[부록 10] 소방 시설 등의 자체 점검

1. 관련법 내용

[별표 1] 〈개정 2015.1.9.〉

소방시설등의 자체점검의 구분과 그 대상,

점검자의 자격, 점검 방법·횟수 및 시기(제18조제1항 관련)

1. 소방시설등에 대한 자체점검은 다음 각 목과 같이 구분한다.

가. 작동기능점검 : 소방시설등을 인위적으로 조작하여 정상적으로 작동하는

지를 점검하는 것

나. 종합정밀점검 : 소방시설등의 작동기능점검을 포함하여 소방시설등의 설비

별 주요 구성 부품의 구조기준이 법 제9조제1항에 따라 국민안전처장관

이 정하여 고시하는 화재안전기준 및 「건축법」 등 관련 법령에서 정하는 기준에 적합한지 여부를 점검하는 것을 말한다.

2. 작동기능점검은 다음의 구분에 따라 실시한다.

가. 작동기능점검은 영 제5조에 따른 특정소방대상물을 대상으로 한다. 다만, 다음의 어느 하나에 해당하는 특정소방대상물은 제외한다.

  1) 위험물 제조소등과 영 별표 5에 따라 소화기구만을 설치하는 특정소방대상물

  2) 영 제22조제1항제1호에 해당하는 특정소방대상물

나. 작동기능점검은 해당 특정소방대상물의 관계인·소방안전관리자 또는 소방시설관리업자(소방시설관리사를 포함하여 등록된 기술인력을 말한다)가 점검할 수 있다. 이 경우 소방시설관리업자가 점검하는 경우에는 별표 2에 따른 점검인력 배치기준을 따라야 한다.

다. 작동기능점검은 방수압력측정계, 절연저항계, 전류전압측정계, 열감지기시험기, 연기감지기시험기 등 해당 소방시설의 점검에 필요한 장비를 이용하여 점검한다.

라. 작동기능점검은 연 1회 이상 실시한다.

마. 작동기능점검의 점검시기는 다음과 같다.

  1) 제3호가목에 따른 종합정밀점검대상 : 종합정밀점검을 받은 달부터 6개월이 되는 달에 실시한다.

  2) 제19조제1항에 따라 작동기능점검 결과를 보고하여야 하는 대상 [1)에 해당하는 경우는 제외한다]

    가) 건축물의 사용승인일(건축물의 경우에는 건축물관리대장 또는 건물 등기사항증명서에 기재되어 있는 날, 시설물의 경우에는 「시설물의 안전관리에 관한 특별법」 제16조제1항에 따른 시설물정보관리종합시스템에 저장·관리되고 있는 날을 말하며, 건축물관리대장, 건물 등기사항증명서 및 시설물정보관리종합시스템 으로 확인되지 아니하는 그 외의 경우에는 소방시설완공검사증명서에 기재된 날을 말한다. 이하 이 표에서 같다)이 속하는 달의 말일까지 실시한다.

나) 신규로 건축물의 사용승인을 받은 건축물은 그 다음 해(건축물이 아닌 경우에는 그 특정소방대상물을 이용 또는 사용하기 시작한 해의 다음 해를 말한다. 이하 이 표에서 같다)부터 실시하되, 소방시설완공검사증명서를 받은 후 1년이 경과한 후에 사용승인을 받은 경우에는 사용승인을 받은 그 해부터 실시한다. 다만, 그 해의 작동기능점검은 가)에도 불구하고 사용승인일부터 3개월 이내에 실시할 수 있다.

3) 그 밖의 점검대상 : 연중 실시한다.

3. 종합정밀점검은 다음의 구분에 따라 실시한다.

가. 종합정밀점검은 다음의 어느 하나에 해당하는 특정소방대상물을 대상으로 한다.

1) 스프링클러설비 또는 물분무등소화설비가 설치된 연면적 5,000㎡ 이상인 특정소방대상물(위험물 제조소등은 제외한다). 다만, 아파트는 연면적 5,000㎡ 이상이고 11층 이상인 것만 해당한다.

2) 「다중이용업소의 안전관리에 관한 특별법 시행령」 제2조제1호나목, 같은 조 제2호(비디오물소극장업은 제외한다)·제6호·제7호·제7호의2 및 제7호의5의 다중이용업의 영업장이 설치된 특정소방대상물로서 연면적이 2,000㎡ 이상인 것

3) 제연설비가 설치된 터널

4) 「공공기관의 소방안전관리에 관한 규정」 제2조에 따른 공공기관 중 연면적(터널·지하구의 경우 그 길이와 평균폭을 곱하여 계산된 값을 말한다)이 1,000㎡ 이상인 것으로서 옥내소화전설비 또는 자동화재탐지설비가 설치된 것. 다만, 「소방기본법」 제2조제5호에 따른 소방대가 근무하는 공공기관은 제외한다.

나. 종합정밀점검을 실시할 수 있는 자의 자격은 다음과 같다.

1) 소방시설관리업자(소방시설관리사가 참여한 경우만 해당한다) 또는 소방안전관리자로 선임된 소방시설관리사·소방기술사 1명 이상을 점검자로 한다.

2) 소방시설관리업자가 점검하는 경우에는 별표 2에 따른 점검인력 배치기준을 따라야 한다.

3) 소방안전관리자로 선임된 소방시설관리사·소방기술사가 점검하는 경우에는 영 제23조제1항부터 제3항까지의 어느 하나에 해당하는 소방안전관리자의 자격을 갖춘 사람을 보조점검자로 둘 수 있다.

다. 종합정밀점검은 제18조제2항에 따른 소방시설별 점검 장비를 이용하여 점검한다.

라. 종합정밀점검의 점검횟수는 다음과 같다.

1) 연 1회 이상(영 제22조제1항제1호에 해당하는 특정소방대상물의 경우에는 반기에 1회 이상) 실시한다.

2) 1)에도 불구하고 소방본부장 또는 소방서장은 국민안전처장관이 소방안전관리가 우수하다고 인정한 특정소방대상물에 대해서는 3년의 범위에서 국민안전처장관이 고시하거나 정한 기간 동안 종합정밀점검을 면제할 수 있다. 다만, 면제기간 중 화재가 발생한 경우는 제외한다.

마. 종합정밀점검의 점검시기는 다음 기준에 의한다.

1) 건축물의 사용승인일이 속하는 달의 말일까지 실시한다. 다만, 「공공기관의 안전관리에 관한 규정」 제2조제2호 또는 제5호에 따른 학교의 경우에는 해당 건축물의 사용승인일이 1월에서 6월 사이에 있는 경우에는 6월 30일까지 실시할 수 있다.

2) 1)에도 불구하고 신규로 건축물의 사용승인을 받은 건축물은 그 다음 해부터 실시하되, 건축물의 사용승인일이 속하는 달의 말일까지 실시한다. 다만, 소방시설완공검사증명서를 받은 후 1년이 경과한 이후에 사용승인을 받은 경우에는 사용승인을 받은 그 해부터 실시하되, 그 해의 종합정밀점검은 사용승인일부터 3개월 이내에 실시할 수 있다.

3) 건축물 사용승인일 이후 가목2)에 해당하게 된 때에는 그 다음 해부터 실시한다.

4) 하나의 대지경계선 안에 2개 이상의 점검 대상 건축물이 있는 경우에는 그 건축물 중 사용승인일이 가장 빠른 건축물의 사용승인일을 기준으로 점검할 수 있다.

2. 관련법 요약

	작동 기능 점검	종합 정밀 점검
정의	소방 시설 등을 인위적으로 조작하여 정상적으로 작동하는지 점검한다.	소방 시설 등의 작동 기능 점검을 포함하여, 소방 시설 등의 설비별 주요 구성 부품의 구조 기준이 관련 법령에서 정하는 기준에 적합한지를 점검한다.
대상	특정 소방 대상물	스프링클러 설비 또는 물 분무등 소화 설비가 설치된 연면적 5,000㎡ 이상의 특정 소방 대상물(위험물 제조 소등은 제외한다)
점검 횟수	연 1회 이상 실시	연 1회 이상 실시
점검 시기	* 종합 정밀 점검 대상 : 종합 정밀 점검을 받은 달로부터 6개월이 되는 달 * 그 외 : 연중 실시	* 건축물의 사용 승인일이 속하는 달의 말일까지 실시해야 한다. * 소방 시설 완공 검사 필증을 발급 받은 신축 건축물은 검사 필증을 받은 다음 해부터 실시한다.

[부록 11] 비상 전원 설비에 대한 정의

한국전력공사에서 공급 받는 상용 전력이 정전되었을 경우, 건물 내 자가 발전 설비를 가동해 생산한 전력을 공급하여 기기가 정상 작동될 수 있도록 설치한 설비를 일컫는다(비상 발전기, UPS 등).

[부록 12] 유도등

1. 개념

화재 시에 피난을 유도하기 위한 등이다. 정상적인 상태에서는 상용 전원에 따라 켜지고 상용 전원이 정전됐을 때는 비상 전원으로 자동 전환되어 켜진다.

2. 종류

1) 피난구 유도등 : 피난구 또는 피난 경로로 사용되는 출입구를 표시하여 피난을 유도하는 등을 말한다.

2) 복도 통로 유도등 : 피난 통로가 되는 복도에 설치하는 통로 유도등이다. 사람들에게 피난구의 방향을 알려 준다.

3) 거실 통로 유도등 : 거주, 집무, 집회, 오락 그 밖에 이와 유사한 목적을 위해 계속적으로 사용하는 거실, 주차장 등의 개방된 통로에 설치하는 유도등이다. 피난의 방향을 분명하게 알려 준다.

[부록 13] 의료가스 중 산소 용기를 취급할 때의 주의사항

1. 산소 용기와 가연성 가스는 구분해서 보관한다.

2. 산소 용기나 기구류에는 윤활유 및 그리스 등이 묻지 않도록 한다.

3. 용기가 넘어지는 등으로 인해 받을 수 있는 충격을 방지하는 조치를 취한다.

4. 의료가스를 사용한 후에는 밸브를 잠근다.

5. 고압가스의 충전 용기는 항상 40℃ 이하를 유지한다.

6. 산소의 최고 충전 압력은 35℃에서 150kg/㎠이다.

7. 압력계는 반드시 '금유(Use NO OIl)'라는 표시가 적혀 있는 전용 압력계를 사용해야 한다.

[별표 2] 〈개정 2012.12.7〉

금연구역을 알리는 표지와 흡연실을 설치하는 기준·방법

(제6조제3항 관련)

1. 금연구역을 알리는 표지 설치 방법

가. 표지 부착

　1) 법 제9조제4항 각 호의 어느 하나에 해당하는 시설의 소유자·점유자 또는 관리자는 해당 시설 전체가 금연구역임을 나타내는 표지판 또는 스티커를 달거나 부착하여야 한다.

　2) 표지판 또는 스티커는 해당 시설을 이용하는 자가 잘 볼 수 있도록 건물 출입구에 부착하여야 하며, 그 외 계단, 화장실 등 주요 위치에 부착한다.

　3) 표지판 또는 스티커는 해당 시설의 소유자·점유자 또는 관리자가 제작하여 부착하여야 한다. 다만, 보건복지부장관, 시·도지사 또는 시장·군수·구청장이 표지판 또는 스티커를 제공하는 경우에는 이를 부착할 수 있다.

나. 표지 내용

　1) 각 목에 따른 표지판 또는 스티커에는 다음 사항이 포함되어야 한다.

　가) 금연을 상징하는 그림 또는 문자

(예시)		
	금연건물	〈건물〉
	금연시설	〈시설〉
	금연	〈그 밖의 경우〉

나) 위반시 조치사항

(예시)

이 건물 또는 시설은 전체가 금연구역으로, 지정된 장소 외에서는 담배를 피울 수 없습니다. 이를 위반할 경우, 「국민건강증진법」에 따라 10만 원 이하의 과태료가 부과됩니다.

2) 건물 또는 시설의 규모나 구조에 따라 표지판 또는 스티커의 크기를 다르게 할 수 있으며, 바탕색 및 글씨 색상 등은 그 내용이 눈에 잘 띄도록 배색하여야 한다.

3) 표지판 또는 스티커의 글자는 한글로 표기하되, 필요한 경우에는 영어, 일본어, 중국어 등 외국어를 함께 표기할 수 있다.

4) 필요한 경우 표지판 또는 스티커 하단에 아래 사항을 추가로 표시할 수 있다.

: 위반사항을 발견하신 분은 전화번호 ○○○-○○○○로 신고해주시기 바랍니다.

* 흡연실을 설치하고자 할 때는 관련 법령을 준수해야만 한다.

[부록 15] 의료기관 인증 평가 조사 기준 중 화재 안전 관리 활동 규정에 반드시 포함해야 하는 내용

1. 소방 안전 관리자의 업무

소방 안전 관리자의 업무를 도와주는 소방 관리원을 둘 수 있다.

① 소방 계획서를 작성한다.

② 자위 소방대를 조직한다.

③ 피난 시설·방화 구획 및 방화 시설이 잘 유지되는지 관리한다.

④ 연 1회 소방 훈련 및 교육을 계획하고 시행한다.

⑤ 소방 시설 및 그 밖의 소방 관련 시설을 유지 및 보수, 관리한다.

⑥ 화기 취급을 감독한다.

⑦ 그 밖의 방화 관리상 필요한 업무를 수행한다.

2. 화재 안전 관리 계획(수립 절차, 보고 및 승인, 시기, 방법, 예산 수립 등)

① 소방·방화·전기·가스 시설 및 위험물 시설의 현황

② 소방 시설·피난 시설·방화 시설의 유지, 관리 활동

  - 법적, 자체 또는 위탁, 정기 또는 수시 점검 등을 구분한다.

③ 인화성 위험 물질의 관리(저장 및 취급)

④ 피난 층과 피난 시설의 위치

⑤ 자위 소방대 조직과 대원의 임무에 대한 사항

⑥ 소방 안전 관리 활동 교육 및 훈련(내용, 시기, 방법, 실시 주체 및 대상 등)

⑦ 화재 발생 시 행동 요령(자위 소방대, 부서별 업무 분담)

⑧ 진압 대책

⑨ 환자 유형별 대피 계획, 응급 조치, 후송 계획

⑩ 증축, 개축, 재축, 이전, 대수선 중인 공사장의 소방 안전 관리에 관한 사항

⑪ 소화·연소 방지에 관한 사항

⑫ 금연 및 흡연 구역 설정과 안내

⑬ 금연 안내 및 준수 등

⑭ 흡연자 발견 시 조치

[부록 16] 화재 안전 관리 계획

1. 화재 안전 관리 계획은 특수한 장소일 경우 그 특성에 맞게 수립해야

한다. 그러므로 다음 사항에 중점을 두어 만들도록 한다.

1) 화재 예방을 위한 법적 점검, 위탁 및 자체 검사 계획 및 진압 대책
2) 소방·피난 시설 및 방화 시설의 점검·정비 계획

화기 사용 기구 및 시설 분야, 가연물, 흡연, 전기 설비, 위험물 관련 점검자를 정하고 연간 및 월간 계획 등을 수립한다. 또한 효과적으로 시설물을 점검 및 정비할 수 있도록 해야 한다.

① 건축물 및 공작물의 구조, 용도, 소방 시설, 피난 통보 시설, 피난구, 피난 구획, 방화 구획, 제연 구획, 방화 내장 및 방염 처리 대상물

② 소방 시설 및 위험물의 저장 및 취급 상황 등

③ 자위 소방대 또는 자체 소방 조직의 훈련에 관한 사항

④ 그 밖의 화재 예방 및 연소 방지에 관한 사항

3) 피난 계획(피난층 및 피난 시설의 위치와 피난 경로의 설정 등을 포함한다)

4) 방화 구획, 제연 구획, 건축물의 내부 마감 재료(불연 재료·준불연 재료 또는 난연 재료로 사용된 것을 말한다) 및 방염 물품의 사용 그 밖의 방화 구조 및 설비의 유지·관리 계획

5) 위험물의 저장 및 취급에 관한 사항

6) 방화 관리 대상물의 위치·구조·연면적·용도 및 수용 인원 등 일반 현황

7) 소방 교육 및 훈련에 관한 계획

8) 특정 소방 대상물의 근무자 및 거주자의 자위 소방대 조직과 대원의 임무에 관한 사항

9) 증축, 개축, 재축, 이전, 대수선 중인 특정 소방 대상물에 있어서는

그 공사장의 방화 관리에 관한 사항

10) 공동 및 분임 방화 관리에 관한 사항

11) 방화 관리 대상물에 설치한 소방 시설 및 방화 시설, 전기 시설, 가
　　스 시설 및 위험물 시설의 현황

12) 소화 및 연소 방지에 관한 사항

13) 소방 시설의 유지 관리

　① 각종 소방 시설을 어떤 방법으로 관리하며, 수리는 어떤 경로로 진
　　행할 것인지 정한다.

　② 소방 시설의 보수는 예산이 따르므로 금액의 한계를 명확히 해둔다.

14) 인명 안전 및 그 밖의 관할 소방서장이 명하는 사항

2. 화재 안전 관리 계획의 내용

화재 안전 관리 계획은 방화 관리에 필요한 모든 여건을 포함하면서
도 작성하기 편리하고 효과적으로 쓸 수 있도록 작성되어야 한다.

1) 총칙에 관한 사항

소방 대상물의 방화 관리를 책임지고 추진할 소방 안전 관리자의 권
한을 명확히 한다. 총칙에는 소방 계획의 운용과 적용 범위에 관한 내용
이 들어가야 한다. 규모가 큰 대상처에는 소방대책위원회의 조직과 심의
사항도 포함해야 한다.

2) 방화 관리 대책에 관한 사항

소방 안전 관리자의 업무를 보조할 소방 안전 관리 담당 책임자와 시
설 또는 각종 설비의 검사 담당자의 조직에 관한 사항, 자체 점검의 방법
과 시기 및 정비에 관한 사항, 재해 예방을 위한 소방 계획과 방어 대책
에 관한 사항

3) 소방 활동 대책에 관한 사항

　① 자위 소방대의 조직 편성과 운용에 관한 사항

　② 통보 연락 및 응급 구호에 관한 사항

　③ 방화 활동 및 응급 조치에 관한 사항

　④ 훈련과 자위 소방대의 장비에 관한 사항

4) 기타사항

　① 소방 안전 점검 결과 조치에 관한 사항

　② 소방 훈련 불참자의 조치에 관한 사항

　③ 기타 자체 방화 환경 조성을 위해 외래 강사를 초빙한 소방 교육 계획 등

3. 연간 화재 안전 관리 계획을 정기적으로 수립한다(교육 계획 포함).

관리 계획을 수립할 때는 반드시 예산을 포함해 수립하도록 한다. 만들어진 계획은 경영진에게 보고하고 승인을 얻은 후 시행한다.

[부록 17] 원인별 화재 예방 지침

1. 전기 화재

일상생활을 하는 데 꼭 필요한 전기는 우리나라의 화재 발생 원인 중 가장 높은 비율을 차지한다. 전기 화재는 보통 낡은 전기 기구나 부실 공사로 인해 발생한다. 하지만 최근 들어서는 전기 용품에 대한 지식이나 상식이 부족해서, 또는 사용하는 사람의 부주의나 방심으로 인해 전기 기구가 과열·탄화되어 화재가 발생하는 경우가 날로 늘고 있다. 그러므로 전기 용품을 사용할 때는 올바른 사용법을 익히고 세심한 주의를 가질 필요가 있다.

1) 주요 원인

(1) 전선의 합선 또는 단락에 의한 발화

- 전선이나 전기 기구의 절연체가 파괴되거나 두 가닥의 전선이 어떤 원인에 의해 서로 접촉하면서 순간적으로 큰 전류와 많은 열이 발생한다.

(2) 누전에 의한 발화

- 전선이나 전기 기구 등이 낡으면 절연 불량 등으로 전류가 건물 내의 금속체를 통해 흐르게 된다. 이때 저항 열에 의해서 발열이 일어난다.

(3) 전류(과부하)에 의한 발화

- 전선이 허용할 수 있는 전류의 양을 초과한 전류를 과전류라 한다. 에어컨, 전기다리미, 전자레인지, 동력 등을 동시에 사용할 경우 적정 용량을 초과해 불이 붙는다.

(4) 기타 원인에 의한 발화

- 규격 미달의 전선이나 전기 기계 기구 등의 과열, 배선 및 전기 기계 기구 등의 절연 불량 상태, 정전기로 인한 불꽃 등이 원인이 되어 발생한다.

2) 예방 요령

① 전기 기구를 사용하지 않을 때는 스위치를 끄고 플러그를 뽑아 둔다.

② 가전 제품의 플러그를 뽑을 때는 선을 잡아당기지 않는다. 플러그의 몸체를 잡고 뽑도록 한다.

③ 개폐기(두꺼비집)에는 과전류 차단 장치를 설치한다. 습기나 먼지가

없어 사용하기 쉬운 위치에 부착한다.

④ 개폐기에 사용하는 퓨즈는 규격 퓨즈를 사용한다. 퓨즈가 자주 끊어질 경우 근본적으로 그 원인이 무엇인지를 찾고 개선하도록 한다.

⑤ 각종 전기 공사를 하거나 전기 시설을 설치해야 할 때는 전문 면허업체에 의뢰하여 정확한 규정에 따라 시공하도록 한다.

⑥ 콘센트에 플러그를 깊숙이 꽂지 않으면 콘센트가 흔들려 열이 발생하므로 완전히 꽂아 사용하도록 한다.

⑦ 누전으로 인한 화재를 예방하기 위해 누전 차단기를 설치한다. 한 달에 1~2회 정도 작동 유무를 확인한다.

⑧ 전선을 묶어서 사용하거나 꼬여 있는 상태로 두면 열이 발생해 위험하므로 전선이 꼬이지 않게 조심한다.

⑨ 전기 담요는 자주 밟거나 접어서 사용하면 접힌 부분에서 열이 발생한다. 각종 장식용 트리 등에 설치한 소형 전구는 너무 오랫동안 켜두지 않도록 한다.

⑩ 한 개의 콘센트나 소켓에서 선을 여러 개 끌어 쓰거나, 동시에 여러 개의 전기 기구를 사용하기 위해 전선을 꽂는 문어발식 사용은 하지 않는다.

⑪ 비닐 전선은 열에 견디는 힘이 약하다. 따라서 백열 전등이나 전열 기구 등 고열이 발생하는 기구에는 고무 코드 전선을 사용한다.

⑫ 비닐 전선이나 양탄자 밑으로 전선이 지나지 않도록 한다.

⑬ 전기 기구를 구입할 때는『전』,『검』, 또는『KS』표시가 있는지 확인하고 사용 전에는 반드시 사용 설명서를 읽어 본다.

⑭ 전선이 쇠붙이나 움직이는 물체와 접촉하지 않도록 한다.

2. 담뱃불 화재

담뱃불로 인한 화재는 전체 화재(1998년 기준) 발생 비율의 약 12.2%를 차지하고 있다. 담뱃불의 온도는 약 섭씨 500℃이며 담배를 피우고 있을 때에는 약 섭씨 800℃까지 올라간다. 따라서 담배를 필 때는 지정된 장소에서 흡연하는 습관을 가져야 한다. 담배꽁초는 불씨를 완전히 제거한 후 재떨이에 버려야 한다. 이번에 새로 제정 공포된 「국민건강증진법」에도 공중 출입 장소, 공공 장소, 일정 규모 이상의 건축물에는 반드시 흡연 장소를 지정하여 그 곳에서만 흡연이 가능하도록 지정하고 있다.

1) 주요 원인

① 어른들이 무심코 버린 담배꽁초가 원인이 된다.

② 담배 불씨를 완전히 끄지 않은 채 휴지통에 버려서 발생한다.

③ 재떨이의 담배 불씨를 완전히 끄지 않은 채 재떨이를 쓰레기통에 비우고 퇴근하는 경우에 발생할 수 있다.

2) 예방 요령

① 휘발유, 가스, 화학 약품 등 인화성이 강한 물질이 있는 장소나 실내에서는 금연을 한다. 또한 '금연 구역' 표시판을 붙여 주의를 환기시킨다.

② 잠자리에서는 담배를 피지 않도록 한다.

③ 보행 중에는 되도록이면 흡연을 하지 말고, 꽁초는 아무 데나 버리지 않는다.

④ 흡연은 지정된 장소에서만 하고 담배꽁초는 반드시 재떨이에 버리도록 한다.

⑤ 불씨가 튀지 않도록 재떨이에 약간의 물을 부어 놓는다.

⑥ 담배를 피울 수 있는 장소는 편리하고 안전한 곳을 선택해 '흡연 구역'으로 지정한다.

⑦ 담배를 피우다가 급한 용무로 잠깐 자리를 비울 경우에는 반드시 담뱃불을 끄고 나가야 한다.

3. 방화(放火)

강력 범죄인 동시에 공공 안전에 관한 범죄인 방화(放火)는 최근 들어 발생 횟수가 계속 증가하고 있다. 방화에 의한 화재는 의도적으로 일어나기 때문에 초기 진압이 어려워 많은 재산과 인명 피해를 가져온다.

1) 주요 원인

① 가정불화가 가장 많은 비율을 차지한다. 그 밖에 부부 또는 친구 등과의 싸움, 비관 자살, 주벽, 정신 이상 등의 비정상적인 심리 상태에서도 발생할 수 있다.

② 방화가 잘 일어나는 주요 장소는 차량, 주택, 음식점, 점포, 작업장 순이다.

③ 사회가 발전하면서 보험과 관계된 방화는 더욱 지능화·전문화되고 있다.

2) 예방 요령

① 주변에 정신 질환자가 있으면 행동을 항상 예의주시하도록 한다. 정신 질환자의 보호자는 성냥이나 라이터 등의 보관에 좀 더 신경 쓰도록 한다.

② 실내 청소를 한 후 내다 버린 쓰레기 중 타기 쉬운 물건을 방치하지 않도록 한다. 항상 주변을 깨끗이 정리 정돈한다.

4. 가스 화재

현대 사회에서 가스는 사용하기 편리할 뿐만 아니라 열량이 높고 공해가 적어 가정이나 직장 등에서 주 에너지로 사용되고 있다. 그러나 가스는 잘못 다루면 가스 중독이나 폭발을 동반한 대형 화재를 일으킨다. 따라서 가스 배관과 연소기 등에 대한 정기 점검을 철저히 하고 가스 사용 안전 수칙을 준수해야 한다.

1) 연료 가스의 종류와 특성

(1) 액화 석유 가스(LPG : Liquefied Petroleum Gas)

① 프로판과 부탄이 주성분이다. 공기보다 1.5~2배 정도 무겁기 때문에 밖으로 새어 나가면 낮은 곳에 머문다.

② 주로 용기에 충전해 사용하며 수도권 이외 지역에는 도시가스로도 공급되고 있다.

③ 화학 공업의 원료로 사용된다.

④ LPG는 원래 아무런 냄새나 색깔이 없다. 하지만 가정이나 영업소에서 사용하는 LPG에는 누설을 쉽게 감지하기 위해 마늘 썩은 냄새가 나는 부취제가 섞여 있다.

(2) 액화 천연 가스(LNG : Liquefied Natural Gas)

① 메탄이 주성분이다. 공기보다 0.65배 가벼워 새어 나가면 높은 곳에서부터 머문다.

② 액체 온도가 −162℃ 이하기 때문에 냉열 산업에 이용된다. 액체를 기화시켜 전국적으로는 청정 연료인 도시가스로 공급되고 있으며 주로 화력 발전 연료로 사용된다.

(3) 도시가스

도시가스는 LPG, LNG, 납사(Naphtha, 나프타) 등을 주원료로 사용해 혼합 가스를 만들어 파이프라인을 통해 계획 도시의 수요자에게 공급되는 가스 연료이다. 현재 도시 지역에서는 천연 가스, 기타 지역에서는 LPG에 공기를 혼합한 가스를 사용하고 있다.

(3)-1. 주요 원인
① 실내에 보관한 용기에서 가스가 새어 나온다.
② 점화를 확인하지 못해 새어 나온 가스가 폭발한다.
③ 환기가 잘 안 돼 질식사가 발생한다.
④ 가스를 사용하는 중 장시간 자리를 벗어났을 때 발생한다.
⑤ 성냥불로 가스가 새어 나갔는지 확인하던 중 폭발이 일어난다.
⑥ 호스의 접속이 불량한 상태로 방치되어 있다.
⑦ 조정기를 분해할 때 잘못 조작한 경우이다.
⑧ 코크 조작이 미숙한 경우이다.
⑨ 인화성 물질을 동시에 사용했을 때 발생한다.

(3)-2. 예방 요령
① 사용 전
  − 가스 불을 켜기 전에 가스가 새는 곳이 없는지 냄새를 맡아 확

인한다.

- 가스를 연소시킬 때는 많은 양의 공기가 필요하므로 창문을 열어 실내를 환기시킨다.
- 가스레인지 주위에는 가연물을 가까이 두지 않는다.

② 사용 중

- 점화용 손잡이를 천천히 돌려 점화시키고 기구에 불이 붙어 있는지 꼭 확인한다.
- 요리를 할 때는 자리를 비우지 않도록 한다.
- 가스를 연소시킬 때는 파란 불꽃이 되도록 공기 조절기를 사용한다.

③ 사용 후

- 가스를 사용한 후에는 코크와 중간 밸브를 꼭 잠근다.
- 가스레인지는 자주 옮기지 말고 한곳에 고정시켜 사용한다.

④ 평상시

- 연소 시 불 구멍(버너 헤드)이 막히지 않도록 항상 깨끗이 청소한다. 호스(배관)와 이음새 부분에서 가스가 새지 않는지 확인하기 위해 수시로 비눗물이나 점검액 등을 이용한 점검을 한다.
- LPG 용기는 직사광선을 피해 보관하도록 한다.

⑤ 가스가 새어 나갔을 때

- 가스가 샌 것을 발견하는 즉시 코크와 중간 밸브, 용기 밸브(도시가스는 메인 밸브)까지 잠근다.
- 주변의 불씨를 없애고 전기 기구는 조작하지 않도록 한다.
- 창문과 출입문 등을 열어 환기시키고, 빗자루나 방석, 부채 등으로 새어 나온 가스를 쓸어낸다.

5. 불티 화재

각종 작업을 수행할 때 불이 사용되면 불티는 예기치 않은 화재를 발생시킨다. 발생 원인에 있어서도 높은 위치를 차지하고 있다. 따라서 작업을 할 때는 주위에 있는 가연성 물질을 제거하도록 한다. 또한 소화기나 소화수를 비치하는 등 안전 조치를 취한 뒤 진행해야 한다.

1) 주요 원인

① 용접 부주의로 인해 불티가 가연물에 떨어져 발생한다.

② 용접 물체가 가열되어 주위의 가연물에 불이 붙으면서 발생한다.

③ 모닥불, 소각장 등의 불티가 바람에 날려 발생한다.

④ 배관을 용접하거나 절단할 때 배관의 보온 재료에 불티가 옮겨 붙어 발생한다.

⑤ 용접 작업장 인근에 방치되어 있는 위험물이나 가연물 등에 불티가 튀어 발생한다.

2) 예방 요령

① 용접 작업을 하거나 쓰레기를 태울 때는 소화기나 소화수 등을 비치한 후 진행한다.

② 용접 작업장 부근의 연소 위험이 있는 위험·가연물을 제거한 후 작업한다.

③ 천정 부근에서 용접 작업을 할 때 불티가 떨어져 화재가 발생할 위험이 없는지 확인한다.

④ 모닥불 등은 충분히 소화시킨 후 재연소의 발화 위험을 없애기 위해 땅속에 완전히 묻는다.

⑤ 쓰레기나 문서 등을 태울 때는 감시인의 책임하에 안전하게 진행
  한다.

[부록 18] 수동식 소화기의 적응 화재 표시 방법

종류	내용	소화기의 표시 방법
A급 (일반 화재)	나무, 옷감, 종이, 고무, 플라스틱 등의 가연물이 타고 나서 재가 남는 화재	보통 화재용 A
B급 (유류 화재)	인화성 액체, 가스, 유류 등이 타고 나서 재를 남기지 않는 화재	유류 화재용 B
C급 (전기 화재)	통전 중인 전기 기기 등의 화재	전기 화재용 C

[부록 19] 소화기 설치 대상(「소방시설 설치·유지 및 안전관리에 관한 법률 시행령」
  별표 5 참고)

1. 특정 소방 대상물 중 연면적이 33㎡ 이상인 곳에 해당 용도의 바닥
   면적 50㎡마다 능력 단위 1단위 이상의 소화기를 설치한다.

2. 각 층마다 설치를 할 때, 소형 소화기는 보행 거리 20m 이내마다 설
   치한다. 대형 소화기는 보행 거리 30m 이내마다 배치하도록 한다.

3. 가연성 물질이 없는 작업장의 경우, 작업장 상황에 맞게 보행 거리를
   완화하여 배치할 수 있다.

4. 지하구는 화재가 발생할 우려가 있거나 사람이 접근하기 쉬운 장소에
   한해 설치할 수 있다.

5. 특정 소방 대상물의 각 층은 거실이 두 개 이상인 형태로 구획되어야 한다. 바닥 면적이 33㎡ 이상으로 구획된 거실에도 각각 배치하도록 한다.

6. 능력 단위가 2 이상인 대상물에는 간이 소화 용구의 능력 단위가 전체 능력 단위의 1/2을 넘지 않도록 한다.

7. 자동 소화 장치를 제외한 소화 기구는 사용자가 손쉽게 사용할 수 있는 장소에 둔다. 바닥으로부터 1.5m가 넘지 않는 높이에 비치한다.

8. 소화기를 비치한 장소에는 소화기 종류에 따라 보기 쉬운 위치에 표지를 부착한다('소화기', '투척용 소화 용구', '소화용 모래' 등).

9. 소형 소화기를 설치해야 하는 특정 소방 대상물 또는 그 부분에 옥내 소화전, 스프링클러, 물 분무 소화 설비, 옥외 소화전을 설치하면 소형 소화기 갯수를 2/3, 대형 소화기 같은 경우는 1/2 정도 줄일 수 있다. 그러나 층수가 11층 이상인 의료시설은 해당되지 않는다.

10. 대형 소화기를 설치해야 하는 특정 소방 대상물 또는 그 부분에 옥내 소화전, 스프링쿨러, 물 분무 소화 설비, 옥외 소화전을 설치한 경우 대형 소화기는 설치하지 않아도 되는 경우가 있다.

[부록 20] 부속 용도별 추가 소화 기구(《소화기 화재안전기준》 별표4)

보일러실과 관리자의 출입이 곤란한 변전실·송전실·변압기실·배전반실(불연 재료로 된 상자 안에 장치된 것 제외) 등은 해당 용도의 바닥 면적이 25㎡인 곳마다 능력 단위가 1단위 이상인 소화기를 비치한다(병원 내 지하층의 전기실, 주차장, 보일러실 등은 병원 건물의 부속 용도이므로 병원 건물의 주 용도와 동일한 분류에 해당한다).

[부록 21] 이산화탄소 또는 할로겐 화합물 소화기의 설치 제한 장소(《소화기구의 화재안전기준》 제4조 참고)

이산화탄소 또는 할로겐 화합물(할론 1301과 청정 소화 약제 제외)을 방사하는 소화 기구(분사식 자동 확산 소화 장치 제외)는 지하층이나 무창 층 또는 밀폐된 거실에 설치한다. 바닥 면적이 20㎡ 미만인 장소에는 설치할 수 없지만, 배기를 위한 유효한 개구부가 있는 장소에는 설치해도 된다.

[부록 22] 무창층

개구부(건축물에서 채광, 환기, 통풍, 출입을 위해 만든 출입구 및 이와 유사한 것)는 다음의 조건을 모두 갖추어야 한다.

① 지름 50cm 이상의 원이 내접할 수 있는 크기여야 한다.

② 해당 층의 바닥 면으로부터 개구부 아랫부분까지의 높이가 1.2m 이내여야 한다.

③ 도로 또는 차량이 진입할 수 있는 빈 공터를 향해야 한다.

④ 화재 시 건축물로부터 쉽게 피난할 수 있도록 창살이나 그 밖의 장애물이 설치되면 안 된다.

⑤ 내부 또는 외부에서 쉽게 부수거나 열 수 있어야 한다.

[부록 23] 이산화탄소 소화 설비의 장·단점

1. 장점:심부 화재에 적합하고, 전기 화재 시 사용하면 좋다. 진화 후 주변이 깨끗하다. 피연소물에 피해가 적다.

2. 단점:질식과 동상의 우려가 있고 소음이 크다. 고압이기 때문에 특별한 주의가 필요하다.

8장. 정보 보호 및 보안

개인정보는 살아 있는 개인에 관한 정보이다. 성명 및 주민등록번호, 영상 등을 통해 개인을 알아볼 수 있는 정보를 뜻한다.

개인정보의 유출은 명의 도용, 전화 사기 등과 같은 정신적·금전적 피해를 일으키기 때문에 프라이버시뿐만 아니라 개인정보도 보호를 받아야 한다.

학습목표

1. 「개인정보 보호법」에 관한 주요 법령을 안다.

2. 의료기관의 개인정보 처리 기준에 대해 이해하고 이를 실천할 수 있다.

3. 개인정보 처리 단계별 조치 기준을 이해하고 이를 실천할 수 있다.

가. 「개인정보 보호법」의 주요 내용

1. 「개인정보 보호법」 제정 및 시행

1) 「개인정보 보호법」은 약 350만의 모든 공공기관과 사업자를 규율 대상
으로 확대하여, 법 적용의 사각지대를 해소하고자 한다.

2) 대통령 소속으로 '개인정보보호위원회'를 구성하여, 주요 정책 사안
들을 심의하고 의결한다.

3) 「공공기관의 개인정보보호에 관한 법률」을 폐지하고, 「정보통신망 이
용촉진 및 정보보호 등에 관한 법률」의 일부 조항을 흡수한다.

2. 법률 적용 대상 및 적용 범위 확대

1) 적용 대상 확대:공공기관과 민간기관에 통합 적용한다.

① 국회·법원·헌법재판소·중앙선거관리위원회 등 공공기관으로 대상
을 확대한다.

② 의료기관, 협회·동창회 등 비영리단체로 대상을 확대한다.

③ 온라인 사업자에서 오프라인 사업자까지 대상을 확대한다.

2) 적용 범위 확대:전자 기록뿐만 아니라 손으로 기록한 개인정보도 보
호 대상으로 확대되었다.

3. 고유 식별 정보의 처리 제한

① 원칙적인 처리를 금지한다.

– 정보 주체가 별도로 동의하거나 법령에 대한 근거가 있는 경우

등은 예외로 허용한다.

② 인터넷상에서 주민등록번호 외의 회원 가입 방법을 제공하는 것을 의무화 대상으로 확대한다(정보통신 사업자 → 공공기관, 하루 1만 명 이상의 개인정보 처리자).

③ 주민등록번호 등 고유 식별 정보를 처리할 때는 암호화 등의 안전 조치 확보가 의무이다.

4. 영상정보처리기기에 대한 규제

1) 공공기관에서 민간기관까지 범위 확대

- 법령, 범죄 예방·수사, 시설 안전 및 화재 예방, 교통 단속 등
- 녹음 기능, 임의 조작 금지

2) 규율 대상 확대

- 기존의 '폐쇄회로 텔레비전(CCTV)'에서 네트워크 카메라를 포함한다.

3) 공개된 장소에서의 예시 및 판례

(1) 공개된 장소의 예시

① 도로, 공원, 공항, 항만, 주차장, 놀이터, 지하철역 등의 공공장소

② 백화점, 대형 마트, 상가, 놀이공원(테마파크) 등의 시설

③ 버스, 택시 등 누구나 이용할 수 있는 대중교통

(2) 공개된 장소에 대한 판례

① 다른 도로와 연결되어 있고 차단기가 설치되어 있지 않거나 설치되어 있더라도 별다른 통제가 없고 개방되어 누구나 차량으로 통행하

는 아파트 단지 또는 대학 구내의 통행로는 불특정 다수의 사람이
나 차량의 통행을 위하여 공개된 장소로 본다(대법원 2006. 1. 13 선
고 2005도6986 판결).

② 특정상가 건물을 위한 것이 아니고 관리인이 상주·관리하지 않
고 출입차단장치가 없으며 무료로 운영되어 불특정 다수인이 수시
로 이용할 수 있는 공영주차장은 불특정 다수의 사람 또는 차량의
통행을 위하여 공개된 장소로 본다(대법원 2005. 9. 15 선고 2005도
3781 판결).

4) 영상정보처리기기의 설치를 규정하는 법령

관련 법령	내용
「주차장법 시행규칙」	주차대수 30대를 초과하는 규모의 자주식 주차장으로서 지하식 또는 건축물식에 의한 노외 주차장에는 관리사무소에서 주차장 내부 전체를 볼 수 있는 폐쇄회로 텔레비전 및 녹화장치를 포함하는 방범 설비를 설치·관리하여야 함(제6조 제1항 제11호)
「주택법 시행규칙」	주택단지에 폐쇄회로 텔레비전을 설치하거나 설치한 폐쇄회로 텔레비전을 보수하려는 경우에는 이를 법 제47조에 따른 장기수선계획에 반영하여야 함(제24조의 2)
「아동복지법」	유치원, 초등학교, 특수학교, 보육시설, 도시공원 등 아동보호구역으로 지정된 시설에서는 폐쇄회로 텔레비전을 설치·운영할 수 있음(제9조의 2)
「폐광지역개발 자원에 관한 특별법 시행령」	카지노사업자는 호텔의 내부 및 외부의 주요지점에 폐쇄회로 텔레비전을 설치·운영하여야 함(제14조 제2항)
「외국인보호규칙」	외국인보호시설의 소장은 보호시설의 안전대책 확보를 위하여 폐쇄회로 텔레비전을 설치·운영할 수 있음(제37조)
「공중위생관리법 시행규칙」	목욕장업자는 목욕실, 발한실, 탈의실 이외의 시설에 무인감시카메라를 설치할 수 있음(제2조 관련)
「국제항해선박 및 항만시설의 보안에 관한 법률 시행규칙」	국제여객선터미널의 여객 대기지역, 항만시설 내 국토해양부령으로 정하는 지역에 설치하는 울타리 등에 폐쇄회로 텔레비전을 설치하여야 함(제 38조 관련)
「생명윤리 및 안전에 관한 법률 시행규칙」	체세포복제배아연구기간은 실험실 및 보관시설의 감시를 위하여 CCTV 등을 설치하여야 함(제29조 제1항 관련)
「지하공공보도시설의 결정·구조 및 설치기준에 관한 규칙」	지하공공보도시설의 중앙방재실은 자체 감시카메라(CCTV) 설비를 갖추어야 함(제12조)

5) 개인의 사생활을 현저하게 침해할 우려가 있는 장소에 대한 예외적 설치·운영의 허용

관련 법령	내용
「형의 집행 및 수용자의 처우에 관한 법률」	교정시설(제2조 제4호)
「정신보건법」	정신의료기관(수용시설을 갖추고 있는 것만 해당) 정신질환자사회복귀시설 정신요양시설(제3조 제3호~제5호)

5. 유출 통지, 집단 분쟁 조정 및 단체 소송

1) 개인정보 유출 사실 통지를 의무화한다.

2) 집단 분쟁 조정을 도입한다(재판상 화해 효력을 부여한다).

- 개인정보 피해가 대부분 소액 사건인 점을 고려한다.

3) 단체 소송(권리 침해 중지)을 도입한다.

- 재산 피해에 관한 단체 소송은 제외한다.

6. 개인정보보호위원회 및 분쟁조정위원회

1) 개인정보보호위원회 설치

- 공공 및 민간 부문 정책의 심의·의결

- 대통령 소속 위원회

2) 개인정보 분쟁조정위원회의 기능 확대

- (기존) 15인 이내(민간단체 한정) → (확대) 20인 이내(모든 공공기관, 민간단체 포함)

7. 주민번호 수집 법정 주의(법 개정)

- 개정법 제24조의 2 제1항

    - 법령에서 구체적으로 주민등록번호 처리를 요구·허용한 경우

    - 정보의 주체 또는 제3자의 급박한 생명, 신체, 재산, 이익을 위해 명백히 필요하다고 인정되는 경우

    - 기타 이에 준하는 경우로 행정자치부령으로 정하는 경우

    ※ 이미 보유하고 있는 주민번호 중 법령상 근거가 없는 경우에는 법 시행 후 2년 이내에 파기한다.

8. 과징금 및 징계 권고 제도(법 개정)

  ① 개정법 제34조의 2, 제76조, 제65조

  ② 주민등록번호를 분실·도난·유출·변조 또는 훼손한 경우 5억 원 이하의 과징금을 부과하고 징수한다. 단, 주민번호 안전성 확보 조치를 이행했을 시 과징금은 면제된다.

  ③ 과징금을 부과한 행위에 대해 과태료를 부과하는 것은 금지한다(과태료 규정 적용 특례).

  ④ 행정자치부장관의 징계 권고 대상에 개인정보 처리자의 대표자(CEO) 및 책임이 있는 임원이 포함되는 징계 권고 제도를 도입한다.

9. 「개인정보 보호법」과 「의료법」

- 「의료법」과의 적용 관계

  - 「개인정보 보호법」은 일반법이므로, 다른 법률에 개인정보와 관련된 특별 규정이 있는 경우를 제외하고는 「개인정보 보호법」을 적용한다.

  - 「의료법」에 따른 진료 기록부, 조산 기록부, 간호 기록부, 환자 명부, 수술 기록부, 처방전 등을 위한 개인정보 수집·열람·제공은 「의료법」 규정이 우선적으로 적용된다.

  - 「의료법」에 규정되어 있지 않은 사항은 「개인정보 보호법」에 따라 처리한다.

    : 영상정보처리기기의 설치 운영 제한, 유출 통지제, 집단 분쟁 조정제, 권리 침해 중지를 위한 단체 소송 등은 「의료법」 수범자에게도 모두 적용된다.

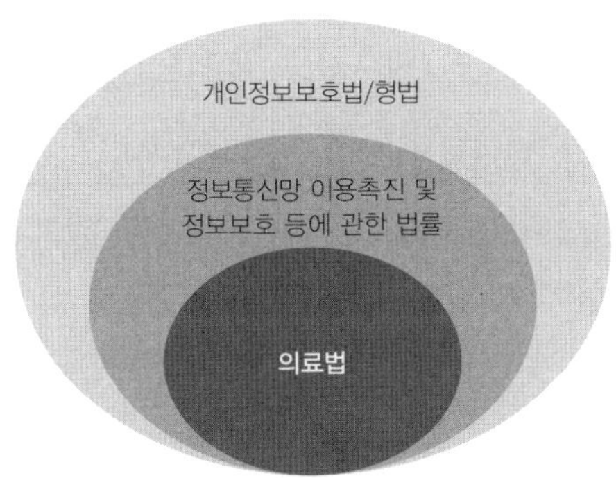

법률 적용 범위

나. 의료기관의 개인정보 처리 기준

1. 환자의 개인정보 처리 기준

1) 진료 신청 과정 중 환자의 개인정보 처리 기준

(1) 진료 신청 시 환자의 동의 없이 수집할 수 있는 개인정보

① 인터넷, 전화 등으로 진료 예약 시 : 성명, 생년월일, 주소, 연락처

② 방문에 의한 진료 신청 시 : 성명, 주민등록번호, 주소, 연락처, 진료 과목

(2) 정보 주체의 동의 없이 수집 가능한 진료 목적의 범위

① 진료와 직접 관련된 진료 신청, 진단, 검사, 치료, 수납 등 업무

② 진료 신청 문자 발송, 검사 결과 통보 등의 업무

③ 병원 이전 또는 휴업에 관한 정보

(3) 14세 미만의 경우, 법정 대리인의 동의를 받아 개인 정보 수집 가능

2) 진료 과정 중 환자의 개인정보 처리 기준

(1) 진료 과정 중 환자의 동의 없이 수집할 수 있는 개인정보

① 진료 기록부 : 성명, 주소, 연락처, 주민등록번호 등의 인적 사항, 주된 증상(병력, 가족력은 추가로 기록 가능), 진단 결과, 치료 내용, 진료 일시

② 처방전 : 환자의 성명 및 주민등록번호, 처방 의약품의 명칭·분량·용법 및 용량 등

(2) 법률에 따른 의료인의 개인정보 제공 의무

① 진료 환자의 진료 기록 송부 : 환자나 환자 보호자의 동의를 얻은 경우에 한한다(「의료법」 제21조).

② 감염병 환자 등 신고(「감염병의 예방 및 관리에 관한 법률」 제11조)

③ 응급 환자의 이송(「응급의료에 관한 법률」 제11조)

④ 감염인 진단 후 검안 사실 신고(「후천성면역결핍증 예방법」 제5조)

⑤ 특정수혈부작용 신고(「혈액관리법」 제10조)

⑥ 뇌사추정자 신고(「장기 등 이식에 관한 법률」 제17조)

(3) 법률 규정에 따라 환자의 정보 제공 가능: 국민건강보험공단, 건강
보험심사평가원, 법원, 국민연금공단, 보험회사 등

(4) 「의료법」에 따른 보존 기간이 아직 남아 있는 개인정보는 삭제할
수 없다.

3) 처방 과정 중 환자의 개인정보 처리 기준

(1) 처방 과정 중 처방전을 작성·교부·발급할 때는 환자 정보를 보호
하기 위한 안전성 확보 조치가 필요하다.

(2) 진료비 수납을 위한 최소한의 정보(카드 번호, 카드 승인 번호 등)는
수집이 가능하다.

2. 의료 인력의 개인정보 처리 기준

1) 채용 준비 단계

(1) 인재 선발을 위해 필요한 개인정보는 정보 주체의 동의 없이 수
집·이용이 가능하다.

− 의료기관은 지원자의 요구가 있는 경우, 개인정보의 수집 출처,
개인정보 처리 목적, 개인정보 처리 정지 요구권이 있음을 알려
야 한다.

(2) 주민등록번호 수집은 법령에서 구체적으로 허용한 경우에만 수집

이 가능하다.

(3) 지원자의 개인정보는 안전하게 관리한다.

① 채용 전형 단계별로 개인정보를 취급하는 담당자는 최소한으로 둔다.

② 채용 대행업체에 위탁할 경우, 문서로 위탁 계약을 하고 안전하게 관리, 감독한다.

2) 채용 결정 단계

(1) 근로 계약서, 임금 대장 등을 위한 개인정보 수집은 정보 주체의 동의 없이도 가능하다.

① 주민등록번호 수집도 동의 없이 수집이 가능하다(「근로기준법 시행령」 제27조).

② 민감 정보 수집은 별도의 동의가 필요하다.

③ 업무상 반드시 필요해 개인정보를 제3자에게 제공하고 공개하는 일은 정보 주체의 동의를 얻어야 한다.

(2) 법령상 의무 준수를 위한 주민등록번호의 수집 및 이용은 주체의 동의 없이도 처리가 가능하다.

– 「소득세법」에 따른 연말 정산 등

(3) 가족의 동의 없이 개인정보를 수집하고 이용하는 것이 가능하다.

– 근로자 가족의 복리후생을 위한 업무 처리 등

3) 고용 유지 단계

(1) 근로 계약 이행에 필요한 개인정보는 근로자의 동의 없이 활용이 가능하다.

① 인력 배치 및 전보, 파견, 휴직 등

② 징계 처분, 해고 등의 불이익 처분을 공개하고자 하는 경우에는 근로자의 동의가 필요하다.

(2) 근로자에 대한 객관적인 성과·실적 등의 인사평가 정보는 정보 주체에게 공개한다.

(3) 노동조합, 공공기관 등 제3자가 급여를 제공할 때는 정보 주체의 동의가 필요하다.

(4) 외부기관에 교육을 위탁하기 위해 개인정보를 제공하는 경우는 문서로 시행해야 한다.

4) 고용 종료 단계

(1) 퇴직 의료 인력의 개인정부는 지체 없이 삭제한다.

① 의료 인력의 경력 증명 등에 관한 정보는 퇴직 후 최소 3년간 별도로 보관한다(「근로기준법」 제39조 및 「근로기준법 시행령」 제19조).

② 퇴직 근로자의 경력 증명 정보를 3년 이상 보관하고자 하는 경우, 퇴직 시점에 퇴직 근로자의 동의를 받은 다음 보관해야 한다.

(2) 퇴직 근로자의 개인정보를 제3자에게 제공할 경우, 정보 주체의 동의가 필요하다.

① 순수 친목 단체의 퇴직 근로자 모임은 주체의 동의 없이 개인정보 수집이 가능하다.

② 단, 의료기관에 제공하고자 할 경우에는 퇴직 근로자의 동의가 필요하다.

Q1. 인터넷 진료 예약 시 주민등록번호를 요구하면 「개인정보 보호법」에 위반되나요?

* 위 질문에 대한 의견을 적어보세요.

Q2. 예방 접종 안내를 위해 환자에게 SMS를 보낼 때 환자의 동의 없이 보낼 수 있나요?

* 위 질문에 대한 의견을 적어보세요.

Q3. 환자가 입원을 하는 경우, 병원비 등을 원활하게 받기 위해 내부 규정에 따라 연대 보증인을 세우게 하고 있습니다. 이러한 경우를 진료 목적의 범위에 해당한다고 보았을 때, 연대 보증인의 동의 없이 주민등록번호를 포함한 개인정보를 수집하고 이용해도 되나요?

* 위 질문에 대한 의견을 적어보세요.

Q4. 의학·치과의학·한방의학 또는 간호학을 전공하는 학생이 진료 과정을 참관하고자 하는 경우, 환자에게 동의를 받아야 하나요?

* 위 질문에 대한 의견을 적어보세요.

Q5. 병원에서 진료를 받으려면, 환자는 반드시 〈개인정보 활용 동의서〉에 서명해야 하나요?

* 위 질문에 대한 의견을 적어보세요.

Q6. 어떤 환자에 대해 병원에 입원하고 있는지의 여부를 전화로 문의 받을 경우 알려줘도 되나요?

* 위 질문에 대한 의견을 적어보세요.

Q7. 홈페이지의 상담 코너에 질문을 하고 답변을 받을 때 성명과 이메일 주소를
입력하도록 되어 있는데 이 경우에도 동의를 받아야 하나요?

* 위 질문에 대한 의견을 적어보세요.

Q8. 진료실 앞 모니터에 대기자 명단을 게시하고 있습니다. 모니터에 환자의 이름
을 다 보여줘도 되나요?　　　　　　　* 위 질문에 대한 의견을 적어보세요.

Q9. 의료기관이 입사 지원자의 개인정보를 수집하고자 할 때, 〈개인정보 수집 동
의서〉를 별도로 받아야 하나요?　　　　* 위 질문에 대한 의견을 적어보세요.

Q10. 임직원의 복리후생을 위해 임직원 가족의 개인정보를 수집하는 경우, 가족
구성원의 동의를 받아야 하나요?　　　　* 위 질문에 대한 의견을 적어보세요.

Q11. 「개인정보 보호법」이 시행되기 전부터 보관하고 있던 퇴직 근로자 개인정보
는 보관을 하려면 별도의 동의를 받아야 하나요? 아니면 없애야 하나요?
* 위 질문에 대한 의견을 적어보세요.

Q12. 퇴직한 근로자의 개인정보는 언제 없애야 하나요?
* 위 질문에 대한 의견을 적어보세요.

다. 개인정보 처리 단계별 조치 기준

1. 개인정보의 수집·이용

1) 주체의 동의 없이 수집·이용이 가능한 경우

: 진료 목적의 개인정보는 환자의 동의 없이 수집·이용이 가능하다.

- 진료 신청서 : 성명, 주민등록번호, 진료 과목, 전화번호, 환자 등록 번호 등
- 선택 진료 신청서
- 진료 기록부
- 조산 기록부
- 간호 기록부
- 환자 명부
- 처방전
- 검사 소견서
- 진단서
- 요양 급여 의뢰서 등

2) 법률에 따른 의료인의 개인정보 제공 의무

(1) 감염병 환자, 감염병 의사 환자 또는 병원체 보유자 신고 의무 : 성명, 주민등록번호, 전화번호, 직업, 성별, 주소, 감염 병명, 발병일 등

(2) 응급 환자 이송 이무 : 환자 성명, 주민등록번호, 주소, 응급 처치 후 환자 상태, 응급 처치사항 등

(3) 감염인 진단 후 검안 사실 신고 의무 : 사망자 성명, 주민등록번호, 주소, 검사 소견, 추정 감염 경로 등

(4) 특정 수혈 부작용 신고 의무:수혈자의 성명, 내원 당시의 질환명, 수혈 받은 의료기관명, 수혈 전 검사 결과 등

(5) 뇌사 추정자 신고 의무:뇌사 추정자의 성명, 생년월일 및 주소, 뇌사 추정자의 상태 및 발생 원인

3) 주체의 동의를 받아야 수집·이용이 가능한 경우

(1) 고객 관리를 위한 개인정보는 별도의 동의가 필요하다.

① 수집 목적:DM, SMS 등을 통한 홍보 및 마케팅

② 수집 항목:환자의 인적사항 등

③ 수집 방법:고객정보 수집·이용에 동의한 환자의 정보만 수집할 수 있다.

(2) 홈페이지 회원의 개인정보를 수집하려고 할 때는 정보 주체의 동의가 필요하다.

① 수집 목적:홈페이지 회원 관리

② 수집 항목:필수 정보(성명, ID, 비밀번호), 선택 정보(생년월일, 전화번호, 이메일, 관심 정보 등)

※ 주의:홈페이지 회원 정보 중 주민등록번호는 수집하면 안 된다.

2. 개인정보의 위탁 관리

1) 개인정보 처리를 위탁할 때는 이를 문서화해야 한다.

(1) 문서화에 포함되어야 할 내용

① 위탁 업무 목적 외 개인정보 처리를 금지하는 것에 관한 사항

② 개인정보의 기술적·관리적 보호 조치에 관한 사항

③ 위탁 업무의 목적 및 범위

④ 재위탁 제한에 관한 사항

⑤ 개인정보에 대한 접근 제한 등 안전성 확보 조치에 관한 사항

⑥ 위탁 업무 관련 개인정보의 관리 현황 점검 등 감독에 관한 사항

⑦ 수탁자가 준수해야 할 의무를 위반했을 때 손해 배상 등의 책임에
관한 사항

2) 개인정보 처리를 위탁할 때의 공개 및 관리·감독하는 방법 등

① 위탁 사실 공개 장소

- 인터넷 홈페이지

- 사업장 등 보기 쉬운 장소

② 위탁에 대한 관리 감독

- 개인정보가 분실, 도난, 유출, 변조, 훼손되지 않도록 수탁자가
감독한다.

③ 손해 배상 책임

- 수탁자가 「개인정보 보호법」을 위반하여 손해 배상 책임이 있는
경우, 개인정보 처리자(위탁자)의 소속 직원으로 간주한다.

3) 개인정보 이전을 위한 통지

① 개인정보를 옮기기 전에 정보의 주체에게 통지해야 한다.

- 개인정보를 이전하려는 사실

- 개인정보를 이전 받는 자의 성명, 주소, 전화번호 및 그 밖의 연
락처

- 정보 주체가 개인정보의 이전을 원하지 않는 경우 조치할 수 있
  는 방법 및 절차
② 영업 양도 등에 따른 통지 방법
 - 서면, 전자우편, 팩스, 전화, 문자 전송 또는 이에 상당하는 방
  법을 이용한다.
 - 통지사항을 정보 주체에게 알릴 수 없는 경우에는 해당 사항을
  인터넷 홈페이지에 30일 이상 게재해야 한다.

4) 영상정보처리기기의 설치 및 운영
(1) 공개된 장소에 영상정보처리기기를 설치하는 경우
① 법령에서 구체적으로 허용한 경우
② 범죄의 예방 및 수사를 위해 필요한 경우
③ 시설 안전 및 화재 예방을 위해 필요한 경우
④ 교통 단속, 교통정보의 수집·분석 및 제공을 위해 필요한 경우

※ 공개된 장소 : 정보 주체가 접근하거나 돌아다닐 때 제한을 받지 않
  는 장소(병원 내 대기실, 접수대, 휴게실, 주차장 등)
※ 비공개 장소 : 설치는 가능하지만, 정보 주체(환자)로부터 동의를 받
  아야 한다(진료실, 입원실, 수술실 등 치료가 목적인 공간).

(2) 영상정보처리기기의 임의 조작 및 녹음은 금지

(3) 안내판 설치를 통한 설치·운영 사실 공개
① 설치 목적 및 장소

② 촬영 범위 및 시간

③ 관리 책임자의 성명(직책) 및 연락처

④ (영상정보처리기기의 설치·운영을 위탁한 경우) 위탁받는 자의 명칭 및 연락처

(4) 영상정보처리기기의 운영 및 영상 정보 관리

① 녹음은 정보 주체의 동의를 받은 경우에 가능하다(「통신비밀보호법」 제3조).

② 촬영 자료에는 개인정보 처리 방침, 안전성 확보 조치 등 「개인정보보호법」상의 모든 규정이 적용된다.

※ 영상정보처리기기 운영·관리 방침을 별도로 수립하여 홈페이지에 게시하거나 개인정보 처리 방침에 포함해 공개해야 한다.

본 건물 내부는

_______________________목적으로

영상정보처리기기를 운영하고 있습니다.

- 설치장소 및 대수: _______________
- 촬 영 범 위: _________________
- 촬 영 시 간: _________________
- 관리책임자: _________________
  (전화: _________________)

5) 개인정보의 안전성 확보

(1) 내부 관리에 관한 계획 수립 및 시행

① 개인정보 보호 책임자 지정에 관한 사항

② 개인정보 보호 책임자 및 개인정보 취급자의 역할과 책임에 관한 사항

③ 개인정보의 안전성 확보에 관한 사항

④ 개인정보 취급자를 위한 교육에 관한 사항

⑤ 그 밖에 개인정보 보호를 위해 필요한 사항

※ 예외:상시 근로자 수가 5명 미만인 소규모 의료기관 같은 경우는 내부 관리 계획을 수립하지 않아도 된다.

(2) 접근 권한 관리

① 업무별 사용자에 대한 그룹별 접근 권한 설정

② 접근 권한 부여, 변경, 말소 내역 기록

<개인정보 보호에 대한 내부 관리 계획 가이드>

제1장 총칙

제1조(목적)

제2조(적용 범위)

제3조(용어 정의)

제2장 내부 관리 계획의 수립 및 시행

제4조(내부 관리 계획의 수립 및 승인)

제5조(내부 관리 계획의 공표)

제3장 개인정보 보호 책임자의 의무와 책임

제6조(개인정보 보호 책임자 지정)

(3) 비밀번호 관리

① 안전한 비밀번호 작성 규칙을 수립하고 적용한다.

② 비밀번호 분실 시, SMS 등으로 본인 확인 절차를 거쳐 비밀번호를 재설정한다.

(4) 접근 통제 시스템의 설치·운영 및 암호화

① 정보 통신망을 통한 불법적인 접근 및 침해 사고를 방지하기 위해 침입 차단 시스템(Firewall) 또는 침입 방지 시스템(IPS) 등을 설치하고 운영한다.

② 외부에서 개인정보 처리 시스템에 접속하려는 경우, 가상 사설망(VPN) 또는 전용선 등의 안전한 접속 수단을 적용한다.

③ 개인정보 암호화에 대한 계획을 수립하고 적용한다.

(5) 접속 기록의 보관 및 위·변조

① 접속 기록은 최소 6개월 이상 보관·관리한다.

② 위·변조 및 도난, 분실되지 않도록 안전하게 보관한다.

(6) 보안 프로그램 설치 및 운영

① 백신 소프트웨어 등의 보안 프로그램을 설치·운영한다.

② 자동 업데이트 기능을 사용하거나 하루에 한 번 이상 업데이트를
실시한다.

(7) 물리적 보안

① 원무과, 전산실, 의무기록실 등에 대한 출입 통제 계획을 수립하고
시행한다.

② 잠금 장치가 있는 안전한 장소에 보관한다.

③ 물리적인 접근 통제 장치를 설치 및 운영한다. 출입 내역도 기록
한다.

④ 보안사고 예방 및 사고 발생 시 증거 자료를 확보할 수 있도록, 개
인정보 보관 시설에는 CCTV를 설치할 것을 권장한다.

6) 개인정보 파기

(1) 개인정보 파기 사유

① 개인정보의 보유 기간이 지난 경우

② 개인정보의 처리 목적을 달성한 경우

③ 해당 의료 서비스가 폐지된 경우

④ 의료기관이 문을 닫은 경우

(2) 진료 기록의 보존 기간

① 환자 명부 : 5년

② 진료 기록부 : 10년

③ 처방전 : 2년

④ 수술 기록 : 10년

⑤ 검사 소견 기록 : 5년

⑥ 방사선 사진 및 그에 대한 소견서 : 5년

⑦ 간호 기록부 : 5년

⑧ 조산 기록부 : 5년

⑨ 진단서 등의 부본(진단서, 사망 진단서, 시체 검안서 등을 따로 구분하여 보관할 것) : 3년

(3) 진료 목적상 법정 보존 기간이 지난 진료 정보가 필요한 경우의 처리

① 공공 의료기관은 기록물 관리 전문 요원의 심사와 기록물평가심의회의 심의를 거쳐 평가 심의서를 작성한다. 그 뒤에 기록물의 보존 기간 연장 여부나 파기 여부를 결정해야 한다.

② 민간 의료기관의 경우, 의무기록심의회와 같은 내부 심의를 거쳐 진료 정보의 보존 기간 연장 여부 혹은 파기 여부를 결정해야 한다.

③ 매년 1회 이상 보존 기간 연장 여부나 파기 여부를 결정할 수 있다.

④ 진료 기록의 종류별로 보존 기간 연장 여부나 파기 여부를 결정할 수 있다.

7) 개인정보 처리 방침: 개인정보 처리 방침을 수립하고 홈페이지 등을 통해 공개한다.

- 개인정보의 처리 목적
- 개인정보의 처리 및 보유 기간
- 개인정보의 제3자 제공에 관한 사항(해당되는 경우)
- 개인정보 처리의 위탁에 관한 사항(해당되는 경우)
- 정보 주체의 권리·의무 및 그 행사 방법에 관한 사항
- 처리해야 하는 개인정보의 항목
- 개인정보의 파기에 관한 사항
- 개인정보 보호 책임자에 관한 사항
- 개인정보 처리 방침의 변경에 관한 사항
- 개인정보의 안전성 확보 조치에 관한 사항

8) 개인정보 보호 책임자: 개인정보 보호 책임자로는 의료기관의 대표자나 개인정보를 처리하는 관련 업무 부서의 장 또는 개인정보 보호에 관한 소양이 있는 사람으로 지정한다.

- 개인정보 보호 계획의 수립 및 시행
- 개인정보 처리 실태 및 관행의 정기적인 조사 및 개선
- 개인정보 처리와 관련한 불만 처리 및 피해 구제
- 개인정보 유출 및 오용·남용 방지를 위한 내부 통제 시스템 구축
- 개인정보 보호 교육 계획의 수립 및 시행
- 개인정보 파일의 보호 및 관리·감독
- 개인정보 처리 방침의 수립·변경 및 시행
- 개인정보 보호 관련 자료의 관리

- 처리 목적이 달성되었거나 보유 기간이 지난 개인정보의 파기
- 개인정보 침해 관련 민원의 접수·처리
- 그 밖에 개인정보 보호를 위해 필요한 업무

9) 정보 주체의 권익 보호

(1) 환자 등 정보 주체가 아닌 사람으로부터 수집한 개인정보에 대해 정보 주체가 요구할 수 있는 부분

① 3일 이내에 고지

② 개인정보의 수집 출처 및 개인정보의 처리 목적

③ 개인정보 처리를 멈출 것을 요구할 권리

(2) 정보 주체가 열람을 원하는 경우

① 10일 이내에 조치한다.

② 진료 정보 열람은 「의료법」에서 허용하는 경우에만 가능하다.

③ 10일 이내에 열람할 수 없는 정당한 사유가 있다면 열람을 연기할 수 있다.

④ 열람 제한 또는 거절 사유에 해당하는 경우, 정보 주체에게 그 사유를 알리고 열람을 제한하거나 거절한다.

(3) 환자의 개인정보를 제3자에게 제공하거나 열람이 가능하도록 한
사례 : 환자 · 친족 · 대리인 신청

환자 정보 제공, 열람 신청인	요건	근거
환자 본인	본인 신분증	「의료법 시행규칙」 제13조의 2 제4항
환자의 임의 대리인 (환자가 지정한 친구, 동료, 지인 등)	① 신청인 신분증 사본 ② 환자의 자필 서명 동의서 ③ 환자의 자필 서명 위임장(만 14세 미만인 경우 법정 대리인이 작성. 가족 관계 증명서 등의 서류 첨부) ④ 환자 신분증 사본	「의료법」 제21조 제2항 제2호 「의료법 시행규칙」 제13조의 2 제2항
환자의 친족	① 신청인 신분증 사본 ② 신청인이 환자의 친족임을 확인할 수 있는 서류 ③ 환자의 자필 서명 동의서(만 14세 미만인 경우는 제외) ④ 환자 신분증 사본	「의료법」 제21조 제2항 제1호 「의료법 시행규칙」 제13조의 2 제1항
⋮	⋮	⋮

(4) 개인정보 열람 또는 사본의 교부 등을 허용하는 사유

제공, 열람 신청자	사유
국민건강보험공단, 건강보험심사평가원	급여 비용 심사 · 지급 · 대상 여부 확인 · 사후 관리 등을 위한 업무
시 · 군 · 구, 국민건강보험공단, 건강보험심사평가원	의료 급여 수급권자 확인, 급여 비용의 심사 · 지급 · 사후 관리 등의 의료 급여 업무
법원, 수사기관(형사 소송)	관련 법령에 따라 압수 · 수색 · 검증하는 경우
법원(민사 소송)	관련 법령에 따라 법원이 제출을 명령한 경우
근로복지공단	근로자를 진료한 산재보험 의료기관(의사 포함)에 대해 해당 근로자의 진료에 관한 보고 또는 서류 등의 제출을 요구하거나 조사하는 경우
보험회사	자동차보험 진료 수가를 청구 받은 보험회사 등이 해당 의료기관에 대해 관계 진료 기록 열람을 청구한 경우
지방병무청	지방 병무청장이 징병 검사 관련 질병 또는 심신 장애 확인을 위해 의료기관의 장에게 징병 검사 대상자의 진료 기록 · 치료 관련 기록을 제출하도록 요구한 경우
학교안전공제회	공제회가 공제 급여의 지급 여부 결정을 위해 「국민건강보험법」 제42조에 따라 요양기관에 진료 기록의 열람 또는 자료 제출을 요청하는 경우
보훈병원	의료기관의 장이 진료 기록 및 임상 소견서를 보훈병원장에게 보내는 경우

한국의료분쟁 조정중재원	감정 위원 또는 조사관이 의료사고가 발생한 보건 의료기관에 출입하여 관련 문서 또는 물건을 조사·열람하거나 복사하는 경우
국민연금공단	국민연금공단이 부양 가족 연금, 장애 연금 및 유족 연금 급여의 지급 심사와 관련하여 가입자 또는 가입자였던 사람을 진료한 의료기관에 해당 진료에 관한 사항의 열람이나 사본을 요청하는 경우

(5) 개인정보의 정정·삭제 요구

① 「의료법」에 근거해 수집되는 진료 정보는 삭제를 요청할 수 없다(진료 기록부, 조산 기록부, 간호 기록부 등).

② 단, 「의료법」에 명시된 보존 기간이 지난 진료 기록은 정정이나 삭제를 요청해도 된다.

③ 진료 정보 이외의 회원 정보 등은 10일 이내 조치하고 결과를 통지해야 한다.

(6) 개인정보 유출 시 통지

① 정보 주체에게 지체 없이(5일 이내) 유출 항목, 유출 시점 및 경위, 유출에 따른 피해를 최소화하기 위한 정보, 개인정보 처리자의 대응 조치, 피해 신고 부서 및 연락처 등을 고지한다.

② 1만 명 이상의 개인정보가 유출됐을 때는 행정자치부나 한국정보화진흥원(NIA), 한국인터넷진흥원(KISA)에 신고해야 한다.

10) 개인정보 보호에 관한 법령 적용

(1) 「개인정보 보호법」은 개인정보 처리에 관한 사항을 규정한 일반법이다.

(2) 의료분야를 규율하는 법령 등에 환자나 의료기관 등의 개인정보 처리와 관련된 특별한 규정이 있으면 해당 법령이 우선적으로 적

용된다.

구분	조치사항	적용 법령
일반 원칙	• 「의료법」, 「국민건강보험법」 등에 규정이 있는 경우, 해당 법령을 우선 적용 　– 규정이 없는 경우에는 「개인정보 보호법」 적용	• 「개인정보 보호법」 적용
수집·이용	• 진료 기록부, 조산 기록부, 간호 기록부, 환자 명부, 처방전, 검사 소견서 등은 동의 없이 수집·이용 가능 　– 홈페이지의 회원 정보는 반드시 동의가 필요	• 「의료법」 제22조 　– 「의료법 시행규칙」 제15조
관리	• 위탁 시 문서로 진행하고 위탁 사실을 공개 • 안전한 관리를 위한 보호 조치 이행 　– 비밀번호 설정, 백신 설치, 암호화 등 • 개인정보 처리 방침 수립 및 공개	• 「개인정보 보호법」 제26조, 제29조, 제30조
제3자 제공	• 「개인정보 보호법」에서 지정하는 경우* 외에는 제공이나 열람할 수 없음 * 동의, 법률 근거, 급박한 생명·신체의 이익 등	• 「개인정보 보호법」 제18조 　– 「국민건강보험법」 제47조
열람·정정·삭제	• 정보 주체에게서 열람 등의 요청이 있을 경우 10일 이내 처리 　– 법에 따라 수집하는 정보는 정정·삭제 불가 • 조제 기록부는 환자의 배우자, 직계 존·비속 등 가족도 열람 요청 가능(「의료법」 적용)	• 「개인정보 보호법」 제35조, 제36조 　– 「국민건강보험법 시행규칙」 제58조 　– 「의료법」 제22조
보관 및 파기	• 보유 목적이 달성되면 파기 * 보유 기간:환자 명부 5년, 진료 기록부 10년, 처방전 2년 등	• 「개인정보 보호법」 제21조 　– 「국민건강보험법 시행규칙」 제58조 　– 「의료법」 제22조
유출 및 침해 대응	• 정보 주체에게 유출 사실을 알리고 정보가 1만 건 이상 유출됐을 시 행정자치부 또는 전문기관(KISA, NIA)에 신고	• 「개인정보 보호법」 제34조
폐업	• 민간 의료기관 개설자가 폐업 또는 휴업 신고를 할 때에는 기록·보존하고 있는 진료 기록부, 조산 기록부, 간호 기록부, 그 밖의 진료에 관한 기록을 관할 보건소장에게 이관 • 공공 의료기관이 폐업하는 경우 그 사무를 승계하는 기관이 없으면 폐업하는 의료기관의 장은 지체 없이 기관의 기록물을 소관 영구 기록물 관리 기관으로 이관	• 「의료법」 제40조
영상정보 처리기기 운영	• 공개된 장소에 CCTV 설치 시, 안내판 설치 및 영상 정보 안전 관리 시행	• 「개인정보 보호법」 제25조

출처 : 행정자치부·보건복지부, 〈의료기관 개인정보 보호 가이드라인〉

※ 이상의 내용은 의료기관의 개인정보 보호 가이드라인을 중심으로 정리한 것입니다.

Q13. 개인정보의 수집 및 이용·제공을 동의했을 때, 자필 서명이 아니라 전자 서명이어도 효력이 동일한가요?
                           * 위 질문에 대한 의견을 적어보세요.

Q14. 주체의 동의를 받아야 하는 경우 반드시 서면으로 받아야 하나요?
                            * 위 질문에 대한 의견을 적어보세요.

Q15. 환자의 피부과 시술 전·후 사진을 홈페이지에 게시하는 것도 「개인정보 보호법」에 어긋나는 건가요?
                            * 위 질문에 대한 의견을 적어보세요.

Q16. 다른 사람을 함부로 촬영하는 것은 개인정보 침해 아닌가요?

Q17. 환자의 편의를 위해 검사 결과를 전화 또는 문자로 알려주고 있는데 「개인정보 보호법」상 문제가 되나요?

Q18. 다른 의료기관 또는 검사기관에 검사를 의뢰하여 검사를 하는 경우 정보 주체의 동의를 받아야 하나요?

Q19. 정보 주체가 보험금을 청구했을 때, 보험사는 병원으로부터 보험 계약자의
의료 기록을 제공받을 수 있나요?　　　　　　* 위 질문에 대한 의견을 적어보세요.

Q20. 의료기관은 고객에게 아무런 통보 없이 영업의 모든 부분을 다른 회사에 양
도해도 되나요?　　　　　　　　　* 위 질문에 대한 의견을 적어보세요.

Q21. 퇴직 연금 사업자와의 계약 체결 등을 위해 근로자의 개인정보를 제공하
는 행위는 개인정보의 제3자 제공에 해당하나요, 아니면 업무 위탁에 해
당하나요?　　　　　　　　　* 위 질문에 대한 의견을 적어보세요.

Q22. 다른 개인정보와 결합하지 않은 핸드폰 전화번호도 「개인정보 보호법」에 따라 보호되는 개인정보에 해당하나요?   * 위 질문에 대한 의견을 적어보세요.

Q23. 경찰서에서 수사를 위해 개인정보가 필요하다고 한다면 「개인정보 보호법」과 상관없이 무조건 정보를 제공해야 하나요?
* 위 질문에 대한 의견을 적어보세요.

Q24. 경찰서에서 수사와 관련하여 「형사소송법」 제199조 제2항, 「경찰관 직무집행법」 제8조 제1항을 근거로 공공 의료기관에 직원의 주민등록번호, 연락처, 재직 여부 등의 개인정보를 요청한 경우 정보를 줘도 되나요?
* 위 질문에 대한 의견을 적어보세요.

Q25. A와 B가 공동 개원을 했다가 A가 독립해 나갈 경우, 병원 전체 환자의 진료 정보를 복사해 갈 수 있나요(혹은 A의 환자 정보만 복사해 가도 되나요)?

* 위 질문에 대한 의견을 적어보세요.

Q26. 의료기관의 입원실이나 진료실에서 폭행 사고가 일어나는 경우를 대비해 CCTV를 설치하는 것이 가능한가요?　　* 위 질문에 대한 의견을 적어보세요.

Q27. 의료기관에서 CCTV를 설치하는 장소는 어디인가요?

* 위 질문에 대한 의견을 적어보세요.

Q28. 의료진이 진료실 내부를 CCTV로 촬영하는 것에 동의하지 않는 환자의 진
료를 거부해도 법적으로 문제가 없나요?

* 위 질문에 대한 의견을 적어보세요.

Q29. 건물 내에 영상정보처리기기에 관한 안내판을 대표로 하나만 부착해도 되나
요? 아니면 영상정보처리기기 한 대당 각각의 안내판을 부착해야 하나요?

* 위 질문에 대한 의견을 적어보세요.

Q30. CCTV를 설치할 경우 안내판을 어디에 부착해야 하나요? 안내판에 기재할
사항이나 별도의 안내판 규격이 정해져 있나요?

* 위 질문에 대한 의견을 적어보세요.

Q31. 시설 안전, 화재 예방 및 범죄 예방의 목적으로 설치해 수집한 영상 정보를
근로자의 근태 관리를 위한 자료로 이용할 수 있나요?

Q32. 홈페이지 비밀번호를 전화로 문의할 때, 본인 확인은 어느 수준까지 해야 되
나요?

Q33. 의료기관에서 보호자와의 분쟁에 대비하기 위해 음성을 녹음해 저장할 경
우 녹음 파일은 암호화 대상이 되나요? 그리고 녹음에 대한 동의를 따로 받
아야 하나요?

Q34. 직원들이 건물을 출입할 때 사용하는 지문도 생체 정보에 해당하는데 이를 암호화하여 저장해야 하나요?　　　　* 위 질문에 대한 의견을 적어보세요.

Q35. 개인정보의 안전성을 확보하기 위해, 의료 기록 서류는 별도의 보관 시설이나 잠금 장치 등과 같은 물리적 조치를 취해 보관해야 하나요?
　　　　　　　　　　　　　　　* 위 질문에 대한 의견을 적어보세요.

Q36. 업무용 PC에서 주민등록번호와 같은 고유 식별 번호를 처리하는 경우 개인정보 암호화는 어떻게 해야 하나요?　* 위 질문에 대한 의견을 적어보세요.

Q37. DB 접속 기록에 포함되어 있는 고유 식별 정보는 암호화해야 하나요?

* 위 질문에 대한 의견을 적어보세요.

Q38. 「개인정보 보호법」 시행에 따라 DB 암호화 등의 처리 수단을 도입하기 위해 테스트를 진행했습니다. 그런데 데이터가 많은 테이블의 경우 ERP 시스템의 DB 조회 속도가 현저하게 느려지는 현상이 발생했습니다. 그래서 더 이상 진행을 못했는데 이런 경우처럼 내부 시스템에 문제가 발생할 때도 DB 암호화를 해야 하나요?　　　　　* 위 질문에 대한 의견을 적어보세요.

Q39. 개인이 본인의 개인정보가 포함된 게시물을 작성하여 게시판에 올린 경우 어떻게 처리해야 하나요?　　　　　* 위 질문에 대한 의견을 적어보세요.

Q40. 개인정보 보호에 관한 사항을 회사 규칙으로 마련한 경우에도 「개인정보
보호법」에 따른 내부 관리 계획을 별도로 마련해야 하나요?

* 위 질문에 대한 의견을 적어보세요.

Q41. 의료기관에서 연속적인 진료의 연계 및 과거 병력의 중요성 등을 감안해 보
존 기간을 연장하고자 하는 경우, 어떤 절차를 통해 연장하여 보존할 수 있
나요? * 위 질문에 대한 의견을 적어보세요.

Q42. 공공기관에 해당하는 의료기관은 개인정보를 파기할 때 어느 법률에 맞춰
서 진행해야 하나요? * 위 질문에 대한 의견을 적어보세요.

Q43. 정보 주체가 병원 진료 기록 삭제를 요청하는 경우 어떻게 처리해야 하나요?

* 위 질문에 대한 의견을 적어보세요.

Q44.「의료법」에서 명시한 보존 기간에 대해 적절한 절차를 거쳐 보존 기간을 연장하는 경우와 정보 주체가 삭제 요청을 하는 경우, 어떻게 처리해야 하나요?

* 위 질문에 대한 의견을 적어보세요.

Q&A 해설

1장

Q1. 병원 조직의 성과 결정 요인 3가지

1) 필수 선결 요인 : 목표 설정과 환류, 인적 자원 관리, 리더십 등

2) 가능 요인 : 조직 문화와 분위기, 조직 구조 등

3) 실행 및 촉진 요인 : 학습 및 지식 전파, 질 관리, 교육 및 개발 등

   - 여기서 조직 문화란 조직의 구성원들이 공유하고 있는 가치관과 신념, 이념, 규범, 행동 양식 등을 일컫는다. CQI를 위한 조직 문화의 예로는 변화를 이루려는 신념, CQI를 통해 질 향상을 이루려는 의지, 창조적 아이디어를 존중하는 분위기, 부서 간 장벽을 없애려는 노력, 자발적인 참여를 유도하는 여건 등이 있다.
   - CQI에 적합한 조직 문화를 이루는 데는 많은 시간과 노력이 필요하다.
   - 업무 권한 위임, 인센티브 제공, 조직 구조 개편 등의 제도적 변화를 함께 추구해 나가는 조직 문화를 정착시키는 것이 중요하다.

2장

Q1. 질 관리 접근 방법 중 구조적 접근 방법의 대표적 제도

- 구조적 접근은 의료 서비스를 제공하는 데 필요한 인적·물적·재정적 자원의 측면에서 각각의 항목이 표준에 부응하는지의 여부를 평가한다.
- 구조적 접근 방법의 대표적인 제도로는 신임 제도와 면허 제도가 있다.

   ① 신임 제도 : 정부기관이나 민간 조직기구가 보건 의료기관들이 설정된 표준을 충족시키고 있는지의 여부를 평가하고 인정하는 제도이다.

   : 우리나라에서는 보건복지부 주관하에 시행한 의료기관 평가 사업과 대한병원협회의 병원 표준화 심사 등이 신임 제도의 일환이라고 볼 수 있다.

   ② 면허 제도 : 정부기관이나 기구에서 한 개인이 일정 수준의 능력을 지녔음을 증명함으로써 특정 직업에 종사할 수 있도록 허가해주는 면허 제도이다. 의료의 질을 높이기 위한 구조적 접근 방법의 한 예이다.

Q2. 낮은 질로 인해 발생하는 비용(Cost of Poor Quality, COPQ)

- COPQ란 '수준 이하의 의료를 제공했을 때 이로 인해 발생하는 비용의 증가'라고 할

수 있다. 실제로, 의료기관이 사용하는 전체 비용의 20~30%를 차지하고 있다.

- COPQ의 예로는 방사선 재촬영, 읽을 수 없는 처방전, 검사/수술 취소, 잘못된 병동
  설계 등으로 인해 발생되는 비용의 낭비 등이 있다.

Q3. QI의 기본 원칙

1. 강력한 고객 중심의 시각이 필요하며, 모든 과정이 지속적으로 향상되어야 한다.

2. 전체 구성원들을 참여시켜 과학적인 방법을 사용한다.

3. 자료와 팀 지식을 동원하여 의사결정의 정확도를 향상시킨다.

3장.

Q1. 위험 관리 활동의 목적

1. 손상 가능성을 조기에 발견한다.

2. 안전을 위협하는 요인을 사전에 제거한다.

3. 의료 사건 및 사고가 일어나는 횟수를 감소시키고 예방한다.

4. 의료 소송으로 이어지는 사건의 발생 빈도를 줄인다.

Q2.

1. 환자안전 관련 사고 분석 및 통계

　 - 월별 전체 통계

　 - 진료/ 수술 관련 분석

　 - 시설 관련 분석

　 - 근접 오류 분석

2. 부서 개선 활동 지원

3. 적신호 사건 분석과 개선 활동

4. RCA, FMEA 주관

5. 각종 교육 실시

6. 환자안전의 날 행사 주관

7. 안전 조직 운영

8. 국제 환자안전 목표 현장 모니터링 실시

9. 환자안전관리위원회 운영 등

4장.

Q1.

병원에서 접하는 모든 것들이 감염을 일으킬 수 있는 요인이라고 볼 수 있다.

자세히 살펴보면 다음과 같은 경우가 해당된다.

- 다른 환자와의 접촉, 방문객과의 접촉
- 의사, 간호사 등 의료인 간의 개인 접촉
- 수술 및 창상 치료
- 공기(에어컨이나 통풍 장치)
- 식품, 물
- 주사 및 수액, 카데터
- 매개물(옷, 침구, 기구, 책), 곤충 및 절지 동물
- 환자가 가지고 있는 내인성 감염, 정상 상재균층

위에서 열거한 것처럼, 병원에서는 특별한 상황뿐만 아니라 일상적인 환경에서도 감염이 가능하다. 그러므로 환자를 대하는 의료인이나 직원들은 병원 감염에 대한 인식을 높여야 하며, 교육을 통한 병원 감염 관리도 이루어져야 한다.

Q2.

1. 멸균된 물품은 멸균된 장갑을 끼고 만진다.
2. 멸균된 물품이 오염되었거나 깨끗한 물품에 접촉된 경우는 오염된 것으로 간주한다.
3. 멸균된 것인지 오염된 것인지 의심스러운 때는 오염된 것으로 간주한다.

　예) • 젖었거나 습기가 찬 물품
　　　• 포장이 찢어졌거나 구멍이 난 물품
　　　• 멸균 유효 기간이 지났거나 유효 기간이 명시되지 않은 물품
　　　• 지시약(Indicator)이 부착되지 않았거나 테이프의 색이 바뀌지 않은 경우

Q3.

1. 격리 대상

- 1군 법정 감염병, 수두, 홍역, 유행성 이하 선염
- 활동성 폐결핵
- 반코마이신 내성 장알균(VRE)
- 생물학적 테러나 새로운 감염 질환으로 인해 전파 경로가 불확실한 경우

– 그 외, 감염성 질환으로 타인에게 전파될 위험이 있는 경우

– 격리 대상 환자 발생 시

2. 격리 방법

– 감염 관리 지침에 따라 주의 지침을 준수하여 환자를 격리해야 한다.

– 격리 방법에 따라 환자와 보호자를 교육시킨다.

5장.

Q1.

1. 기본 소생술(Basic Life Support, BLS)

– 심정지 환자를 발견한 즉시 인공호흡과 인공 순환을 시행하는 초기 단계이다.

– 주로 병원 처치의 이전 단계이다.

– 순서는 C, A, B, D

2. 전문 소생술(Advanced Cardiac Life Support, ACLS)

– 의료인이 도착하면 응급 장비와 약물을 사용해 시행하는 전문 단계를 말한다.

6장.

Q1.

1. 환자의 진료 정보를 보호한다.

2. 동의서 규정을 마련하고 이를 준수한다.

3. 환자의 신체가 노출되지 않도록 보호한다.

4. 환자의 사생활을 보호한다.

5. 환자 및 보호자의 불만과 고충사항을 접수하고 처리한다.

6. 의료 서비스 만족도 조사를 실시하고, 문제점을 개선하기 위한 활동을 한다.

7. 환자 또는 보호자가 의료진과 상담을 원할 때 언제든지 연결해준다.

8. 전인 치료 및 간호를 시행한다.

9. 말기 환자를 존중한다.

10. 뇌사자의 장기 기증 의사를 존중한다.

11. 환자의 편의를 위한 휴게실을 마련하고 병실의 적정 면적을 준수한다.

12. 직원 교육을 실시한다.

13. 기타

Q2.

1. 학대 및 폭력 피해자로 의심이 되는 환자가 내원한 경우, 담당 의사나 담당 간호 인력은 우선적으로 전반적인 신체검사와 의료적 처치를 시행하고 이를 기록한다.

2. 환자가 학대 및 폭력 피해자로 판단되는 경우, 직원은 그 즉시 원무과장과 사회 복지사에게 연락하여 조치를 취한다.

3. 원무과장 또는 사회 복지사는 학대 및 폭력의 동기, 원인 및 실태 등을 해당 분야의 전문 의료인(정신 및 심리 상담)에게 의뢰하거나 관련 기관과 연계한다.

Q3.

1. 말기 환자에게 대증 요법을 시행하기로 결정할 때 환자나 보호자의 참여를 권한다.

2. 동의를 요하는 의료 행위를 할 때는 환자 및 보호자에게 자기 결정권이 있음을 알린다.

3. 환자와 보호자에게 현재 필요한 의료 행위를 실시하지 않았을 때 나타날 수 있는 문제점과 이 의료행위를 함으로써 나타날 수 있는 문제들에 대해 설명한다.

4. 기타

Q4.

1. 신체 억제의 적용 사례

  - 한 환자가 경관 튜브를 통해 경관 유동식을 제공 받고 있다. 그런데 환자가 수시로 경관 튜브를 잡아 빼려고 해 손목 억제대를 사용하였다.

2. 구체적인 대안 방법

  ① 경관 튜브의 상태를 살핀다.

  ② 신체적으로 불편한 부분이 있는지 살핀다.

  ③ 의사에게 보고하여 구강 영양이 가능한지 평가한다.

  ④ 기타

7장.

Q1.

1. 소화기 사용법

   ① 바람을 등진 상태로 선다.

   ② 실내일 경우 출입구를 등지고 봉인줄을 해제한 후 안전핀을 뽑는다.

   ③ 호스를 잡는다.

   ④ 손잡이를 누르면서 화재 지점의 가까운 곳에서 먼 곳으로, 비로 쓸듯이 뿌린다.

2. 소화기의 위치(예시)

   ① 간호사실 입구

   ② 모든 병실

   ③ 화장실 입구

   ④ 기타

Q2. 소화전 사용법

   ① 직원1은 소화전을 열어 노즐을 양손으로 꼭 잡고 호스를 빼내 발화 지점까지 간다. 이때, 호스는 모두 꺼내어 꼬이지 않도록 한다.

   ② 직원2는 직원1이 신호를 보내거나 발화 지점에 도착했을 때 밸브를 개방해 물을 튼다.

   ③ 직원1은 호스 앞부분을 조절하여 발화 지점에 물을 뿌린다.

Q3. 응급 진료가 아니라면 원내 자위 소방대 조직에 맞는 역할을 수행한다. 화재로 인해 응급 환자가 발생했을 때는 응급 구조를 실시한다.

Q4. (예시) 이동용 산소 탱크에 산소를 연결하여 산소 공급이 필요한 중환자를 우선적으로 피난시킨다. 만약 이동용 산소가 모자랄 경우 앰부백을 이용해 대상자를 피난시킨다.

Q5. (예시) 생명 유지 장치의 전원이 나갔다면 비상 전원으로 대체해 사용한다.

Q6. 시설과장에게 연락해 소화기를 교체한다.

Q7.

1. 화재 상황의 유무를 정확히 판단한다.

2. 화재라고 판단되면 그 즉시 발신기의 누름판을 힘껏 누른다.

3. 가까운 곳에 있는 직원 및 부서장에게 신속하고 정확하게 화재 사실을 알린다.

4. 근무하는 병원의 방재센터와 소방서에 화재 사실을 알린다.

Q8. (예시) 수술실 입구 쪽에 별도의 보관 장소가 있다. 현재 사용 중인 의료가스는 2개
이며, 사용하지 않은 의료가스는 3개가 남아 있다. 의료가스는 쇠로 된 고리로 안전하게
묶어 보관하고 있다. 만약 보관 장소에 문제가 발생하면 우선 부서장에게 보고를 한다.
부서장은 관리팀에 연락해 조치를 취하도록 한다.

Q9.

1. (예시) 501호 병실 앞 복도 끝에 구조대가 있다.

- 구조대 사용 방법
① 구조대 커버를 들어낸다.
② 활강포를 지상으로 내린다.
③ 하부 지지대를 땅에 고정한다.
④ 활강포 안으로 몸을 넣어 내려온다.

Q12. 소방 계획서 수립 과정 예시

1. 화재안전관리 관련 위원회(회의체)에서 소방 계획과 관련해 논의를 한 후 소방 계획
   서를 작성한다.

2. 소방 계획서를 작성한 후 경영진에게 보고하여 결재를 받는다.

3. 소방 계획에 따라 활동하고, 수행 활동에 대한 진행 사항을 경영진에게 보고하고 직
   원들과 공유한다.

4. 수행 활동이 계획대로 이루어지지 않을 때는 그 이유를 분석한다. 그 다음, 소방 계
   획을 재수립하여 보고한다.

5. 계획에 따른 수행 활동을 평가하여 차기 년도 소방 계획 수립에 반영한다.

Q13. 우선 부서장과 원무팀에 연락을 취하고 병동에서 금연 교육을 재실시한다. 그래도
나아지지 않는다면 부서장 회의를 열어 해결책을 찾는다.

8장.

Q1.

1. 인터넷 진료 예약 시 환자의 주민등록번호는 수집할 수 없다.

2. 인터넷 진료 예약 시 성명, 전화번호, 생년월일 등 최소한의 정보만 수집해야 한다.

3. 진료를 받기 위해 환자가 내원하는 경우 주민등록번호를 포함한 진료 기록부를 작성해야 한다.

Q2.

1. 진료 목적 범위 내에 있는 예약 내용 안내, 간염 1차 접종을 받은 사람에게 2차 접종 안내 등 이전에 받았던 진료와 연결된 예방 접종 사항은 주체의 동의 없이 SMS를 보내도 된다.

2. 당해 진료와 관계없는 예방 접종 안내 등을 하려면 정보 주체 또는 법정 대리인의 동의를 얻은 후에 보내야 한다.

Q3.

1. 진료비 수납을 위해 내부 규정으로 연대 보증인을 세우고 연대 보증인의 개인정보를 수집하는 것은 환자의 진료와 관련이 없다.

2. 연대 보증인의 주민등록번호를 수집하기 위해서는 「개인정보 보호법」에 따라 별도의 동의가 필요하다.

Q4.

의료 행위 보조자로서의 의학 등 관련 전공 학생들은 지도 교수나 의료인의 지도·감독을 받는다. 법령이 인정하는 의료 행위는 환자의 동의를 받지 않고도 참관하거나 시행하는 것이 가능하다.

- 법령에서 인정하는 의료 행위(「의료법」 제27조 제1항 제3호)

① 전공 분야와 관련된 실습을 하기 위해 지도 교수의 지도·감독을 받아 행하는 의료 행위

② 국민을 위한 의료 봉사 활동으로서 의료인의 지도·감독을 받아 행하는 의료 행위

③ 전시·사변이나 그 밖에 이에 준하는 국가 비상사태 발생 시, 국가나 지방 자치단체의 요청에 따라 의료인의 지도·감독을 받아 행하는 의료 행위

Q5.

「의료법」에서는 진료 기록부 작성, 처방전 작성 및 교부, 의료 행위 등을 규정하고 있다.
진료 목적에 필요한 성명, 주민등록번호, 주소 등의 개인정보는 환자의 동의 없이 수집
및 이용이 가능하다.

Q6.

1. 환자의 입원 정보는 개인정보이므로, 환자의 동의 없이 알려주면 안 된다.

2. 환자 본인이나 보호자와 직접 연락할 수 있도록 안내하는 것이 바람직하다.

3. 「의료법」 제19조에 따라, 의료인은 「의료법」이나 다른 법령에 특별히 규정된 경우를 제
   외하고는 의료·조산 또는 간호를 하면서 알게 된 환자의 비밀을 누설하면 안 된다. 그
   러므로, 개인정보인 입원 여부를 환자의 동의 없이 알려 주면 「의료법」에 위반된다고
   볼 수 있다.

Q7.

1. 홈페이지를 통한 진료 상담은 「의료법」상 진료 행위가 아니므로 「개인정보 보호법」 제
   15조에 따라 정보 주체의 동의가 필요하다.

2. 개인의 건강 정보(병력 등)와 같은 민감 정보를 수집할 때는 「개인정보 보호법」 제23조
   에 따라 별도로 동의를 받아야 한다.

Q8.

1. 이름은 전체 표기가 가능하다. 의료기관에서 환자의 이름을 모두 표기하는 것은 「개인
   정보 보호법」 제15조 제1항 제4호에 따라 동의 없이 사용할 수 있는 것으로 판단된다.

2. 환자 정보를 드러내는 것이 민감한 진료과에서는 '홍*동'처럼 이름 중 일부를 * 표 처
   리하는 등으로 이름 전체가 표시되지 않게 조치하는 것이 바람직하다.

Q9.

1. 입사 지원은 근로 계약 체결의 일부다. 입사 지원자의 동의 없이도 채용에 필요한 최
   소한의 정보는 수집이 가능하다.

2. 단, 주민등록번호는 입사 후 수집이 가능하다.

Q10.

1. 의료기관은 임직원 및 그들의 가족에 대한 복리후생을 제공하기 위해 가족의 개인정보를 수집하고 이용할 수 있다. 가족 구성원의 동의는 필요하지 않다.
2. 단, 주민등록번호 등의 고유 식별 번호와 건강 정보 등의 민감 정보에는 동의가 필요하다.

Q11.

1. 경력 증명 등을 위한 목적으로 보관·이용하고 있던 퇴직 근로자의 개인정보는 법령에서 규정한 대로 퇴직 후 3년간 별도 보관한다.
2. 법령에서 정한 기간을 넘긴 다음부터는 퇴직 근로자의 동의를 받아야 보관이 가능하다.

Q12.

1. 보존 기간이 끝난 후 5일 이내에 없애도록 한다.
2. 「근로기준법」 제39조에 따르면, 의료기관의 장은 근로자가 퇴직한 후에도 사용 기간, 업무 종류, 지위와 임금, 그 밖에 필요한 사항에 관한 증명서를 발급할 수 있다.
3. 「근로기준법 시행령」 제19조에 따라, 사용 증명서를 청구할 수 있는 기한은 퇴직 후 3년 이내이다.

Q13.

1. 「전자서명법」 제3조 제3항에 따르면 '전자서명은 당사자 간의 약정에 따른 서명, 서명 날인 또는 기명 날인으로서의 효력을 가진다'고 규정되어 있다.
2. 환자 본인의 전자서명은 자필 서명과 같은 효력을 지닌다.

Q14.

반드시 서면으로 받을 필요는 없으며, 「개인정보 보호법」에 따라 다음의 방법을 적용할 수 있다.

- 직접 또는 우편, 팩스 등의 방법으로 전달하고, 정보 주체가 서명한 동의서를 받는 방법
- 전화통화를 통해 정보 주체에게 동의 내용을 알리고 동의한다는 의사 표시를 확인하는 방법

- 전화통화를 통해 정보 주체에게 동의 내용을 알리고 인터넷 주소 등으로 동의사항을 확인하도록 한 후, 다시 전화하여 동의에 대한 의사 표시를 확인하는 방법
- 인터넷 홈페이지 등에 동의 내용을 게재하고 정보 주체가 동의 여부를 표시하는 방법
- 동의 내용을 전자 우편으로 발송하고, 정보 주체로부터 동의 전자 우편을 받는 방법

Q15.

1. 시술 전·후 사진이 신체 일부를 가리고 있는 상태라고 하더라도 특정 개인을 알아볼 가능성이 있기 때문에 「개인정보 보호법」에 위반된다고 볼 수 있다.
2. 해당 정보 주체의 동의를 받아 시술 사진을 게재해야 한다.

Q16.

1. 사적·개인적 목적으로 영상 촬영을 하는 행위는 「개인정보 보호법」에 적용되지 않는다.
2. 다만, 타인을 무단으로 촬영해 인터넷 등에 올리는 경우 「형법」상 명예훼손 등으로 처벌 받을 수 있다.

Q17.

1. 환자 본인임이 확인된 경우, 환자의 검사 결과 통보는 진료 목적 범위에 해당한다. 별도의 동의 없이 전화 또는 문자로 통지해도 된다.
2. 다만, 다른 사람에게 환자 기록을 알려주는 것은 「의료법」에 의해 제한된다.

Q18.

1. 진료를 목적으로 다른 의료기관이나 검사기관에 검사를 위탁하는 등 개인정보 처리를 위탁하는 경우, 정보 주체인 환자의 동의를 받을 필요는 없다.
2. 위탁하는 경우에는 계약서를 문서화하고, 위탁하고자 하는 업무의 내용과 수탁자를 공개한다. 또한 개인정보가 분실·도난·유출·변조 또는 훼손되지 않도록 수탁자를 교육하고 감독해야 한다.

Q19.

「의료법」 및 「자동차손해배상 보장법」에 따라, 자동차보험 진료 수가 청구를 받은 보험 회사 등은 정보 주체의 동의가 없더라도 의료기관의 관계 진료 기록을 열람하고 사본을 달라고 청구할 수 있다.

Q20.

의료기관은 영업 양도와 관련하여 개인정보 이전에 대한 동의를 받을 필요가 없다. 하지만 정보 주체(고객)에게 개인정보를 이전한다는 사실과 개인정보를 이전 받는 자(영업 양수자 등)의 성명(법인 명칭), 주소, 전화번호, 기타 연락처는 물론, 정보 주체가 개인정보 이전을 원하지 않는 경우의 조치 방법과 절차에 관해 통지해야 한다.

Q21.

1. 퇴직 급여 제도를 설정하고 운영하는 것은 사용자의 의무다.
2. 퇴직 연금 사업자와의 계약 체결을 통해 사용자가 퇴직금 제도를 운영하는 것은 업무 위탁에 해당한다.

Q22.

핸드폰 전화번호는 다른 정보와 쉽게 결합하여 주체가 누구인지 알아볼 수 있다. 또한 정보 주체와 직접 연락이 가능한 연결점이기 때문에 홍보 마케팅에 활용될 수 있으므로 개인정보에 해당된다.

Q23.

1. 경찰이 요구하는 자료가 환자의 진료 기록에 관한 것이라면 「의료법」이 우선적으로 적용된다.
2. 「의료법」 제21조 2항 6호에 따라 「형사소송법」 제106호, 제215조 또는 제218조에 따른 경우에만 정보 제공이 가능하다.
3. 진료 기록 외의 정보나 보호자 등의 정보를 주체의 동의 없이 제3자인 경찰에게 제공할 수 있는 경우는 「개인정보 보호법」 제18조 제2항 제2호부터 제9호에 해당하는 경우에만 가능하다. 특히 5호부터 9호는 제공하는 자가 공공기관일 경우에 한한다.
4. 개인정보를 목적 외의 용도로 이용하거나 제3자에게 제공하지 않는 경우는 다른 법률에서 정한 소관 업무를 수행할 수 없는 경우이다. 보호위원회의 심의·의결을 거친

경우여야 한다.

- 조약과 그 밖의 국제 협정을 이행하기 위해 외국정부 또는 국제기구에서 정보를 요구하는 경우
- 범죄의 수사와 공소의 제기 및 유지를 위해 필요한 경우
- 법원의 재판 업무 수행을 위해 필요한 경우
- 형(刑) 및 감호, 보호 처분의 집행을 위해 필요한 경우

Q24.

1. 공공기관의 경우, 범죄 수사와 공소 제기 및 유지를 위해 자료 요청이 들어오면 「개인정보 보호법」 제18조 제2항 제7호에 따라 본인의 동의 없이도 제공할 수 있다.

2. 이 경우, 「개인정보 보호법 시행령」 제19조에 따라 주민등록번호도 제공이 가능하다.

Q25.

1. 공동 운영자였다 하더라도 독립하여 별도의 의료기관을 열었다면 동일한 개인정보 처리자라고 볼 수 없다. 그러므로 진료 정보를 임의로 복사할 수 없다.

2. 환자의 진료를 위해 정보가 필요한 경우에는 「의료법」 제21소 세3항에 따라 의료기관에 보관 중인 진료 기록의 내용 확인을 요청할 수 있다. 의료기관은 환자나 보호자의 동의를 받아 제공할 수 있다.

Q26.

1. 의료기관의 입원실과 진료실은 의료인과 환자만 출입할 수 있다. 불특정 다수가 출입할 수 있는 공개된 장소가 아니다.

2. CCTV 등 영상정보처리기기를 설치해 녹화를 하고 싶다면 진료실에 출입하는 모든 사람의 동의를 받아야만 가능하다.

Q27.

1. 병원, 응급실 내의 접수창구, 대기실, 복도 등은 환자 및 보호자가 비교적 제약 없이 출입할 수 있는 장소다. 「개인정보 보호법」에 따라 '공개된 장소'에 해당된다.

2. 공개된 장소는 범죄 예방 및 수사, 시설 안전 및 화재 예방 등의 목적으로 CCTV를 설치할 수 있다.

Q28.

의료기관이 분쟁에 대비해 CCTV로 촬영한 영상 정보는 진료에 필요한 최소한의 정보라고 볼 수 없다. 그러므로, CCTV 촬영에 동의하지 않는다는 이유로 환자의 진료를 거부하는 것은「개인정보 보호법」위반에 해당한다.

Q29.

규모가 큰 의료기관 내에 여러 대의 영상정보처리기기를 설치하는 경우, 각각의 기기에 대해 안내판을 설치하지 않아도 된다. 출입구 등 사람들의 눈에 잘 띄는 곳에 해당 시설 또는 건물 전체가 영상정보처리기기 설치 지역임을 표시하면 된다.

Q30.

안내판에 대한 별도의 규격은 정해져 있지 않다. 촬영 범위 내에서 정보 주체가 알아보기 쉬운 장소에 설치하고 정보 주체가 쉽게 인식할 수 있는 크기로 부착하면 된다.

Q31.

시설 안전 및 화재와 범죄 예방의 목적으로 설치한 CCTV에 녹화된 영상 정보는 해당 목적에 관해서만 이용해야 한다. 근로자의 근태 관리나 부정행위를 감시하려는 목적으로는 이용할 수 없다.

Q32.

1. 홈페이지의 비밀번호는 〈개인정보 안전성 확보 조치 기준〉에 따라 암호화한다.
2. 암호화된 비밀번호는 알려줄 수 없는 개인정보이다.
3. 본인 확인을 거쳐 임시로 비밀번호를 부여한다.
4. 〈비밀번호 작성 규칙〉에 따라 본인이 직접 비밀번호를 새로 작성한 후 이용하게 한다.
5. 의료기관은 비밀번호가 중복되지 않도록 일방향 암호화를 설정한다.

Q33.

1. 음성 녹음을 저장할 경우에는 파일을 암호화할 필요가 있다.
2. 진료를 위해 환자 및 보호자를 대상으로 녹음을 하는 것은 당사자들의 동의가 없이도 가능하다.
3. 암호화 대상 중 CT 영상 등의 의료행위 관련 바이오 정보는 암호화 대상에서 제외된다.

Q34.

1. 「개인정보 보호법」에 따라 바이오 정보는 암호화 대상이 되는 정보이다.

2. 정보 통신망을 통해 송·수신하거나 보조 저장 매체를 통해 전달하는 경우 암호화가
   필요하다.

3. 암호화를 하는 경우에는 안전한 암호 알고리즘을 적용해 저장해야 한다.

A35.

1. 개인정보를 안전하게 보관하기 위해 보관 시설을 마련하거나 잠금 장치를 설치해야
   한다.

2. 업무 시간 중에 수시로 사용하는 진료 기록은 잠금 장치를 해제한 채 사용해도 된다.

3. 업무 시간이 끝난 후에는 잠금 장치를 통해 물리적인 보호 조치를 취해야 한다.

Q36.

PC에 저장된 개인정보의 경우, 상용 프로그램(한글, 엑셀 등)에서 제공하는 비밀번호 설
정 기능을 사용해 암호화하면 된다. 또는 DRM 등과 같이 안전한 암호화 알고리즘을 이
용한 소프트웨어를 사용해 암호화하면 된다.

Q37.

안전성 확보를 위한 조치를 취하는 과정에서 DB 접속 기록 및 접속 결과에 암호화 대상
정보(고유 식별 정보, 바이오 정보, 비밀번호)가 포함되어 있을 수 있다. 이런 경우에는
암호화 기술을 적용하는 등의 「개인정보 보호법」에 따른 안전성 확보 조치가 필요하다.

Q38.

1. 내부 정보 시스템에 고유 식별 정보를 저장하는 경우, 개인정보 위험도 분석 기준의
   26가지 항목을 모두 충족한다면 암호화 조치를 하지 않아도 된다.

2. 개인정보의 위험도 분석 기준을 모두 충족하지 못할 경우, DB의 개인정보 암호화를
   시행해야 한다.

Q39.

홈페이지 이용자가 인터넷 게시판을 이용하면서 부주의하게 자신의 개인정보를 게재하
지 않도록 피해 가능성 등에 대한 경고문을 사전에 안내한다. 또한 개인정보 유출 방지

를 위한 안전 조치도 취할 필요가 있다.

Q40.

회사 규칙에 내부 관리 계획에 포함되어야 하는 내용(개인정보 보호 책임자의 지정에 관한 사항, 개인정보 보호 책임자 및 개인정보 취급자의 역할 및 책임에 관한 사항, 개인정보의 안전성 확보에 필요한 조치에 관한 사항, 그 밖에 개인정보 보호를 위하여 필요한 사항)이 모두 들어 있다면, 별도로 내부 관리 계획을 만들지 않아도 된다.

Q41.

1. 보존 기간이 지났거나 목적이 달성된 진료 기록은 매년 1회 이상 보존 기간 연장 여부나 파기 여부를 결정할 수 있다.
   - 공공 의료기관은 기록물 관리 전문 요원의 심사와 기록물평가심의회의 심의를 거쳐 기록물의 보존 기간 연장 여부 혹은 파기 여부를 결정한다.
   - 민간 의료기관의 경우도 공공 의료기관에 준하는 절차로 연장 혹은 파기 여부를 결정한다.
   - 진료에 관한 기록은 종류별로 보존 기간 연장 여부 혹은 파기 여부를 결정한다.
   - 연장 사유를 근거로 최소 필요 기간 동안 연장이 가능하다.
   - 연장 보존에 관한 사항을 의료기관 홈페이지나 의료기관 내부에 게시하는 것이 좋다.
   - 환자의 진료 정보에 대해 별도로 정보 주체의 동의를 받은 경우에도 보존 기간을 연장할 수 있다.

Q42.

공공 의료기관이 보유하고 있는 의무기록 중 「공공기록물 관리에 관한 법률」이 적용되는 공공 기록물은 「공공기록물 관리에 관한 법률」에 따라 의료기관에 배치된 전문 요원의 심사를 받은 후 없애야 한다.

Q43.

1. 병원을 더 이상 이용할 계획이 없는 환자가 자신의 개인정보를 삭제해 달라고 요청하더라도, 병원은 「의료법」에 따라 진료 기록을 10년간 보존해야 한다.

2. 10년 동안은 진료 기록부에 기재된 개인정보를 환자의 요청에 따라 삭제할 수 없다.

Q44.

1. 「의료법 시행규칙」 제15조에 따라 기간이 지난 진료 정보는 연장하여 보관한다.
2. 정보 주체가 의료기관에게 개인정보의 삭제를 요청한다면 「개인정보 보호법」 제36조
   에 따라 필요한 조치(삭제)를 취하고 그 결과를 정보 주체에게 통보한다.

한 권으로 끝내는

병원 필수 교육

펴 냄	2015년 3월 25일 1판 1쇄 박음 | 2015년 4월 1일 1판 1쇄 펴냄
지 은 이	공혜연, 한명선, 문숙자
펴 낸 이	김철종
펴 낸 곳	(주)한언
임프린트	메디캠퍼스
등록번호	제1-128호 / 등록일자 1983. 9. 30
주 소	서울시 종로구 삼일대로 453(경운동) KAFFE 빌딩 2층(우 110-310)
	TEL. 02-723-3114(대) / FAX. 02-701-4449
책임편집	이수희
디 자 인	이찬미, 송유미
마 케 팅	오영일
홈페이지	www.haneon.com
e-mail	haneon@haneon.com

* 메디캠퍼스는 (주)한언의 의료 도서 전문 임프린트입니다.

* 이 책의 무단전재 및 복제를 금합니다.

* 책값은 뒤표지에 표시되어 있습니다.

* 잘못 만들어진 책은 구입하신 서점에서 바꾸어 드립니다.

ISBN 978-89-5596-715-9   13510

한언의 사명선언문

Since 3rd day of January, 1998

Our Mission – 우리는 새로운 지식을 창출, 전파하여 전 인류가 이를 공유케 함으로써 인류 문화의 발전과 행복에 이바지한다.

– 우리는 끊임없이 학습하는 조직으로서 자신과 조직의 발전을 위해 쉼 없이 노력하며, 궁극적으로는 세계적 콘텐츠 그룹을 지향한다.

– 우리는 정신적, 물질적으로 최고 수준의 복지를 실현하기 위해 노력하며, 명실공히 초일류 사원들의 집합체로서 부끄럼 없이 행동한다.

Our Vision 한언은 콘텐츠 기업의 선도적 성공 모델이 된다.

> 저희 한언인들은 위와 같은 사명을 항상 가슴속에 간직하고
> 좋은 책을 만들기 위해 최선을 다하고 있습니다.
> 독자 여러분의 아낌없는 충고와 격려를 부탁 드립니다.
> · 한언 가족 ·

HanEon's Mission statement

Our Mission – We create and broadcast new knowledge for the advancement and happiness of the whole human race.

– We do our best to improve ourselves and the organization, with the ultimate goal of striving to be the best content group in the world.

– We try to realize the highest quality of welfare system in both mental and physical ways and we behave in a manner that reflects our mission as proud members of HanEon Community.

Our Vision HanEon will be the leading Success Model of the content group.